全国科学技术名词审定委员会
公　布

行为医学名词
CHINESE TERMS IN BEHAVIORAL MEDICINE

2022

医学名词审定委员会

行为医学名词审定分委员会

国家自然科学基金资助项目

科　学　出　版　社
北　京

内 容 简 介

本书是全国科学技术名词审定委员会审定公布的行为医学名词，从学科基础理论到临床诊疗技术领域，内容包括总论、行为医学基本理论、行为的生物学基础、行为的心理学基础、行为的社会学基础、行为学动物实验技术、健康相关行为、预防保健行为、医患行为、应激与应激相关障碍、睡眠-觉醒障碍、性行为及其障碍、自伤行为与自杀行为、攻击行为与暴力行为、成瘾及成瘾相关障碍、其他神经行为障碍、相关行为疾病、儿童行为及其障碍、行为心理评估、行为干预与治疗共20章，共计2355条。

这些名词是科研、教学、生产、经营及新闻出版等部门应遵照使用的行为医学规范名词。

图书在版编目(CIP)数据

行为医学名词 / 医学名词审定委员会，行为医学名词审定分委员会审定.
—北京：科学出版社，2022.9
全国科学技术名词审定委员会公布
ISBN 978-7-03-072906-4

Ⅰ. ①行… Ⅱ. ①医… ②行… Ⅲ. ①行为医学-名词术语 Ⅳ. ①R395.1-61

中国版本图书馆 CIP 数据核字（2022）第 149715 号

责任编辑：张　晖　马晓伟　路　倩　张玉森 / 责任校对：张小霞
责任印制：李　彤 / 封面设计：吴霞暖

科学出版社 出版
北京东黄城根北街 16 号
邮政编码：100717
http://www.sciencep.com

北京中科印刷有限公司 印刷
科学出版社发行　各地新华书店经销
*
2022 年 9 月第　一　版　　开本：787×1092 1/16
2022 年 9 月第一次印刷　　印张：17 1/4
字数：400 000

定价：138.00 元
（如有印装质量问题，我社负责调换）

全国科学技术名词审定委员会
第七届委员会委员名单

特邀顾问：路甬祥　许嘉璐　韩启德

主　　任：白春礼

副 主 任：梁言顺　黄　卫　田学军　蔡　昉　邓秀新　何　雷　何鸣鸿
　　　　　裴亚军

常　　委（以姓名笔画为序）：

田立新	曲爱国	刘会洲	孙苏川	沈家煊	宋　军	张　军
张伯礼	林　鹏	周文能	饶克勤	袁亚湘	高　松	康　乐
韩　毅	雷筱云					

委　　员（以姓名笔画为序）：

卜宪群	王　军	王子豪	王同军	王建军	王建朗	王家臣
王清印	王德华	尹虎彬	邓初夏	石　楠	叶玉如	田　森
田胜立	白殿一	包为民	冯大斌	冯惠玲	毕健康	朱　星
朱士恩	朱立新	朱建平	任　海	任南琪	刘　青	刘正江
刘连安	刘国权	刘晓明	许毅达	那伊力江·吐尔干		孙宝国
孙瑞哲	李一军	李小娟	李志江	李伯良	李学军	李承森
李晓东	杨　鲁	杨　群	杨汉春	杨安钢	杨焕明	汪正平
汪雄海	宋　彤	宋晓霞	张人禾	张玉森	张守攻	张社卿
张建新	张绍祥	张洪华	张继贤	陆雅海	陈　杰	陈光金
陈众议	陈言放	陈映秋	陈星灿	陈超志	陈新滋	尚智丛
易　静	罗　玲	周　畅	周少来	周洪波	郑宝森	郑筱筠
封志明	赵永恒	胡秀莲	胡家勇	南志标	柳卫平	闻映红
姜志宏	洪定一	莫纪宏	贾承造	原遵东	徐立之	高　怀
高　福	高培勇	唐志敏	唐绪军	益西桑布	黄清华	黄璐琦
萨楚日勒图	龚旗煌	阎志坚	梁曦东	董　鸣	蒋　颖	
韩振海	程晓陶	程恩富	傅伯杰	曾明荣	谢地坤	赫荣乔
蔡　怡	谭华荣					

第四届医学名词审定委员会委员名单

行为医学名词审定分委员会委员名单

主　任：白　波　　杨志寅

副主任：季建林　　吉　峰　　杨艳杰　　吕佩源　　杨　震　　魏　镜

　　　　潘　慧　　王　振

委　员（以姓名笔画为序）：

　　　　王艺明　　王高华　　仇成轩　　邓云龙　　白慧君　　刘海青

　　　　刘新民　　杜怡峰　　李　洁　　李淑英　　况　利　　张　兰

　　　　张　骏　　张作记　　岳伟华　　班　博　　贾　林

白春礼序

科技名词伴随科技发展而生，是概念的名称，承载着知识和信息。如果说语言是记录文明的符号，那么科技名词就是记录科技概念的符号，是科技知识得以传承的载体。我国古代科技成果的传承，即得益于此。《山海经》记录了山、川、陵、台及几十种矿物名；《尔雅》19 篇中，有 16 篇解释名物词，可谓是我国最早的术语词典；《梦溪笔谈》第一次给"石油"命名并一直沿用至今；《农政全书》创造了大量农业、土壤及水利工程名词；《本草纲目》使用了数百种植物和矿物岩石名称。延传至今的古代科技术语，体现着圣哲们对科技概念定名的深入思考，在文化传承、科技交流的历史长河中做出了不可磨灭的贡献。

科技名词规范工作是一项基础性工作。我们知道，一个学科的概念体系是由若干个科技名词搭建起来的，所有学科概念体系整合起来，就构成了人类完整的科学知识架构。如果说概念体系构成了一个学科的"大厦"，那么科技名词就是其中的"砖瓦"。科技名词审定和公布，就是为了生产出标准、优质的"砖瓦"。

科技名词规范工作是一项需要重视的基础性工作。科技名词的审定就是依照一定的程序、原则、方法对科技名词进行规范化、标准化，在厘清概念的基础上恰当定名。其中，对概念的把握和厘清至关重要，因为如果概念不清晰、名称不规范，势必会影响科学研究工作的顺利开展，甚至会影响对事物的认知和决策。举个例子，我们在讨论科技成果转化问题时，经常会有"科技与经济'两张皮'""科技对经济发展贡献太少"等说法，尽管在通常的语境中，把科学和技术连在一起表述，但严格说起来，会导致在认知上没有厘清科学与技术之间的差异，而简单把技术研发和生产实际之间脱节的问题理解为科学研究与生产实际之间的脱节。一般认为，科学主要揭示自然的本质和内在规律，回答"是什么"和"为什么"的问题，技术以改造自然为目的，回答"做什么"和"怎么做"的问题。科学主要表现为知识形态，是创造知识的研究，技术则具有物化形态，是综合利用知识于需求的研究。科学、技术是不同类型的创新活动，有着不同的发展规律，体现不同的价值，需要形成对不同性质的研发活动进行分类支持、分类评价的科学管理体系。从这个角度来看，科技名词规范工作是一项必不可少的基础性工作。我非常同意老一辈专家叶笃正的观点，他认为："科技名词规范化工作的作用比我们想象的还要大，是一项事关我国科技事业发展的基础设施建设工作！"

科技名词规范工作是一项需要长期坚持的基础性工作。我国科技名词规范工作已经有 110 年的历史。1909 年清政府成立科学名词编订馆，1932 年南京国民政府成立国立编译馆，是为了学习、引进、吸收西方科学技术，对译名和学术名词进行规范统一。中华人民共和国成立后，随即成立了"学术名词统一工作委员会"。1985 年，为了更好地促进我国科学技术的发展，推动我国从科技弱国向科技大国迈进，国家成立了"全国自然科学名词审定委员会"，主要对自然科学领域的名词进行规范统一。1996 年，国家批准将"全国自然科学名词审定委员会"改为"全国科学技术名词审定委员会"，是为了响应科教兴国战略，促进我国由科技大国向科技强国迈进，而将工作范围由自然科学技术领域扩展到工程技术、人文社会科学等领域。科学技术发展到今天，信息技术和互联网技术在不断突进，前沿科技在不断取得突破，新的科学领域在不断产生，新概念、新名词在不断涌现，科技名词规范工作仍然任重道远。

110 年的科技名词规范工作，在推动我国科技发展的同时，也在促进我国科学文化的传承。科技名词承载着科学和文化，一个学科的名词，能够勾勒出学科的面貌、历史、现状和发展趋势。我们不断地对学科名词进行审定、公布、入库，形成规模并提供使用，从这个角度来看，这项工作又有几分盛世修典的意味，可谓"功在当代，利在千秋"。

在党和国家重视下，我们依靠数千位专家学者，已经审定公布了 65 个学科领域的近 50 万条科技名词，基本建成了科技名词体系，推动了科技名词规范化事业协调可持续发展。同时，在全国科学技术名词审定委员会的组织和推动下，海峡两岸科技名词的交流对照统一工作也取得了显著成果。两岸专家已在 30 多个学科领域开展了名词交流对照活动，出版了 20 多种两岸科学名词对照本和多部工具书，为两岸和平发展做出了贡献。

作为全国科学技术名词审定委员会现任主任委员，我要感谢历届委员会所付出的努力。同时，我也深感责任重大。

十九大的胜利召开具有划时代意义，标志着我们进入了新时代。新时代，创新成为引领发展的第一动力。习近平总书记在十九大报告中，从战略高度强调了创新，指出创新是建设现代化经济体系的战略支撑，创新处于国家发展全局的核心位置。在深入实施创新驱动发展战略中，科技名词规范工作是其基本组成部分，因为科技的交流与传播、知识的协同与管理、信息的传输与共享，都需要一个基于科学的、规范统一的科技名词体系和科技名词服务平台作为支撑。

我们要把握好新时代的战略定位，适应新时代新形势的要求，加强与科技的协同发展。一方面，要继续发扬科学民主、严谨求实的精神，保证审定公布成果的权威性和规范性。科技名词审定是一项既具规范性又有研究性，既具协调性又有长期性的综合性工作。在长期的科技名词审定工作实践中，全国科学技术名词审定委员会积累了丰富的经验，形成了一套完整的组织和审定流程。这一流程，有利于确立公布名词的权威性，有利于保证公布名词的规范性。但是，我们仍然要创新审定机制，高质高效地完成科技名词审定公布任务。另一方面，在做好科技名词审定公布工作的同时，我们要瞄准世界科技前沿，服务于前瞻性基础研究。习总书记在报告中特别提到"中国天眼"、"悟空号"暗物质粒子探测卫星、"墨子号"量子科学实验卫星、天宫二号和"蛟龙号"载人潜水器等重大科技成果，这些都是随着我国科技发展诞生的新概念、新名词，是科技名词规范工作需要关注的热点。围绕新时代中国特色社会主义发展的重大课题，服务于前瞻性基础研究、新的科学领域、新的科学理论体系，应该是新时代科技名词规范工作所关注的重点。

未来，我们要大力提升服务能力，为科技创新提供坚强有力的基础保障。全国科学技术名词审定委员会第七届委员会成立以来，在创新科学传播模式、推动成果转化应用等方面作了很多努力。例如，及时为 113 号、115 号、117 号、118 号元素确定中文名称，联合中国科学院、国家语言文字工作委员会召开四个新元素中文名称发布会，与媒体合作开展推广普及，引起社会关注。利用大数据统计、机器学习、自然语言处理等技术，开发面向全球华语圈的术语知识服务平台和基于用户实际需求的应用软件，受到使用者的好评。今后，全国科学技术名词审定委员会还要进一步加强战略前瞻，积极应对信息技术与经济社会交汇融合的趋势，探索知识服务、成果转化的新模式、新手段，从支撑创新发展战略的高度，提升服务能力，切实发挥科技名词规范工作的价值和作用。

使命呼唤担当，使命引领未来，新时代赋予我们新使命。全国科学技术名词审定委员会只有准确把握科技名词规范工作的战略定位，创新思路，扎实推进，才能在新时代有所作为。

是为序。

白春礼

2018 年春

路甬祥序

我国是一个人口众多、历史悠久的文明古国，自古以来就十分重视语言文字的统一，主张"书同文、车同轨"，把语言文字的统一作为民族团结、国家统一和强盛的重要基础和象征。我国古代科学技术十分发达，以四大发明为代表的古代文明，曾使我国居于世界之巅，成为世界科技发展史上的光辉篇章。而伴随科学技术产生、传播的科技名词，从古代起就已成为中华文化的重要组成部分，在促进国家科技进步、社会发展和维护国家统一方面发挥着重要作用。

我国的科技名词规范统一活动有着十分悠久的历史。古代科学著作记载的大量科技名词术语，标志着我国古代科技之发达及科技名词之活跃与丰富。然而，建立正式的名词审定组织机构则是在清朝末年。1909 年，我国成立了科学名词编订馆，专门从事科学名词的审定、规范工作。到了新中国成立之后，由于国家的高度重视，这项工作得以更加系统地、大规模地开展。1950 年政务院设立的学术名词统一工作委员会，以及 1985 年国务院批准成立的全国自然科学名词审定委员会（现更名为全国科学技术名词审定委员会，简称全国科技名词委），都是政府授权代表国家审定和公布规范科技名词的权威性机构和专业队伍。他们肩负着国家和民族赋予的光荣使命，秉承着振兴中华的神圣职责，为科技名词规范统一事业默默耕耘，为我国科学技术的发展做出了基础性的贡献。

规范和统一科技名词，不仅在消除社会上的名词混乱现象，保障民族语言的纯洁与健康发展等方面极为重要，而且在保障和促进科技进步，支撑学科发展方面也具有重要意义。一个学科的名词术语的准确定名及推广，对这个学科的建立与发展极为重要。任何一门科学（或学科），都必须有自己的一套系统完善的名词来支撑，否则这门学科就立不起来，就不能成为独立的学科。郭沫若先生曾将科技名词的规范与统一称为"乃是一个独立自主国家在学术工作上所必须具备的条件，也是实现学术中国化的最起码的条件"，精辟地指出了这项基础性、支撑性工作的本质。

在长期的社会实践中，人们认识到科技名词的规范和统一工作对于一个国家的科技发展和文化传承非常重要，是实现科技现代化的一项支撑性的系统工程。没有这样一个系统的规范化的支撑条件，不仅现代科技的协调发展将遇到极大困难，而且在科技日益渗透人们生活各方面、各环节的今天，还将给教育、传播、交流、经贸等多方面带来困难和损害。

全国科技名词委自成立以来，已走过近20年的历程，前两任主任钱三强院士和卢嘉锡院士为我国的科技名词统一事业倾注了大量的心血和精力，在他们的正确领导和广大专家的共同努力下，取得了卓著的成就。2002年，我接任此工作，时逢国家科技、经济飞速发展之际，因而倍感责任的重大；及至今日，全国科技名词委已组建了60个学科名词审定分委员会，公布了50多个学科的63种科技名词，在自然科学、工程技术与社会科学方面均取得了协调发展，科技名词蔚成体系。而且，海峡两岸科技名词对照统一工作也取得了可喜的成绩。对此，我实感欣慰。这些成就无不凝聚着专家学者们的心血与汗水，无不闪烁着专家学者们的集体智慧。历史将会永远铭刻着广大专家学者孜孜以求、精益求精的艰辛劳作和为祖国科技发展做出的奠基性贡献。宋健院士曾在1990年全国科技名词委的大会上说过："历史将表明，这个委员会的工作将对中华民族的进步起到奠基性的推动作用。"这个预见性的评价是毫不为过的。

科技名词的规范和统一工作不仅仅是科技发展的基础，也是现代社会信息交流、教育和科学普及的基础，因此，它是一项具有广泛社会意义的建设工作。当今，我国的科学技术已取得突飞猛进的发展，许多学科领域已接近或达到国际前沿水平。与此同时，自然科学、工程技术与社会科学之间交叉融合的趋势越来越显著，科学技术迅速普及到了社会各个层面，科学技术同社会进步、经济发展已紧密地融为一体，并带动着各项事业的发展。所以，不仅科学技术发展本身产生的许多新概念、新名词需要规范和统一，而且由于科学技术的社会化，社会各领域也需要科技名词有一个更好的规范。另外，随着香港、澳门的回归，海峡两岸科技、文化、经贸交流不断扩大，祖国实现完全统一更加迫近，两岸科技名词对照统一任务也十分迫切。因而，我们的名词工作不仅对科技发展具有重要的价值和意义，而且在经济发展、社会进步、政治稳定、民族团结、国家统一和繁荣等方面都具有不可替代的特殊价值和意义。

最近，中央提出树立和落实科学发展观，这对科技名词工作提出了更高的要求。我们要按照科学发展观的要求，求真务实，开拓创新。科学发展观的本质与核心是以人为本，我们要建设一支优秀的名词工作队伍，既要保持和发扬老一辈科技名词工作者的优良传统，坚持真理、实事求是、甘于寂寞、淡泊名利，又要根据新形势的要求，面向未来、协调发展、与时俱进、锐意创新。此外，我们要充分利用网络等现代科技手段，使规范科技名词得到更好的传播和应用，为迅速提高全民文化素质做出更大贡献。科学发展观的基本要求是坚持以人为本，全面、协调、可持续发展，因此，科技名词工作既要紧密围绕当前国民经济建设形势，着重开展好科技领域的学科名词审定工作，同时又要在强调经济社会以及人与自然协调发展的思想指导下，开展好社会科学、文化教育和资源、生态、环境领域的科学名词审定工作，促进各个学科领域的相互融合和共同繁荣。科学发展观非常注重可持续发展的理念，因此，我们在不断丰富和发展已建立的科技名词体系的同时，还要进一步研究具有中国特色的术语学理论，以创建中国的术语学派。研究和建立中国特色的术语学理论，也是一种知识创新，是实现科技名词工作可持续发展的必由之路，我们应当为此付出更大的努力。

当前国际社会已处于以知识经济为走向的全球经济时代，科学技术发展的步伐将会越来越快。我国已加入世贸组织，我国的经济也正在迅速融入世界经济主流，因而国内外科技、文化、经贸的交流将越来越广泛和深入。可以预言，21世纪中国的经济和中国的语言文字都将对国际社会产生空前的影响。因此，在今后10到20年之间，科技名词工作就变得更具现实意义，也更加迫切。"路漫漫其修远兮，吾将上下而求索"，我们应当在今后的工作中，进一步解放思想，务实创新、不断前进。不仅要及时地总结这些年来取得的工作经验，更要从本质上认识这项工作的内在规律，不断地开创科技名词统一工作新局面，做出我们这代人应当做出的历史性贡献。

2004 年深秋

卢 嘉 锡 序

科技名词伴随科学技术而生，犹如人之诞生其名也随之产生一样。科技名词反映着科学研究的成果，带有时代的信息，铭刻着文化观念，是人类科学知识在语言中的结晶。作为科技交流和知识传播的载体，科技名词在科技发展和社会进步中起着重要作用。

在长期的社会实践中，人们认识到科技名词的统一和规范化是一个国家和民族发展科学技术的重要的基础性工作，是实现科技现代化的一项支撑性的系统工程。没有这样一个系统的规范化的支撑条件，科学技术的协调发展将遇到极大的困难。试想，假如在天文学领域没有关于各类天体的统一命名，那么，人们在浩瀚的宇宙当中，看到的只能是无序的混乱，很难找到科学的规律。如是，天文学就很难发展。其他学科也是这样。

古往今来，名词工作一直受到人们的重视。严济慈先生 60 多年前说过，"凡百工作，首重定名；每举其名，即知其事"。这句话反映了我国学术界长期以来对名词统一工作的认识和做法。古代的孔子曾说"名不正则言不顺"，指出了名实相副的必要性。荀子也曾说"名有固善，径易而不拂，谓之善名"，意为名有完善之名，平易好懂而不被人误解之名，可以说是好名。他的"正名篇"即是专门论述名词术语命名问题的。近代的严复则有"一名之立，旬月踟蹰"之说。可见在这些有学问的人眼里，"定名"不是一件随便的事情。任何一门科学都包含很多事实、思想和专业名词，科学思想是由科学事实和专业名词构成的。如果表达科学思想的专业名词不正确，那么科学事实也就难以令人相信了。

科技名词的统一和规范化标志着一个国家科技发展的水平。我国历来重视名词的统一与规范工作。从清朝末年的科学名词编订馆，到 1932 年成立的国立编译馆，以及新中国成立之初的学术名词统一工作委员会，直至 1985 年成立的全国自然科学名词审定委员会(现已改名为全国科学技术名词审定委员会，简称全国名词委)，其使命和职责都是相同的，都是审定和公布规范名词的权威性机构。现在，参与全国名词委领导工作的单位有中国科学院、科学技术部、教育部、中国科学技术协会、国家自然科学基金委员会、新闻出版署、国家质量技术监督局、国家广播电影电视总局、国家知识产权局和国家语言文字工作委员会,这些部委各自选派了有关领导干部担任全国名词委的领导,有力地推动科技名词的统一和推广应用工作。

全国名词委成立以后,我国的科技名词统一工作进入了一个新的阶段。在第一任主任委员钱三强同志的组织带领下,经过广大专家的艰苦努力,名词规范和统一工作取得了显著的成绩。1992 年三强同志不幸谢世。我接任后,继续推动和开展这项工作。在国家和有关部门的支持及广大专家学者的努力下,全国名词委 15 年来按学科共组建了 50 多个学科的名词审定分委员会,有 1800 多位专家、学者参加名词审定工作,还有更多的专家、学者参加书面审查和座谈讨论等,形成的科技名词工作队伍规模之大、水平层次之高前所未有。15 年间共审定公布了包括理、工、农、医及交叉学科等各学科领域的名词共计 50 多种。而且,对名词加注定义的工作经试点后业已逐渐展开。另外,遵照术语学理论,根据汉语汉字特点,结合科技名词审定工作实践,全国名词委制定并逐步完善了一套名词审定工作的原则与方法。可以说,在 20 世纪的最后 15 年中,我国基本上建立起了比较完整的科技名词体系,为我国科技名词的规范和统一奠定了良好的基础,对我国科研、教学和学术交流起到了很好的作用。

在科技名词审定工作中,全国名词委密切结合科技发展和国民经济建设的需要,及时调整工作方针和任务,拓展新的学科领域开展名词审定工作,以更好地为社会服务、为国民经济建设服务。近些年来,又对科技新词的定名和海峡两岸科技名词对照统一工作给予了特别的重视。科技新词的审定和发布试用工作已取得了初步成效,显示了名词统一工作的活力,跟上了科技发展的步伐,起到了引导社会的作用。两岸科技名词对照统一工作是一项有利于祖国统一大业的基础性工作。全国名词委作为我国专门从事科技名词统一的机构,始终把此项工作视为自己责无旁贷的历史性任务。通过这些年的积极努力,我们已经取得了可喜的成绩。做好这项工作,必将对弘扬民族文化,促进两岸科教、文化、经贸的交流与发展做出历史性的贡献。

科技名词浩如烟海,门类繁多,规范和统一科技名词是一项相当繁重而复杂的长期工作。在科技名词审定工作中既要注意同国际上的名词命名原则与方法相衔接,又要依据和发挥博大精深的汉语文化,按照科技的概念和内涵,创造和规范出符合科技规律和汉语文字结构特点的科技名词。因而,这又是一项艰苦细致的工作。广大专家学者字斟句酌，精益求精，以高度的社会责任感和敬业精神投身于这项事业。可以说，全国名词委公布的名词是广大专家学者心血的结晶。这里，我代表全国名词委，向所有参与这项工作的专家学者们致以崇高的敬意和衷心的感谢！

审定和统一科技名词是为了推广应用。要使全国名词委众多专家多年的劳动成果——规范名词，成为社会各界及每位公民自觉遵守的规范，需要全社会的理解和支持。国务院和 4 个有关部委［国家科委(今科学技术部)、中国科学院、国家教委(今教育部)和新闻出版署］已分别于 1987 年和 1990 年行文全国，要求全国各科研、教学、生产、经营以及新闻出版等单位遵照使用全国名词委审定公布的名词。希望社会各界自觉认真地执行，共同做好这项对于科技发展、社会进步和国家统一极为重要的基础工作，为振兴中华而努力。

值此全国名词委成立 15 周年、科技名词书改装之际，写了以上这些话。是为序。

卢嘉锡

2000 年夏

钱 三 强 序

科技名词术语是科学概念的语言符号。人类在推动科学技术向前发展的历史长河中，同时产生和发展了各种科技名词术语，作为思想和认识交流的工具，进而推动科学技术的发展。

我国是一个历史悠久的文明古国，在科技史上谱写过光辉篇章。中国科技名词术语，以汉语为主导，经过了几千年的演化和发展，在语言形式和结构上体现了我国语言文字的特点和规律，简明扼要，蓄意深切。我国古代的科学著作，如已被译为英、德、法、俄、日等文字的《本草纲目》《天工开物》等，包含大量科技名词术语。从元、明以后，开始翻译西方科技著作，创译了大批科技名词术语，为传播科学知识，发展我国的科学技术起到了积极作用。

统一科技名词术语是一个国家发展科学技术所必须具备的基础条件之一。世界经济发达国家都十分关心和重视科技名词术语的统一。我国早在 1909 年就成立了科学名词编订馆，后又于 1919 年中国科学社成立了科学名词审定委员会，1928 年大学院成立了译名统一委员会。1932 年成立了国立编译馆，在当时教育部主持下先后拟订和审查了各学科的名词草案。

新中国成立后，国家决定在政务院文化教育委员会下，设立学术名词统一工作委员会，郭沫若任主任委员。委员会分设自然科学、社会科学、医药卫生、艺术科学和时事名词五大组，聘任了各专业著名科学家、专家，审定和出版了一批科学名词，为新中国成立后的科学技术的交流和发展起到了重要作用。后来，由于历史的原因，这一重要工作陷于停顿。

当今，世界科学技术迅速发展，新学科、新概念、新理论、新方法不断涌现，相应地出现了大批新的科技名词术语。统一科技名词术语，对科学知识的传播，新学科的开拓，新理论的建立，国内外科技交流，学科和行业之间的沟通，科技成果的推广、应用和生产技术的发展，科技图书文献的编纂、出版和检索，科技情报的传递等方面，都是不可缺少的。特别是计算机技术的推广使用，对统一科技名词术语提出了更紧迫的要求。

为适应这种新形势的需要，经国务院批准，1985 年 4 月正式成立了全国自然科学名词审定委员会。委员会的任务是确定工作方针，拟定科技名词术语审定工作计划、实施方案和步骤，组织审定自然科学各学科名词术语，并予以公布。根据国务院授权，委员会审定公布的名词术语，科研、教学、生产、经营以及新闻出版等各部门，均应遵照使用。

全国自然科学名词审定委员会由中国科学院、国家科学技术委员会、国家教育委员会、中国科学技术协会、国家技术监督局、国家新闻出版署、国家自然科学基金委员会分别委派了正、副主任担任领导工作。在中国科协各专业学会密切配合下，逐步建立各专业审定分委员会，并已建立起一支由各学科著名专家、学者组成的近千人的审定队伍，负责审定本学科的名词术语。我国的名词审定工作进入了一个新的阶段。

这次名词术语审定工作是对科学概念进行汉语订名，同时附以相应的英文名称，既有我国语言特色，又方便国内外科技交流。通过实践，初步摸索了具有我国特色的科技名词术语审定的原则与方法，以及名词术语的学科分类、相关概念等问题，并开始探讨当代术语学的理论和方法，以期逐步建立起符合我国语言规律的自然科学名词术语体系。

统一我国的科技名词术语，是一项繁重的任务，它既是一项专业性很强的学术性工作，又涉及亿万人使用习惯的问题。审定工作中我们要认真处理好科学性、系统性和通俗性之间的关系；主科与副科间的关系；学科间交叉名词术语的协调一致；专家集中审定与广泛听取意见等问题。

汉语是世界五分之一人口使用的语言，也是联合国的工作语言之一。除我国外，世界上还有一些国家和地区使用汉语，或使用与汉语关系密切的语言。做好我国的科技名词术语统一工作，为今后对外科技交流创造了更好的条件，使我炎黄子孙，在世界科技进步中发挥更大的作用，做出重要的贡献。

统一我国科技名词术语需要较长的时间和过程，随着科学技术的不断发展，科技名词术语的审定工作，需要不断地发展、补充和完善。我们将本着实事求是的原则，严谨的科学态度做好审定工作，成熟一批公布一批，提供各界使用。我们特别希望得到科技界、教育界、经济界、文化界、新闻出版界等各方面同志的关心、支持和帮助，共同为早日实现我国科技名词术语的统一和规范化而努力。

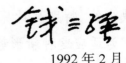

1992 年 2 月

前　言

行为医学是研究和发展行为科学中与健康、疾病有关的知识和技术，并将其应用于疾病的预防、诊断、治疗、保健、康复的科学。行为医学也是一门新兴的综合性交叉学科，探讨人类行为的内外表现、发生规律和调控机制。

20世纪80年代中期，我国行为医学事业开始起步并快速发展，对中国医学科学事业发展和大众健康发挥了巨大促进作用。30多年来，行为医学作为一门独立学科在我国迅猛发展，学科体系日臻完善，新思想、新理论不断涌现，行为医学领域的新技术、新方法日渐增多。随着我国行为医学理论和技术的广泛推广及临床实际应用，整理和规范行为医学名词已成当务之急。行为医学名词和术语的规范化是行为医学学科建设的基石，是行为医学教学、科研、临床应用的急切需求，也是行为医学文献编纂、科技检索、国内外学术交流的迫切要求，具有重要理论意义和现实价值。

由全国科学技术名词审定委员会（简称全国科技名词委）和中华医学会共同组建的"行为医学名词审定分委员会"和"行为医学名词编写委员会"于2019年初正式成立。聘请白波、杨志寅为"行为医学名词审定分委员会"主任委员，聘请季建林、吉峰、杨艳杰、吕佩源、杨震、魏镜、潘慧、王振为副主任委员。由来自全国各地的20多名行为医学专家、学者组成"行为医学名词编写委员会"，具体负责行为医学名词的收集、筛选、释义和编纂工作。

经过充分规划、酝酿和前期准备，"行为医学名词审定分委员会"和"行为医学名词编写委员会"于2019年10月召开第一次会议，各位委员按照学科框架和理论体系初步筛选出3860多条名词。在全国科技名词委具体指导下，各位专家逐条分析、讨论、研究，经编写委员会多次召开会议反复讨论，修改、甄别、删减，整理出《行为医学名词》征求意见稿。按照全国科技名词委要求反馈给所有审定委员会委员讨论审核。根据审定委员会提出的意见和建议，编写委员会连续召开6次全体委员网络会议，逐词讨论、审核、修改、整理。此后又经过多次现场或线上会议讨论修订，最后经主编通审修改后，于2021年9月提交全国科技名词委审核批准，面向全社会公开征求意见。2022年2月，在全国科技名词委和科学出版社指导、帮助下，行为医学名词审定分委员会和编写委员会利用线上和现场会议相结合的方式，对国内外同行专家的反馈意见反复研究，再次认真修改。现经全国科技名词委批准，予以公布。

本次公布的行为医学名词从学科基础理论到临床诊疗技术领域，包括20章，共计2355条。每个词条都给出相应常用的英文，并根据学科系统分类，按照概念体系排列。名词类别的划分主要从有利于学科框架和概念体系的审定出发，并非严格的学科体系界定，如果同一名词与多个专业概念相关，作为公布的行为医学规范名词，在编排时只出现一次，不再重复。

21世纪初，在全国科技名词委和中华医学会的倡导和推动下，"国际行为医学会终身成就奖"获得者、行为医学专家、我国行为医学名词规范的拓荒者和奠基人之一杨志寅教授曾牵头组织行为医学名词的筛选和甄别工作。中华医学会医学名词审定办公室张玉森主任对启动行为医学名词编撰和审定工作发挥了巨大推动作用，从行为医学名词审定工作最初的启动，到审定委员会、编写委员会的组建，再到每一个名词的筛选、释义、审定，都付出了大量心血和汗水。全国科技名词委事务中心张晖副主任以认真、专业的工作作风和严谨、求是的敬业精神，推动、指导行为医学名词的筛选、审定和编纂工作。《中华行为医学和脑科学杂志》编辑部李诺编辑担任学术秘书，做了大量学术、日常组织和文字编辑工作。

在行为医学名词审定和编写过程中，我们参考了大量科技工具书和学术资料，包括国内外出版发行的教材和专著；编纂过程中力求选词合理、适当，释义科学、准确，语言精练、简洁，这是一项高难度的大"工程"。尽管行为医学名词审定分委员会和编写委员会各位委员付出了巨大努力，名词的筛选和释义仍难免有许多不足和疏漏，敬请医学界同仁和广大读者提出意见和建议，以便再版时修订完善。

行为医学名词审定分委员会

行为医学名词编写委员会

白 波

2022年3月

编 排 说 明

一、本书公布的是行为医学基本名词，共 2355 条，每条名词均给出了定义或注释。

二、全书分 20 部分：总论、行为医学基本理论、行为的生物学基础、行为的心理学基础、行为的社会学基础、行为学动物实验技术、健康相关行为、预防保健行为、医患行为、应激与应激相关障碍、睡眠-觉醒障碍、性行为及其障碍、自伤行为与自杀行为、攻击行为与暴力行为、成瘾及成瘾相关障碍、其他神经行为障碍、相关行为疾病、儿童行为及其障碍、行为心理评估、行为干预与治疗。

三、正文按汉文名所属学科的相关概念体系排列。汉文名后给出了与该词概念相对应的英文名。

四、每个汉文名都附有相应的定义或注释。定义一般只给出其基本内涵，注释则扼要说明其特点。当一个汉文名有不同的概念时，则用（1）（2）等表示。

五、一个汉文名对应几个英文同义词时，英文词之间用"，"分开。

六、凡英文词的首字母大、小写均可时，一律小写；英文除必须用复数者，一般用单数形式。

七、"［　］"中的字为可省略的部分。

八、主要异名和释文中的条目用楷体表示。"全称""简称"是与正名等效使用的名词；"又称"为非推荐名，只在一定范围内使用；"俗称"为非学术用语；"曾称"为被淘汰的旧名。

九、正文后所附的英汉索引按英文字母顺序排列；汉英索引按汉语拼音顺序排列。所示号码为该词在正文中的序码。索引中带"*"者为规范名的异名或在释文中出现的条目。

目　录

正文

01. 总　　论

01.01　行为基本概念

01.001　行为　behavior
机体在神经系统调控下做出的活动或反应。通常包括外显行为和内隐行为。

01.002　外显行为　explicit behavior
受到神经系统调控、能够被直接观察到的行为。如躯体运动、情绪等外部活动。

01.003　内隐行为　implicit behavior
在神经系统调控下，机体内部不易被观察到的行为活动。如内分泌腺活动、平滑肌运动、思维活动等。

01.004　探究行为　exploratory behavior
个体探查新异环境或物体的动机行为。通常由机体情绪状态和探究动机驱动产生。

01.005　修饰行为　grooming behavior, embellishment behavior
个体对自身外部形态或表现的调整和修正行为。

01.006　欲望行为　appetitive behavior
个体为满足某种需求而积极寻找和探索的行为。如觅食行为、求偶行为等。

01.007　迂回行为　detour behavior
在通往目标的直接路径上存在障碍时，寻求其他路径抵达目标的行为。

01.008　逃逸行为　flight behavior
内外刺激引起机体产生的逃避、逃窜行为。属于防御行为之一。

01.009　行为敏感化　behavioral sensitization
在物理、化学或心理刺激等反复作用下，机体表现出对某种（类）刺激反应性明显升高的现象。

01.010　行为显现　behavior emergence
新行为的出现。系统进化上人类和高级动物的某些行为在其以下物种中未见原型，是新近出现的特殊行为。

01.011　行为同源　behavior homology
人类和动物的行为基于共同祖先而具有的相似性。

01.012　活动　activity
（1）机体运动或为某种目的而行动。（2）一切物体（事物）的动态变化。

01.013　兴奋　excitation
刺激引发的机体、器官、组织或细胞由相对静止状态转化为活动状态或活动状态加强的现象。

01.014　抑制　inhibition
机体、器官、组织或细胞对某一刺激反应过程由活动状态转化为相对静止状态或活动状态减弱的现象。

01.015　行为学　behavioristics，praxiology
研究人类和动物为适应内外环境做出反应及其行为规律的学科。

01.016　行为科学　behavioral science
研究人体行为、动物行为及机器行为的多个学科的总称。

01.017　遗传[性]行为　inherited behavior
又称"先天行为（innate behavior）"。人类所具有的生物性、先天性行为。是由遗传基因决定的行为表现和心理气质。

01.018　有时限[的]学习行为　time-limited learning behavior
由遗传决定、只能在生物体发育到一定时段内习得的行为。

01.019　习得[性]行为　learned behavior
个体成长过程中通过学习、训练和经验建立起来的新的行为。

01.020　模仿学习　mimic learning
仿效榜样的特定动作、活动或行为模式的学习方式。

01.021　推理学习　reasoning learning
在过去经验的基础上，通过演绎、归纳、整合和判断，从问题的各个部分出发理解整体的学习过程。

01.022　习惯　habit
在一定情景或环境条件下，长期逐步养成、不自觉地进行某种动作的倾向。是一种不易改变的行为、倾向或社会风尚。

01.023　适应[性]行为　adaptive behavior
机体根据内外环境变化不断调整行为活动和机体各个部分相互关系的行为。是生物体具有的一种基本能力。

01.024　行为[性]适应　behavioral adaptation
根据内外环境变化不断调整机体各部分行为活动的一种功能特征。是生物界普遍存在的本能活动。人类的行为适应更具有主动性、预见性。

01.025　生理[性]适应　physiological adaptation
根据内外环境改变，机体内部的一类协调性反应。以体内各种组织、器官和系统的协调活动及功能变化为特征。

01.026　社会[性]行为　social behavior
群体中不同成员分工合作，共同维持群体活动的行为。表现出相互影响、相互作用的特征。是对待社会的态度及与社会一般规范相符合的行为方式。

01.027　社会性　sociality
集体活动中的个体或社会成员表现出的有利于集体和社会发展的特性。

01.028　行为方式　behavior mode
行为方法或形式的总称。主要表现为行为主体在实现行为目标过程中所采取的方法或所通过的途径。是人的思想、情绪、情感、动机、能力及运作程序的具体体现。

01.029　生活习惯　life habit，habit and custom
在长期反复生活和活动中逐渐形成的行为规律。

01.030　社会[性]适应　social adjustment
个体逐步接受现有集体或社会的道德规范与行为准则，在允许的范围内，对社会环境刺激做出反应的过程。

01.02 行为医学概念与相关学科

01.031 行为医学 behavioral medicine
研究和发展行为科学中与健康、疾病有关的理论和技术，并将其应用于疾病的预防、诊断、治疗、保健、康复的学科。探讨人类行为的内外表现、发生规律和调控机制。

01.032 传统医学 traditional medicine
基于植物、动物、矿物的药物疗法、精神疗法、躯体疗法，利用在实践中逐步获得的多种方法（技术）进行疾病预防、诊断和治疗，维持躯体健康的医学。

01.033 现代医学 modern medicine
旨在保护和加强人体健康，预防和治疗疾病的科学知识体系和实践活动。以人体解剖学、生理学、生物化学、病原学、病理学和药理学等学科为基础学科。19世纪初传入中国并逐步发展。

01.034 中西医结合医学 integrated traditional Chinese and western medicine
将中国传统医药学和现代医学在理论和实践上贯通、结合，相互补充，取长补短，并进一步丰富和发展起来的医学体系（学科）。采用现代科学技术和方法，研究中医中药的基本理论和临床实践。

01.03 行为医学研究范畴

01.035 不良行为 harmful behavior
（1）有可能危害健康和导致疾病的行为。
（2）不道德、不规范的行为。特征是与公认的社会规范相悖，具有破坏秩序和安全的危害性。

01.036 医患行为 physician-patient behavior
医者行为和患者行为的总称。包括诊疗和康复过程中医者行为和患者行为的相互关系。

01.037 医疗行为 act of medical treatment
以预防、诊断、治疗、矫正、康复和保健为目的所采取的行为活动的总称。是具有民事法律行为一般特征的民事行为。

01.038 行为相关疾病 behavior associated disease
与不良行为方式和生活习惯密切相关的一类疾病。

01.039 医疗服务 medical service
卫生技术人员遵照国家标准和技术规范提供的照护生命、诊治疾病的健康促进服务及相关行为活动。

01.040 生活习惯疾病 lifestyle disease
由日常不良生活习惯所导致的疾病。

01.041 行为能力 behavioral ability, behavioral competence
个体执行特定行为活动的本领、技能和知识。

01.042 行为技术 behavioral technique
以行为科学为基础，研究减少、消除不良行为，塑造、增进健康行为的各种技能、方法和手段。

01.043 行为障碍 behavior disorder
个体生理和（或）心理过程障碍所致的行为结果。

01.044 行为诊断 behavior diagnosis
通过多种技术方法或手段区分出与健康相

关的行为学问题，按其影响程度给出相应的分析、判断和结论。

01.045 行为评估 behavioral assessment
综合运用谈话、观察、测评的方法，对个体或团体的行为进行全面、系统、深入的分析

和判断的总称。

01.046 行为观察 behavior observation
在直接观察的前提下，详细了解行为主体的行为过程和行为方式，并以此为依据分析、推测行为主体的需要、动机和行为目标的方法。

01.04 行为医学分支学科

01.047 行为生物学 behavioral biology
研究生命现象和生物活动规律的行为特征及其机制的学科。

01.048 行为药理学 behavioral pharmacology
研究药物在行为及心理活动中的药理学作用及其规律的学科。

01.049 行为毒理学 behavioral toxicology
研究外源化学毒物对人类行为及心理活动的毒性效应及其机制的学科。

01.050 行为生理学 behavioral physiology
研究人类和高等动物的行为活动及其生理学规律的学科。

01.051 行为病理学 behavioral pathology
采用行为科学的方法研究疾病在组织结构、代谢和功能领域的改变，探讨行为因素对疾病的病因、发病机制、病变性质和转归影响的学科。

01.052 行为遗传学 behavioral genetics
研究遗传基因对行为的影响、行为形成过程中遗传和环境相互作用及作用规律的学科。

01.053 行为神经科学 behavioral neuroscience
研究行为的神经调控及其机制的学科。

01.054 认知神经科学 cognitive neuroscience
采用神经科学的手段研究心理活动、认知过程及其机制的学科。

01.055 动物行为学 animal ethology
研究动物在不同环境中的行为特征及其规律的学科。

01.056 人类行为学 human ethology
研究人类在自然环境和社会环境中的行为特征及其规律的学科。

01.057 行为心理学 behavioral psychology
研究人类心理发生和发展过程中与行为相关的特征和规律的学科。

01.058 临床行为学 clinical behavioristics
从临床医学角度研究与疾病预防、诊断、治疗、康复有关的行为特征及其规律的学科。

01.059 行为卫生学 behavioral hygienics
从行为医学角度研究外界环境因素与人类健康的关系和影响规律，提出行为学领域的卫生要求及理论依据，以达到预防疾病、促进健康目的的学科。

01.060 行为预防学 behavioral prevention, behavioral prophylaxis
应用宏观与微观技术手段，研究影响健康的行为因素及其作用规律，阐明行为因素与人群健康的相互关系，制定公共卫生策略与措

施，以达到预防疾病、增进健康及提高生命质量目的的学科。

01.061 行为保健学 behavioral healthcare
从行为医学角度研究健康与保健，探讨人体与行为相关保健规律的应用性学科。

01.062 行为流行病学 behavioral epidemiology
利用流行病学理论和方法，研究影响人类健康或疾病的行为学因素，采用行为干预方法防治疾病、促进健康的学科。

01.063 行为统计学 behavioral statistics
从行为科学角度，运用搜索、整理、分析、描述等方法，研究测量对象的本质和未来发展的综合性学科。

01.064 行为诊断学 behavioral diagnostics
以个体或群体行为表现，分析健康状态或疾病的存在（情况），从医学诊断学角度研究行为的定性与评估的学科。

01.065 行为治疗学 behavioral therapeutics
基于行为科学基本理论的临床治疗，通过反复引导、学习、训练达到矫正不良行为目的的临床治疗学科。

01.066 行为精神病学 orthopsychiatry
研究影响精神疾病的病因、发病机制、发生发展过程中的行为因素及其机制，以及治疗和预防精神疾病行为干预措施的临床学科。

01.067 行为动力学 behavioral dynamics
研究人体行为特性及其规律，关注个体行为模式，建立相应动力学模型，并分析人体行为社会动力学效应的学科。

01.068 行为分类学 behavioral taxology
从分类科学的角度，研究行为学分类的理论、技术和方法的学科。

01.069 行为生态学 behavioral ecology
研究动物各种行为特征的进化与其生态环境之间关系的学科。

01.070 行为工程学 behavioral engineering
研究在系统工程中将技术层面与人类的操作相结合，使人的操作程序最大化地发挥其特点的学科。

01.071 舒缓医学 palliative medicine
又称"姑息医学"。重视生命并承认死亡是一种生命的正常过程，提供解除临终痛苦和不适办法的医学学科。

01.072 行为主义心理学 behavioristic psychology
以行为为研究对象的心理学流派。经历了从古典行为主义到新行为主义的发展历程。

01.05 行为决定健康

01.073 健康 health
机体没有疾病和虚弱的状态，包括躯体健康、心理健康、社会适应良好和道德良好4个方面。1990年世界卫生组织把健康定义为，健康不仅是没有疾病，而且包括躯体健康、心理健康、社会适应良好和道德健康。

01.074 亚健康 subhealth
个体在身体、心理和社会环境等方面表现出的不适应，介于健康与疾病之间的临界状态。

01.075 心理平衡 psychological balance
内心世界的和谐状态。人们用升华、幽默、外化、合理化等手段来调节对事物得失的认识。

01.076 合理膳食 reasonable diet
通过合理的饮食组成和科学的烹调加工，使从饮食中摄入的能量和各种营养素与机体需求保持平衡，既满足人体生长发育、生理及身体活动的需要，又不导致营养相关健康问题的膳食或膳食过程。

01.077 适量运动 proper exercise
运动者根据自身的身体状况、场地、器材和气候条件，选择适当的运动项目，使运动负荷不超过人体的承受能力，在运动后感觉舒服，不会造成过度疲劳的运动量。

01.078 戒烟 quit smoking
吸烟嗜好者戒除烟草依赖，终止吸烟或吸烟习惯的过程。

01.079 限酒 alcohol limitation
（1）个体控制饮酒的频率和数量，不过量饮酒、不酗酒。（2）社会或群体关于限制饮酒的策略、规章和方法。

01.080 良好睡眠 reasonable sleep
有充足时间和质量保障的睡眠。

01.081 道德健康 moral health
健康者不以损害他人的利益来满足自己的需要，具有辨别真与伪、善与恶、美与丑、荣与辱等是非观念，能按照社会行为规范准则约束自己并支配自己的思想和行为的状态。

01.082 信仰 faith
一种高级精神活动。表现为对人或某种主张、主义极度相信和敬仰，将其作为自己行动的榜样或指南。

01.083 理想 ideal
（1）对未来事物有根据、合理的美好想象和希望。（2）对于某事物臻于最完善境界的观念。

02. 行为医学基本理论

02.01 行为主义心理学理论

02.001 非条件反射 unconditioned reflex
人和动物在长期种系进化和发展中形成的、生来就有的一种反射活动。如防御反射、摄食反射、性反射等。

02.002 条件反射 conditioned reflex
人类或高等动物在非条件反射基础上，经过学习和训练（无关刺激和非条件刺激在时间上多次结合）形成的反射活动。

02.003 非条件刺激 unconditioned stimulus, UCS
由先天遗传因素决定的，无须学习、训练能自然诱发反射的刺激。

02.004 条件刺激 conditioned stimulus, CS
条件反应过程中，通过与非条件刺激反复同时呈现后，能够单独引起反射的刺激。即能引起条件反射的刺激。

02.005 吸吮反射 sucking reflex
用乳头等触碰新生儿的口唇时，出现的口唇及舌的吸吮蠕动活动。是新生儿先天具有的一种非条件反射。

02.006　拥抱反射　embrace reflex
当母亲或家人突然靠近婴幼儿身旁或发出响声，婴儿出现两臂外展伸直，继而屈曲内收到胸前，呈拥抱状的一种先天生理性反射。

02.007　唾液分泌反应　salivary reaction
食物进入口腔后，刺激口腔的腮腺、下颌下腺和舌下腺，引起腺体分泌的过程。为先天固有的非条件反射。

02.008　逃避反射　escape reflex
又称"屈曲反射（buckling reflex，flexor reflex）""伤害感受反射（nociceptive reflex）"。当皮肤或肌肉受到伤害性刺激时，表现为肢体快速回撤或躲避的反射。

02.009　膝跳反射　knee jerk reflex
膝半屈和小腿自由下垂时，轻快地叩击膝腱（膝盖下韧带），引起股四头肌收缩，使小腿急速前踢的反射。

02.010　眨眼反射　eyeblink reflex
又称"瞬目反射"。由面部叩打、光、音、角膜触觉等刺激诱发眨眼的防御反射。具有保护眼球的作用。

02.011　排尿反射　micturition reflex
膀胱充盈到一定容量，膀胱内压力升高，膀胱壁牵张感知兴奋，冲动传入骶髓初级排尿中枢，同时上传到脑干和大脑皮质高级排尿中枢，产生尿意，在膀胱内压驱使下尿液经尿道排出体外的过程。

02.012　内脏反应性行为　visceral reactivity behavior
个体受到内外刺激后机体内脏产生规律性反应的行为。是通过经典条件反射过程逐步获得的。

02.013　反应性疾病　reactive disease
内外环境变化作用于个体后引起机体生理或心理异常反应所致的一类疾病。

02.014　条件反射性症状　conditioned reflex symptom
生活过程中逐渐形成的获得性条件反射，在非条件反射的基础上、中枢神经系统参与下形成的反应性症候。如条件反射性呕吐。

02.015　条件反射性松弛反应　conditioned relaxation reaction
在非条件反射的基础上，经过一定的学习过程，在中枢神经系统参与下形成的反射性松懈反应。

02.016　经典条件反射　classical conditioned reflex
又称"反应性条件反射（reactive conditional reflex）"，曾称"巴甫洛夫条件反射（Pavlov conditioned reflex）"。条件刺激和非条件刺激多次联合，机体在条件刺激单独出现时产生类似非条件刺激引起的反应的现象。由苏联生理学家伊万·彼得罗维奇·巴甫洛夫（Ivan Petrovich Pavlov）最先提出。

02.017　强化　reinforcement
通过一定的环境刺激对行为反应产生促进作用的过程。包括正强化和负强化。

02.018　泛化　generalization
通过选择性强化和消退习得对条件刺激及其类似（或相近）刺激做出相同或近似反应的过程。

02.019　分化　discrimination，differentiation
通过选择性强化和消退习得对条件刺激及其相近（或类似）刺激做出不同反应的过程。

02.020　实验性神经症　experimental neurosis

当刺激非常强烈、过分复杂或兴奋和抑制过程急剧变化时，中枢神经系统兴奋和抑制不协调，造成大脑功能混乱的临床表现。

02.021　消退　extinction
条件反射建立后，多次给予条件刺激，而不用非条件刺激强化，条件反射减弱，最后完全消失的过程。

02.022　自然恢复　spontaneous recovery
条件反射消退后，未经强化自动重新出现原条件反射的现象（消退抑制减弱或解除的过程）。

02.023　牵张反射　stretch reflex
骨骼肌受外力牵拉时，引起受牵拉的同一肌肉收缩的反射活动。包括腱反射和肌紧张。

02.024　腱反射　tendon reflex
快速牵拉肌腱时发生的牵张反射。

02.025　肌紧张　muscle tonus
缓慢持续牵拉肌肉（肌腱）所引起的牵张反射。表现为受牵拉的肌肉发生紧张性收缩，阻止被拉长。

02.026　环境刺激　environmental stimulus
环境中引起个体反应的刺激。能为人体感觉并引起组织细胞、器官或机体发生反应的内外环境变化。

02.027　行为反应　behavioral response
机体对内外环境刺激所做出的能动反应。

02.028　行为学习　behavioral learning
又称"学习行为"。在遗传因素的基础上、环境因素作用下，通过生活经验和学习获得的行为。

02.029　刺激　stimulus

机体、器官或细胞所处内外环境的变化。由任何能量形式理化因素的变化构成。

02.030　阈值　threshold
又称"临界值"。能够引起机体或组织反应的最小刺激强度。

02.031　反应　response
由刺激引起的机体、组织或细胞活动状态的变化。

02.032　小艾伯特实验　little Albert experiment
约翰·布罗德斯·华生（John Broadus Watson）和他的助手罗莎莉·雷纳（Rosalie Reina）1920年在约翰斯·霍普金斯大学进行的，以人（小艾伯特）作为受试者进行的关于恐惧形成的实验。目的是验证华生的行为学习理论。

02.033　频因律　law of frequency
刺激与反应之间形成联结的学习规律。在其他条件不变的情况下，某种行为练习次数越多，习惯形成就越迅速。练习的次数在习惯形成过程中发挥作用。

02.034　近因律　law of recency
当反应频繁发生时，最新近的反应比较早的反应更容易得到加强，最有效的反应总是最后一个反应的规律。

02.035　环境决定论　environmental determinism
认为人类的身心特征、民族特性、社会组织、文化发展等人文现象主要受自然环境，特别是气候条件支配的观点。是人地关系论的一种理论。

02.036　本能　instinct
个体本身固有的、与生俱来的能力。在适应

环境的进化过程中逐步形成并固化下来，通过遗传获得。

02.037 行为主义 behaviorism
西方现代心理学主要学术流派之一。主张摒弃意识、意象等主观意识，研究客观的、可观察到的行为。认为一切行为都是刺激与反应的联结，通过研究刺激与反应之间的规律性联系，达到预测和控制行为的目的。

02.038 操作性条件反射 operant conditioned reflex
通过操作得到强化而形成的反射。当某一行为反应出现时总能获得某种积极的结果，则个体逐渐学会对这种行为反应的操作。操作性强化的方法包括正强化、负强化、消退、惩罚。

02.039 操作性行为 operant behavior
没有可以察觉到的刺激，也不与任何特定刺激相联系，机体本身自发做出的行为反应。是操作性条件反射的研究对象。

02.040 操作反应 operant response
机体在无特殊刺激条件下自发产生的行为反应。

02.041 回避条件作用 avoidance conditioning
当厌恶刺激或不愉快情境预示出现，个体做出某种反应，以回避厌恶刺激或不愉快情境的过程。

02.042 回避行为 avoidance behavior
个体对厌恶刺激所表现的躲避反应。刺激出现时表现为规避式逃匿。

02.043 [工具]操作性条件作用 [instrumental] operant conditioning
又称"反应型条件作用（reactive conditio-

ning）"。在一定情境中，个体的某种反应强度的变化受到其反应结果控制的一种条件反应。由个体操作性行为形成。

02.044 正强化 positive reinforcement
在操作性条件反射中，个体通过某种操作性行为或反应，随后或同时得到奖励，从而使该操作性行为或反应的强度、概率或速度增加的过程。

02.045 负强化 negative reinforcement
在操作性条件反射中，个体通过某种操作性行为或反应，随后或同时某项厌恶刺激得到撤销，从而使该操作性行为或反应的强度、概率或速度增加的过程。

02.046 [工具]操作性习得行为 [instrumental] operant learned behavior
个体在工具操作条件作用学习过程中形成的行为。

02.047 社会认知学习 social cognitive learning
个体在一定社会条件和社会变量制约下的认识和学习。人的行为受外部和内部因素的双重影响，受自身生理状况、认知评价及周围环境因素，尤其是社会变量的制约，个人的认知因素有时是引起机体行为的决定性因素。阿尔伯特·班杜拉（Albert Bandura）创立了社会认知学习理论。

02.048 社会学习 social learning
人在社会环境中的观察、模仿和学习。阿尔伯特·班杜拉（Albert Bandura）认为任何一个社会团体都是用其认可的方式去引导其成员按照某种行为规范去行动。

02.049 行为矫正 behavior modification
通过行为分析、判断，针对性地实施某些方法或手段，帮助个体改变原有行为活动的过程。

02.050　交互抑制　reciprocal inhibition
在原先会引起适应不良行为的环境刺激下，诱导出与适应不良行为互不相容的、正常的适应性行为，以削弱或消除该刺激与适应不良反应之间的联系，缓解或消除该刺激所诱发的适应不良反应的作用。

02.051　系统脱敏　systematic desensitization
通过循序渐进地增加刺激程度，使个体逐步耐受和习惯原先引发不适应性反应的刺激，消除某种不适应性反应的方法。

02.052　内脏学习　visceral learning
通过特定的学习和训练，机体可以控制由自主神经支配的内脏器官活动的过程。

02.053　内脏生物反馈　visceral biofeedback
运用特定仪器将人们通常情况下不易觉察到的内脏生理活动记录、保存下来，转化为直观和容易理解的视觉与听觉反应，并反馈到控制系统的过程。

02.054　内脏活动中枢　visceral activity center
中枢神经系统中调节内脏活动的中枢结构。位于脊髓、脑干、下丘脑和大脑边缘叶等中枢部位。

02.055　愉快中枢　pleasure center
中枢神经系统（脑）中，与产生愉快情绪有关的部位。在动物实验中发现，对边缘系统的隔区和下丘脑施以弱电刺激能引起愉快的情绪。

02.056　饱中枢　satiety center
控制摄食活动的神经中枢之一。下丘脑腹内侧核区为饱中枢的主要核团，刺激哺乳动物该部位可引起饱感和拒食。

02.057　摄食中枢　feeding center
控制摄食行为，使摄食增多的神经中枢之一。下丘脑腹外侧核区为摄食中枢的主要核团，刺激哺乳动物该部位可引起摄食行为，使摄食增多。

02.058　怒叫中枢　angry center
位于猫中脑后腹部被盖侧核的后部，可引起动物怒叫和交感神经兴奋的躯体反应的神经中枢。

02.02　健康行为与行为改变理论

02.059　健康信念模型　health belief model, HBM
强调个体的心理过程，包括期望、思维、推理、信念等对行为发挥主导作用的理论。认为健康信念是人们接受劝导，改变不良行为，采纳健康促进行为的关键。

02.060　感知到的易感性　perceived susceptibility
个体认为不健康行为给其带来的总体危害，以及该行为导致自身出现疾病的概率和可能性。

02.061　感知到的威胁　perceived severity
个体认为不健康行为所导致的疾病会给其带来的身体、心理和社会危害的程度。

02.062　感知到的益处　perceived benefit
个体对改变不良行为所带来益处的认识、判断和评价。如维护健康或改善健康状况。

02.063　感知到的障碍　perceived barrier
个体感知到的行为转变可能带来身体、心理等方面的不良影响。当感知到的行为转变的益处大于害处或障碍时，行为转变成为可能；否则个体则可能依旧维持原有的不健康行为。

02.064　行为线索　behavior cue
又称"行动线索（action clue）"。引导行动采取适当方向的一种刺激。和内驱力相比，尚未达到使行动发展的强度。指导行为何时何地做出何种反应。

02.065　内驱力　internal drive
在需要基础上产生的一种内部唤醒状态或紧张状态。表现为推动机体活动，达到某种满足需要的内部动力。

02.066　行为分阶段转变理论模型　transtheo-retical model and stages of change
行为的变化是渐进、分阶段、螺旋式的复杂发展过程，行为依此螺旋前进式特点不断发展直至完成所有改变过程的理论模型。

02.067　前意向阶段　pre-contemplation stage, pre-intention stage
行为分阶段转变理论的第一阶段。人们没有改变行为的意向（通常指在未来6个月），个体尚未意识到不良行为所带来的危险，不想改变自己行为的阶段。

02.068　意向阶段　contemplation stage
行为分阶段转变理论的第二阶段。个体已经意识到问题的重要性，开始认真地思考改变自己行为的阶段。个体能够意识到改变行为的益处，同时也会意识到改变行为的代价。

02.069　准备阶段　preparation stage
行为分阶段转变理论的第三阶段。个体倾向于在近期采取行动（通常指在未来一个月内），开始计划、准备改变自己的行为，一些间断性的行为变化已经显露，但持续性的变化尚未出现的阶段。

02.070　行动阶段　action stage
行为分阶段转变理论的第四阶段。个体已经呈现出持续性行为变化的阶段。

02.071　维持阶段　maintenance stage
行为分阶段转变理论的第五阶段。个体新出现的行为持续6个月以上的阶段。

02.072　复返　return
个体行为返回到原来状态的现象。

02.073　特定行为　special behavior
相似或相同环境条件下，同一物种内绝大多数成员表现出特殊一致的行为模式。具有复杂性和刻板性。多在动物发育过程中自然发生。具有先天性和本能的特征，与其他动物的本能行为有明显区别。

02.074　诱惑抵御力　temptation resistance
在诱惑存在的情况下能遵守行为准则的能力。

02.075　阈刺激　threshold stimulus
相当于阈强度的刺激。大于或小于阈强度的刺激分别称为"阈上刺激（suprathreshold stimulation）"和"阈下刺激（subthreshold stimulation）"。

02.076　刺激控制　stimulus control
行为受环境刺激条件控制的程度。当个体学会对两个以上刺激中的每个刺激做出分化反应时，就辨别了两个以上的刺激，即处于刺激控制之下。

02.077　决策平衡　decision balance
个体对行为改变利益和代价的权衡。如果前者大于后者就会对行为改变有正强化作用。

02.078　理性行为理论　theory of reasoned action

又称"合理行为理论（rational behavior theory）"。强调认知因素在个体健康行为、道德行为和其他行为产生和改变中作用的理论。假定个体通常是理性决策，能系统运用有利信息，在决定是否采取行动前，首先考虑行动结果的意义。

02.079 行为意向 behavioral intention
影响行为发生转变的动机和意愿。是行为改变的直接决定力量，决定是否采取行动。受到行为信念、行为态度、个人规范、他人规范信念和顺从动机等多因素影响。

02.080 行为态度 behavior attitude
一种对行为结果好坏程度评估后的看法。受到规范信念的影响。如果个体感知到采取行为的结果是有利的，将对其产生积极态度；反之，就会产生消极态度。

02.081 个人规范 personal specification
一种对他人行为带来的压力感知，并受顺从性影响的规定、准则。如果他人（如亲朋好友等）认为改变行为有好的结果，个体会因满足他人的期望而受到激励，产生积极的个人规范；反之，产生消极的个人规范。

02.082 规范信念 normative belief
又称"准则信念"。个体感知到的重要他人（包括配偶、家人、同伴等）对其行为改变的认可和倾向程度。由标准信念和遵从动机两个成分构成。

02.083 标准信念 standard belief
个体感知到的重要他人对其行为改变的支持和期望程度。

02.084 遵从动机 compliance motivation
一种以符合他人要求或团体规定为目标的动机。表明个体对重要他人期望的遵从程度。

02.085 计划行为理论 theory of planned behavior
在合理行为理论的基础上增加影响行为意向的第三个因素，即感知到的行为控制形成理论。认为人的行为并不是百分之百地出于自愿，而是处于控制之下，人的行为是经过深思熟虑计划的结果。

02.086 行为控制 behavior control
对个体或群体行为的驾驭、操作。人的行为是对内外刺激的反应，控制刺激变量，可以驾驭人的反应行为。

02.087 行为实际控制 practical control of behavior
个体利用准备好的有利资源对行为的把持程度。与自我效能相近。

02.088 感知到的行为控制 perceived behavior control
对自己行为能力的感知，受到控制信念的影响，特别是对感知到的行为改变难度和把握性的调控方式。

02.03 认 知 理 论

02.089 认知 cognition
个体获取、加工、存储和使用信息过程的总称。

个体获取知识、应用知识，或者信息加工的过程。包括感觉、知觉、记忆、想象、思维和语言等。

02.090 认知过程 cognitive process

02.091 推理 reasoning

由若干已知的判断得出另一个新判断的思维形式。是借助已有的知识对事物进行间接认识的过程。所根据的判断是前提，根据前提所得到的判断是结论。

02.092　认知加工　cognitive processing
个体对信息进行接受、编码、操作、提取、利用的过程。

02.093　接受　accept
因喜好而接纳外界人和事物的一种心理行为。核心是价值观的认同。实现手段是信息的累积。

02.094　编码　code
将获取的信息从一种形式或格式转换为另一种形式或格式的过程。能使信息被更有效地加工和传递。

02.095　操作　operation
按照一定的程序和技术要求进行的行为活动。

02.096　提取　extract
按编码线索等检索、获得回忆（再现、再认）的过程。

02.097　利用　use
（1）使事物或人发挥作用。（2）使人或事物为自己服务，发挥效用。

02.098　理性情绪行为治疗理论　rational emotive behavioral therapy theory
强调个人的不合理信念对其情绪和行为的影响，运用认知技术、情绪技术和行为技术改变不合理信念，消除情绪和行为问题，以达到个体无条件接纳自我的治疗目标的理论。由美国心理学家阿尔伯特·艾利斯（Albert Ellis）首创。

02.099　情绪 ABC 理论　theory of ABC, ABC theory of emotion
阿尔伯特·艾利斯（Albert Ellis）理性情绪行为治疗理论的核心学说。A指诱发性事件；B指个体对这一事件的看法、解释、评价和信念；C指特定情景下，个体的情绪及行为的结果。人的情绪及行为（C）不是由某一诱发性事件（A）所导致的，而是由经历了这一事件的人对该事件的解释和评价（B）所引起的。

02.100　不合理信念　irrational belief
又称"非理性信念"。个体内心不现实、不合逻辑、站不住脚的信念。是绝对化、过分概括化、极端化的思想认识。

02.101　绝对化要求　absolute requirement
以自己的意愿为出发点，认为某一事物必定会发生或不会发生的信念。通常与"必须""应该"一类词联系在一起。

02.102　以偏概全　take a part for the whole
以片面的观点看待整体问题。以某一件或某几件事来评价自身或他人的整体价值。是一种不合理的思维方式。

02.103　糟糕至极　awfulizing
把事物的可能后果想象、推论到非常可怕、非常糟糕，甚至是灾难性结果的非理性信念。

02.104　贝克认知理论　Beck's cognitive theory
心理障碍常常与特殊的、歪曲的思考方式有关，治疗者应该着重帮助患者解除歪曲的假想，并学会用更现实的方法去思维。由美国学者亚伦·特姆金·贝克（Aaron Temkin Beck）提出的认知理论。

02.105　特征性逻辑错误　characteristic logical error
思维过程中独特的因违反逻辑规律和逻辑规则要求而产生的错误。是存在情绪困扰的人以自我贬低的方式来扭曲客观事物的现象。

02.106 负性自动思维 negative automatic thought
又称"负性自动想法"。人们在许多判断和推理过程中出现的一些模糊、自动和消极的负性思维。

02.107 功能失调性假设 dysfunctional hypothesis
个体自童年开始建立起来的一种相对稳定地看待世界（人、事件、环境），倾向于采用消极、失调性认知事物的方式、态度、信念和假设。处于人格深层，不易被个体察觉，在特定事件触发下会被激活。

02.108 认知曲解 cognitive distortion
认知中存在的错误、不合理、片面或偏执的成分。可分为任意推断、选择性概括、过度泛化、过度夸大与过度缩小、个人化、贴"标签"和绝对性思考。

02.109 任意推断 arbitrary inference
不经严格推理，在缺乏事实依据的情况下，草率地得出结论。

02.110 选择性概括 selective abstraction
仅根据个别细节或选取局部、特定事例，忽视整体而做出结论。

02.111 过度泛化 over generalization
在单一事件的基础上做出关于能力、操作或价值的普遍性结论，或在一个微小失误的基础上，得出关系整体价值的结论。

02.112 过度夸大 magnification
极度放大失误或缺陷的严重性。

02.113 过度缩小 minimization，over shrink
过分贬低或轻视成绩或优点。

02.114 个人化 personalization
把自己当作整个世界，认为世界上的一切或多或少地都和自己有关。

02.115 绝对性思考 dichotomous thinking
思考或解释事物时采用"全"或"无"的方式，非此即彼，或用"不是……就是……"的方式极端地分类。

02.116 选择性消极注视 selective catastrophizing
选择并关注自己"负面"、低落的细节，而忽略其他方面，致使整个情绪染上悲观色彩。

02.117 情绪[化]推理 emotional reasoning
一种以情绪为基础的主观认识过程。根据自己的情绪推断事情的是非曲直，感觉强烈地认为某事合乎现实，无视或轻视相反的证据。

02.118 "应该"倾向 should statement，should be inclined
经常性用"应该"或"必须"等条款要求自己和别人。

02.119 贴"标签" labeling，mislabeling
将问题贴上一个"标示""标志"，固定化认定和归类人或物，从而产生一种固有的思维和行为方式。

02.04　人本主义理论

02.120 人本主义理论 humanistic theory
美国心理学家亚伯拉罕·哈罗德·马斯洛（Abraham Harold Maslow）创立的心理学学说。强调人的尊严、价值、创造力和自我实现，从人的本性出发，把人类本性的自我实现归结为潜能的发挥。反对将人的心理低俗化、动物化的假设。

02.121 需求层次理论 need-hierarchy theory
又称"马斯洛需要层次理论"。亚伯拉罕·哈罗德·马斯洛（Abraham Harold Maslow）认为，人类行为的内在力量是动机，动机是由多种不同性质的需要所组成的。他把人的需要分为两大类、七个层次：基本需求的生理需要、安全需要、爱与归属需要、尊重需要；成长需求的认知需要、审美需要、自我实现需要。

02.122 生理需要 physiological need
人类维持生存及延续种族最原始、最基本的需求。如摄食、御寒、睡眠等。

02.123 安全需要 safety need
人类受到保护与免于遭受威胁、获得安全的需求。如社会环境安全、生命和财产安全、生活有保障等。

02.124 爱与归属需要 love and belonging-ness need
个体要求与他人建立情感和友好和谐的联系，融入某一群体并在群体中有地位的需求。

02.125 尊重需要 self-esteem need
个体自尊、自重、被他人尊敬的需求。包括"内部尊重（internal respect）"和"外部尊重（external respect）"。

02.126 认知需要 cognitive need
个体对事物的认识、追求和了解的内在动力。如求知欲、好奇心等。

02.127 审美需要 aesthetic need
人对美的生理、心理、精神的需求和欲望。是对美好事物欣赏并希望周围事物有秩序、有结构、顺自然、循真理的心理需求和心灵感受。

02.128 自我实现需要 self-actualization need
个体向上发展，充分运用自身才能、品质和能力，实现个人抱负和理想的需求。亚伯拉罕·哈罗德·马斯洛（Abraham Harold Maslow）认为这是人类最高层次的需要。

02.129 自我实现理论 self-actualization theory
亚伯拉罕·哈罗德·马斯洛（Abraham Harold Maslow）提出的一种自我发展理论。认为自我实现是一个连续不断的发展过程，在心理上表现为一种高峰体验。包含自我实现的本质、类型，自我实现者的特征和自我实现的途径等。

02.130 高峰体验 peak experience
又称"顶峰体验"。人们在追求自我实现过程中，基本需求满足后，个体获得最高程度的认同，最接近真正的自我，达到了自己独一无二的人格或特质的顶点，潜能发挥到最大限度的一种状态。

02.131 以人为中心理论 people-centered theory
美国心理学家卡尔·兰塞姆·罗杰斯（Carl Ransom Rogers）在心理治疗实践和研究基础上，逐步形成的治疗理论。认为人的本质是可信赖的，具有不需要外部干预就能够了解并解决自身困扰的潜能。人是可以自我成长和自我实现的。

02.132 人性观 viewpoint of humanity
（1）在一定社会制度和历史条件下，个体形成的关于人本性的见解和观念。（2）罗杰斯的人性观认为人类本性中固有完善、善良、自我实现等积极方面，人是一种"正在成长过程中的存在"。

02.133 实现倾向 actualization tendency
机体具有的一种天生的自我实现的动机和倾向。是一种独立的、基本的动因。目的是为机体生存或提升而发展能力。

02.134 自我理论 self theory
卡尔·兰塞姆·罗杰斯（Carl Ransom Rogers）关于自我的本质、发展和作用的学说。认为自我是人格形成、发展和改变的基础，是人格能否正常发展的重要标志。主要包括主体自我、客体自我、自我和谐、自我实现倾向及无条件积极尊重。

02.135 主体自我 subjective self
人的行为和心理经验的主体。

02.136 客体自我 object self
又称"自我概念（self-concept）"。个体对其体验的总体知觉和认识。是自我知觉和自我评价的统一体。包括对自己身份的界定、对自我能力的认识、对自己的人际关系及自己与环境关系的认识。

02.137 经验 experience
（1）由实践得来的知识或技能。（2）个体在某一时刻所具有的主观精神世界。是一种对客观事物和可以意识到的机体内部过程的态度。是"自我实现理论"的概念之一。

02.138 教养 nurture
行为方式中的道德修养状况。在后天环境中习得养成。

02.05 中医行为医学思想

02.139 治未病 preventive treatment of disease
采取相应的措施，防止疾病的发生和发展。包括未病先防、既病防变、愈后防复三大主题。

02.140 未病先防 preventing illness before illness onset
在未发生疾病之前，采取各种有效措施，做好预防工作，防止疾病发生，重在养生。

02.141 天人合一观 harmony between human and nature
人只有适应大自然的变化，与大自然融为一体，和谐相处，才能保持健康的观念。人与大自然是相互包容、相互联系和相互协调的一体化关系。

02.142 五禽戏 wuqinxi
依据中医学阴阳五行、脏象、经络、气血运行规律，用虎、鹿、猿、熊、鸟等动物形象和动作创编的仿生类健身功法。

02.143 八段锦 baduanjin
一套独特而完整的健身功法。分为八段，每段一个动作，古人把一套动作比喻为"锦"，意为五颜六色，美而华贵，因此得名。现代的八段锦为健身气功之一，注重"意""气""形"的综合锻炼。

02.144 易筋经 yijinjing
一种以强壮筋骨为目的的中国古代健身方法。强调对肢体，尤其是脊柱的屈伸、扭转和牵拉，增强对机体的调节。

02.145 六字诀 liuzijue
以呼吸吐纳为主要手段的传统健身方法。通过呬、呵、呼、嘘、吹、嘻六个字的不同发音口型，唇齿喉舌的用力不同，牵动不同脏腑经络气血的运行。

02.146 祝由疗法 Zhuyou therapy
祝说病之缘由，分析病因，究其实质。通过解说分析疾病的起因，加以明言开导和行为引导，解除或减轻患者的心理压力，调整情绪行为，达到治疗疾病的目的。

02.147 七情 seven emotions
喜、怒、忧、思、悲、恐、惊七种情志活动。

是人的精神意识对外界事物的反应。作为病因是指这些活动过于强烈、持久或失调，引起脏腑气血功能失调而致病。

02.148 五志 five minds
喜、怒、思、忧、恐五种情志活动。中医认为情志的变动和五脏的功能有关，心志为喜，肝志为怒，脾志为思，肺志为忧，肾志为恐。

03. 行为的生物学基础

03.01 生理学基础

03.01.01 神经生理学

03.001 神经生理学 neurophysiology
以神经系统为研究对象并系统阐述其功能和机制的学科。

03.002 神经元 neuron
神经组织的基本结构和功能单位。一种高度分化的细胞。

03.003 神经纤维 nerve fiber
神经元上细长如纤维的突起部分。由神经元的长轴突及包绕在其外面的神经胶质细胞构成。

03.004 有髓神经纤维 myelinated nerve fiber
有髓鞘包绕的神经纤维。由内向外分别由轴突、髓鞘和施万鞘（神经膜）三部分构成。

03.005 无髓神经纤维 non-myelinated nerve fiber
无髓鞘包绕的神经纤维。由神经轴突构成，轴突外面直接由神经膜包绕。

03.006 局部回路神经元 local circuit neuron
在中枢神经系统中，存在大量短轴突和无轴突的神经元，其轴突和树突不能投射到远隔部位，仅在某一中枢内部起联系作用，由这些神经元构成局部神经元回路。

03.007 局部神经元回路 local neuronal circuit
由局部回路神经元及其突起构成的神经元间相互作用的联系通路。可以由几个局部回路神经元或一个局部回路神经元构成，也可由局部回路神经元的一个树突或树突的某一部分构成。

03.008 神经胶质细胞 neuroglial cell
一类广泛分布于中枢和周围神经系统中的支持细胞。包括中枢神经系统中的少突胶质细胞、星形胶质细胞及周围神经系统中的神经膜细胞等。

03.009 星形胶质细胞 astrocyte
中枢神经系统中体积最大、数量最多的一种

神经胶质细胞。有许多突起，呈星状。脑稳态系统的主要成分，参与形成神经元–胶质细胞–血管单位的构成。

03.010　少突胶质细胞　oligodendrocyte
一种中枢神经胶质细胞。细胞体积小，胞质很少，有少数突起，突起短、分支少。包绕轴突形成髓鞘，具有绝缘等作用。

03.011　小胶质细胞　microglia
中枢神经系统中最小的一种神经胶质细胞。胞体细长或椭圆，突起细长有分支，表面有许多小棘突，具有吞噬能力。

03.012　施万细胞　Schwann cell
又称"神经膜细胞（neurilemmal cell）"。属于神经胶质细胞的一种。能形成周围神经纤维髓鞘和神经膜。功能活跃，可分泌多种生物活性物质，发挥神经纤维的绝缘作用，参与维持神经纤维的存活、生长及再生过程等。

03.013　神经电生理学　neuroelectrophysiology
用电生理仪器、微电极、电压钳及膜片钳技术等记录或测定整体动物或离体神经组织、神经元细胞膜离子通道等的电位改变、传导速度和离子通道功能活动及其规律的学科。

03.014　离子通道　ion channel
细胞膜上能够调控和转运特异离子穿膜的通道。属于穿膜的整合蛋白质，供离子顺电化学梯度穿过脂质双层。

03.015　离子泵　ion pump
一类具有腺苷三磷酸水解酶功能，并能利用腺苷三磷酸水解释放的能量将离子逆电化学梯度运输的膜载体蛋白。

03.016　钠钾腺苷三磷酸酶　sodium-potassium

dependent adenosine triphosphate enzyme
又称"钠钾ATP酶（sodium-potassium ATP enzyme）""钠钾泵（sodium-potassium pump）"。利用腺苷三磷酸水解释放的能量，把Na^+泵出，同时把K^+泵入细胞内的一种蛋白酶。存在于动物细胞质膜上，是维持细胞膜电位的重要装置。

03.017　静息电位　resting potential
静息状态下，存在于细胞膜内外两侧的电位差。

03.018　动作电位　action potential，AP
可兴奋组织或细胞受到阈上刺激时，在静息电位基础上发生的快速、可逆转、可传播的细胞膜两侧的电位变化。

03.019　转运体　transporter
介导分子或离子转运跨过生物膜的物质。通常是蛋白质或酶。在每个转运循环过程中以特定的化学剂量与被作用的物质相互作用。

03.020　同向转运体　symporter
将两种溶质以相同方向穿膜运输的载体膜蛋白。

03.021　神经冲动　nerve impulse
沿神经纤维或神经细胞膜传播的动作电位。

03.022　突触传递　synaptic transmission
神经元与神经元之间或神经元的轴突与靶器官、靶细胞之间，通过神经递质或电流媒介传导信息的过程。

03.023　突触　synapse
神经元之间或神经元与效应器细胞之间一种特化的细胞连接结构。用于传递信息的部位。由突触前膜、突触间隙和突触后膜三部分组成。

03.024 突触小体 synaptosome
在突触结构中神经元轴突末端膨大部分形成的结构。与其他神经元的胞体或者树突的膜共同构成突触。

03.025 树突 dendrite
由神经元胞体发出的一至多个突起。呈放射状，胞体起始部分较粗，经反复分支而变细，形如树枝状。具有接受刺激并将冲动传向胞体的功能。

03.026 轴突 axon
从神经元胞体发出的较大较长的突起。长短与神经元的种类有关，主要功能是传导神经冲动。

03.027 轴浆运输 axoplasmic transport
神经元通过神经纤维将大分子物质和细胞器顺向从胞体运输到神经末梢，或逆行把末梢吸收的物质运输到胞体的过程。

03.028 电突触 electrical synapse
由两个细胞之间的缝隙连接构成，以电流形式传递信息的突触。

03.029 化学突触 chemical synapse
由突触前细胞借助化学信号，将信息传送到突触后细胞的突触结构。

03.030 突触后电位 postsynaptic potential
由神经递质诱发突触后膜产生的电位变化。具有局部电位的性质。包括兴奋性突触后电位和抑制性突触后电位。

03.031 兴奋性突触后电位 excitatory postsynaptic potential，EPSP
突触前膜释放兴奋性神经递质，与突触后膜上的受体结合，使突触后膜产生的去极化电位变化。

03.032 抑制性突触后电位 inhibitory postsynaptic potential，IPSP
突触前膜释放抑制性神经递质，与突触后膜上的受体结合，使突触后膜产生的超极化电位变化。

03.033 突触后抑制 postsynaptic inhibition
神经元兴奋导致抑制性中间神经元释放抑制性神经递质，作用于突触后膜上的特异性受体，产生抑制性突触后电位，使突触后神经元抑制的现象。

03.034 突触前抑制 presynaptic inhibition
通过突触前轴突末梢兴奋抑制另一个突触前膜的递质释放，从而使突触后神经元兴奋性降低，引起突触后神经元抑制的现象。

03.035 突触可塑性 synaptic plasticity
突触的形态和功能可以发生较持久改变的特性或现象。

03.036 强直后增强 post-tetanic potentiation
（1）强直刺激后骨骼肌神经–肌肉接头的终板电位增大（可持续数分钟）的现象。
（2）重复刺激突触前神经元，使突触后电位强度短暂性发生变化（增强）的现象。

03.037 习惯化 habituation
重复给予较温和刺激时，突触对刺激的反应逐渐减弱甚至消失的可塑性表现。是突触前末梢膜钙通道逐渐失活，钙离子内流减少，末梢递质释放减少所致。

03.038 敏感化 sensitization
重复出现较强的刺激，尤其是伤害性刺激时，突触对刺激的反应性增强的现象。是由突触前末梢膜钙通道开放时间延长，钙离子内流增多，致递质释放增多引起的。

03.039　长时程增强　long-term potentiation，LTP

突触前神经元在短时间内受到快速重复刺激后，在突触后神经元快速形成持续较长时间的兴奋性突触后电位增强的现象。

03.040　长时程抑制　long-term depression，LTD

又称"长时程压抑"。较长时间的低频刺激后，突触传递效率长时间降低的现象。

03.041　神经递质　neurotransmitter

由神经元合成并在末梢处释放的一类生物活性物质。特异性地作用于突触后神经元或效应器细胞膜受体，完成信息传递功能。

03.042　神经调质　neuromodulator

由神经元合成并释放，作用于特定受体，对递质信息传递发挥调控作用的化学物质。并没有直接传递信息的作用。

03.043　递质共存　neurotransmitter co-existence

一个神经元内存在两种或两种以上递质（包括调质）的现象。

03.044　神经肽　neuropeptide

分布于神经系统、发挥信息传递或调控信息传递效率的肽类活性物质。

03.045　脑−肠肽　brain-gut peptide

在胃肠道和神经系统双重分布、具有生物活性的肽类物质。

03.046　配体　ligand

对受体具有识别能力，并能够与受体发生特异性结合的活性物质。

03.047　受体　receptor

细胞表面或细胞内能特异性识别生物活性物质（配体）并与之结合，进而产生生物学效应的蛋白质。

03.048　反射　reflex

在中枢神经系统参与下，机体对内外环境刺激产生的规律性应答反应。

03.049　反射弧　reflex arc

实现反射活动的结构基础。典型的结构包括感受器、传入神经、中间神经元、传出神经和效应器。

03.050　感受器　sensory receptor，susceptor

分布在体表或组织内部，反射弧中感受机体内外环境变化的组织结构或装置。

03.051　传入神经元　afferent neuron

反射弧中的感觉神经元。从感受器到中枢神经系统的传入通路。

03.052　中间神经元　interneuron

反射弧中处于传入神经元和传出神经元之间，且胞体位于中枢神经系统的神经元。接受传入神经元传来的神经冲动，将信号整合后再将冲动传递到运动（传出）神经元。

03.053　传出神经元　efferent neuron

从中间神经元到效应器的传出神经通路。

03.054　效应器　effector

机体外周产生效应的组织或器官。如肌肉或腺体。

03.055　单突触反射　monosynaptic reflex

传入冲动在中枢只经过一次突触传递即转变成传出冲动至效应器而实现的反射活动。

03.056　多突触反射　polysynaptic reflex

由传入神经元、中间神经元、传出神经元组

成的，通过多个突触传递完成的反射。

03.057　突触后易化　postsynaptic facilitation
突触后膜去极化，使膜电位接近阈电位水平，表现为兴奋性突触后电位的总和的现象。

03.058　突触前易化　presynaptic facilitation
由相继的神经冲动触发突触前末梢递质释放量增加，导致兴奋性突触后电位幅值加大，使突触后神经元的兴奋性升高的现象。

03.059　生理功能调节　physiological function regulation
个体为维持机体内环境稳态和应对外界环境变化对机体各部分功能活动及生物体进行的有效调节和控制。

03.060　神经调节　nervous regulation
机体通过神经系统的各种活动实现的调控。是机体功能调节的主要方式。特点是反应速度快、作用持续时间短、作用部位准确。

03.061　体液调节　humoral regulation
体液中某些化学性物质对组织、器官、细胞功能活动进行的调控。特点是作用缓慢、持续时间长、作用部位广泛。

03.062　自身调节　autoregulation
机体内外环境变化时，器官、组织、细胞不依赖于神经调节或体液调节产生的局部调控性反应。特点是调控幅度小、灵敏度低、范围局限。

03.063　行为调节　behavioral regulation
通过行为活动或行为方式的变化，调控机体生理功能活动和活动规律的调节方式。包括本能行为调节和习得行为调节。

03.064　本能行为调节　instinct behavior regu-lation
个体通过生来固有的一些行为，调控机体功能活动。在适当条件下，通过神经调节或激素调节可以表现出来。

03.065　习得行为调节　learned behavior regulation
个体经过后天经验学习或条件刺激而建立起的习得行为对机体功能活动的调控。

03.066　免疫调节　immune regulation
内外环境变化时，通过免疫系统完成的机体功能调节。包括免疫自身调节、整体调节和群体调节。

03.067　生理功能调控　control of physiological function regulation
机体对内外环境变化做出适应性反应的过程。

03.068　非自动控制系统　non-automatic control system
受控制部分不能反过来影响和调控控制部分的单方向的开环系统。一种工程控制理论。

03.069　自动控制系统　automatic control system
由被控对象和控制装置所组成，能够对被控对象的工作状态进行反馈，实现自动控制的系统。

03.070　反馈　feedback
系统输出信息作用于被控对象后，受控部分反过来影响控制部分活动的过程。

03.071　负反馈　negative feedback
受控部分发生的反馈信息，抑制或减弱控制部分的活动，最终使受控部分的活动朝着与原来活动相反方向改变的现象。

03.072　正反馈　positive feedback

受控部分发生的反馈信息，促进或加强控制部分的活动，最终使受控部分的活动朝着原先活动相同方向改变的现象。

03.073　前馈　feed forward

反馈调节系统中，在控制部分向受控部分发出信息的同时，通过监测装置对控制部分直接调控的现象。使受控部分的活动更加准确、及时、适度，具有一定的预见性。

03.01.02　本能行为

03.074　本能行为　instinctive behavior
通过遗传获得，先天且以一定时序出现的活动。是种系进化过程中逐步形成并巩固下来的一系列非条件反射活动。

03.075　摄食行为　feeding behavior
个体搜寻食物并发动进食活动的外在行为表现。既是一种生理活动，又包含心理因素。如吮乳、摄食、饮水等。

03.076　防御行为　defense behavior
机体对付外来侵略、保护自身安全，或对本族群其他个体发出警戒而产生的行为。

03.077　攻击[性]行为　aggressive behavior
以威吓和伤害其他个体身体或心理为目的，且对方不愿接受的行为。

03.078　睡眠　sleep
人或动物周期性出现的自发、可逆的静息状态。表现为机体对外界刺激反应性降低和意识暂时中断。抑制过程在大脑皮质逐渐扩展，逐渐到达皮质下各神经中枢。是一种机体必需的生理现象。有助于精力和体力的恢复。

03.079　睡眠周期　sleep cycle
睡眠存在的生物节律。包括慢波睡眠和快波睡眠。国际睡眠医学会将睡眠分为5个阶段：入睡期、浅睡期、熟睡期、深睡期和快波动睡眠。

03.080　入睡期　drowsy state
睡眠的第一个阶段。睡眠开始启动，有昏昏欲睡的感觉。此时脑电波开始变化，频率渐缓，振幅渐小。

03.081　浅睡期　light sleep
睡眠的第二个阶段。正式睡眠的开始，属于浅睡阶段。脑电波渐呈不规律进行，频率忽高忽低、振幅忽大忽小，偶尔会出现高频、大波幅脑电波。

03.082　熟睡期　sleeping period
睡眠的第三个阶段。睡眠进入沉睡阶段，受试者不易被叫醒。

03.083　深睡期　deep sleep
睡眠的第四个阶段。深度睡眠的一部分，占整个睡眠时间的25%左右。脑电波向快速眼动睡眠过渡。

03.084　快速眼动睡眠　rapid eye movement sleep，REM sleep
又称"快波睡眠（fast wave sleep，FWS）"。睡眠的第五个阶段。脑电波呈现去同步化快波的时相。躯体表现可以有抽动、眼球快速运动、血压升高、心率加速等。

03.085　非快速眼动睡眠　non-rapid eye movement sleep，NREM sleep
又称"慢波睡眠（slow wave sleep，SWS）"。属于睡眠的熟睡期和深睡期。脑电波呈现同步化慢波的时相。躯体感觉和骨骼肌反射等减弱且稳定。

03.086　睡眠剥夺　sleep deprivation
因环境或自身的原因丧失所需要睡眠的过程和状态。可引起情绪变化、疲劳等一系列生理、心理和行为变化。

03.087　觉醒　arousal
与"睡眠"相对应的清醒状态。机体清醒状态下才能进行各种脑力和体力活动。包括行为觉醒和脑电觉醒两部分。

03.088　觉醒水平　arousal level
由睡眠到兴奋觉醒的程度。脑电波呈现去同步化状态、机体表现为清醒状态的水准。

03.089　皮质觉醒　cortical arousal
大脑皮质呈现去同步化的快波状态。

03.090　皮质下觉醒　subcortical arousal
大脑皮质以下各神经中枢呈去同步化的快波状态。

03.091　行为觉醒　behavioral arousal
机体表现出对环境突然改变有探究行为的状态。

03.092　脑电觉醒　electroencephalographic arousal
机体脑电波呈去同步化快波，但机体不一定有探究行为的状态。

03.093　性行为　sexual behavior
为满足性欲和获得性快感出现的动作与活动。

03.094　性别　gender
雌雄异体多细胞生物的生殖类型。人类指男女两性的区别。

03.095　性成熟　sexual maturity
生殖器官形态和功能发育成熟的状态。包括第二性征发育成熟，且具备正常生育能力。

03.096　性周期　sexual cycle
雌性哺乳动物自初情期到性功能衰退的生命阶段中，性行为及生殖系统结构和功能发生的规律性、重复性变化。

03.097　性交　coitus
将勃起状态的阴茎插入阴道，双方的生殖器官由于互相运动摩擦受到持续不断的刺激，在躯体上和心理上达到性高潮、获得性满足的过程。

03.098　性反应周期　sexual response cycle
从开始性唤起到性高潮，再从性高潮回复到初始生理状态的过程中，生殖器和身体其他方面所经过的一系列周期性变化。一般经过兴奋期、持续期、高潮期和消退期四个阶段。

03.099　性兴奋期　sexual excitation period
性交过程中性欲被唤起，身体开始呈现紧张，精神亢奋，心理处于激动状态的短促阶段。以男性阴茎勃起、女性阴道润滑为特点。

03.100　性持续期　sexual plateau period
在性兴奋期之后，性紧张度持续稳定在较高水平的一个阶段。

03.101　性高潮期　sexual orgasm period
性交过程中，性反应逐渐升高到达顶点时爆发的极度愉悦的身心感受时期。通常女性会有子宫、阴道、会阴部肌肉突然不自主的节律性收缩，男性会有射精、面红、抽搐等生理表现。

03.102　性消退期　sexual resolution period
性高潮过后至身体和情绪均恢复平静的过程。

03.103　性不应期　sexual refractory period
一次性交结束到身体状态又可开始下一次性交之前必须间隔的时间。

03.104　勃起　erection
阴茎、阴蒂或乳头膨胀变硬的状态和过程。

03.105　阴茎勃起　penile erection
阴茎的血流量增多、海绵体血窦膨胀使阴茎体积增大，将阴茎撑起令其变硬变长的现象。

03.106　阴蒂勃起　clitoral erection
阴蒂海绵体充血膨大的现象。是女性性兴奋的特征之一。

03.107　射精　ejaculation
男性性高潮时精液经尿道射出体外的过程。

03.108　性意识　sexual awareness, sexual consciousness
能引发性欲和性唤起的神经反射。影响性意识的因素有生物、情感、生理或者精神方面。

03.109　性认知　sexual cognition
个体对性、性别、性行为的看法、认识和意识。

03.110　性别识别　gender classification
确定自己性别属性和确立性别身份后进入各自性角色的过程。

03.111　性[别]角色　gender role, sex role
个体基于性别差异形成的不同心理特点或行为模式。

03.112　性教育　sex education
有关性的教育。包括生理、心理、社会等层面的指导、培育。

03.113　学习　learning
（1）从模仿、阅读、研究、生活实践中获得知识、技能和经验的过程。（2）从外界环境获取新信息的过程。

03.114　联合型学习　associative learning
两种刺激或一种刺激与一种行为之间在时间上非常接近地重复发生，在脑内逐步形成联系的过程。

03.115　非联合型学习　nonassociative learning
不需要两种刺激与反应之间建立联系，只要单一刺激的重复进行就可以产生的学习形式。

03.116　短时程记忆　short-term memory
外界信息短暂地进入脑内，在大脑感觉区储存时间很短的记忆形式。包括感觉记忆和第一级记忆。

03.117　感觉记忆　sensory memory
又称"瞬时记忆（immediate memory）"。刺激作用于感觉器官产生的一种短暂记忆或信息痕迹。特点是信息容量大、处于未经加工的原始状态、保持时间短。

03.118　第一级记忆　primary memory
又称"初级记忆"。经过处理后的感觉记忆。大脑把那些不连续的、先后进入的信息整合成新的连续的记忆形式。

03.119　长时程记忆　long-term memory
在第一级记忆基础上，通过反复运用、强化后可转入第二级记忆和第三级记忆的记忆形式。

03.120　第二级记忆　secondary memory
又称"次级记忆""中时程记忆（medium-term memory）"。信号在第一级记忆基础上，进一步反复学习运用，信息在第一级记忆中循环的记忆形式。延长记忆的时间可达几分钟到几年。

03.121　第三级记忆　tertiary memory
又称"永久记忆（permanent memory）"。信息在第二级记忆基础上排除干扰或长年应用的记忆"痕迹"，永久保持、终生不忘的记忆形式。

03.122　工作记忆　working memory
一种对信息暂时加工和存储容量有限的记忆系统。属于临时存储和操作信息的认知结构和过程。从外界接受或从长时程记忆中提取并进行操作。

03.123　假怒　sham rage
从间脑水平去除动物大脑皮质后，动物自发产生或给予轻微刺激产生的表现。如张牙舞爪、竖毛、摆尾、瞳孔散大等。

03.124　恐惧　fear
在真实或臆想的危险情境面前产生的一种企图摆脱而又无能为力的恐怖、害怕、强烈压抑的情感体验。既可表现为个人的心理，又可表现为社会集团心理或整个社会意识。

03.125　愤怒　rage
因嫉妒不满而产生的一种紧张、不愉快的情绪反应。

03.126　高兴　happy
令人感到快乐、愉快而兴奋的情绪。

03.127　生物节律　biorhythm
机体内各种生理、心理活动按一定时间顺序发生的周期性变化。

03.128　生物钟　biological clock
生物体内一种无形的"时钟"，是生物体生命活动的内在节律性。由生物体内在的时间结构序所决定。

03.129　昼夜节律　diurnal rhythm，day-night rhythm
又称"日节律（circadian rhythm）"。多种生理、心理活动以24小时为周期的节律性变化。

03.130　老化　aging
生物体衰老变化的过程。指在生命过程中随年龄增长产生削弱机体适应能力的生物过程的总和，也指器官、组织和细胞由幼嫩到衰老在形态和功能上的衰变。

03.131　衰老　senescence，senility
人体随着年龄的增长，形态结构、生理功能和心理适应能力出现的一系列退行性变化。包括"生理性衰老（physiological senility）"和"病理性衰老（pathological senility）"。

03.132　习服　acclimatization
机体为适应新环境（如高温、低氧、失重、高压等）产生的一系列适应性改变。

03.133　温度习服　thermal acclimatization
个体对于外部生存环境温度的一种习得性适应。是机体内部结构和功能为顺应环境温度而发生的一系列变化。

03.134　热习服　heat acclimatization
个体长时间生活或工作在高温环境中对高温环境的习惯与适应。

03.135　冷习服　cold acclimatization
个体长时间生活或工作在低温环境后对低温环境的习惯与适应。

03.136　群体行为　group behavior
团体行为的一种特殊形式。为实现某个特定的目标，由两个或更多相互影响、相互依赖的个体组成人群集合体共同的行为。

03.137　社会规则　social rule
又称"社会规范（social norm）"。特定情境下某一群体成员广泛认可的行为标准。

03.138　社会角色　social role
在社会系统中与一定社会位置相关联的、符合社会要求的一套个人行为模式。是个体在社会群体中被赋予的身份及该身份应发挥的功能。

03.139　社会地位　social status
（1）社会成员在社会系统中所处的位置。（2）社会等级制度或分层制度中的排列位置、权力、职业、财富等的象征。

03.140　社会助长　social facilitation
（1）同他人共同活动时活动效率的提高。为共同活动效应。（2）当他人在场旁观时活动效率的提高。为观众效应。

03.141　社会懈怠　social loafing
个体作为群体中的一员参与群体活动时，会降低自己的努力和表现水平，个体所付出的努力比单独完成时偏少的现象。

03.142　个性化　individualization
在大众化基础上增加的独特、另类、独具一格，拥有自身特质，与众不同的特性。

03.143　去个性化　deindividualization
群体中个人丧失其同一性和责任感的一种现象。导致个人做出在正常单独条件下不会做的事情。

03.144　拥挤　crowding
（1）由高密度引起的一种消极反应。（2）空间相对小而人或物体相对较多。

03.145　社会密度　social density
在一定空间范围内同种生物个体同时生活着的个体数量。

03.02　遗传学基础

03.02.01　遗　传　学

03.146　遗传学　genetics
研究基因的结构、功能、变异、传递和表达规律的学科。

03.147　遗传　heredity，inheritance
性状由亲代向子代传递的现象或过程。

03.148　变异　variation
亲代与子代间或群体内不同个体间基因型或表型的差异。

03.149　数量遗传学　quantitative genetics
采用生物统计学和数学分析方法研究生物体数量性状遗传规律的学科。是遗传学的一个分支。

03.150　遗传率　heritability
在数量性状由亲代向子代传递过程中，可以遗传并予以固定的部分。数量遗传的基本参数之一。分为广义遗传率和狭义遗传率。

03.151　广义遗传率　broad heritability，broad-

sense heritability, heritability in the broad sense

又称"遗传决定系数（coefficient of genetic determination）"。群体中某数量性状的遗传方差在表型方差（总方差）中所占的比率。

03.152 狭义遗传率 narrow heritability, narrow-sense heritability, heritability in the narrow sense

群体中某数量性状的加性遗传方差在表型方差中所占的比率。

03.153 遗传差异 genetic difference

由遗传基因引起的个体生理、心理差别。

03.154 重复率 repeatability

衡量一个数量性状在同一个体多次度量值之间相关程度的遗传参数。

03.155 遗传相关 genetic correlation

群体中不同性状育种值之间的相关。

03.156 遗传进度 genetic progress

又称"遗传获得量（genetic gain）"。通过选择获得的群体平均育种值的进展。

03.157 选择指数 selection index

将各种表型信息加权综合制定的选择指标。可估算个体育种值。

03.158 单基因效应 single gene effect

控制数量性状的基因是由单个基因组成的现象。

03.159 多基因效应 polygene effect

控制数量性状的基因是由大量基因组成的现象。等位基因之间无显性、隐性区分，各对基因对表现型的作用是累加的，每个基因的作用是微小的。

03.160 数量特征 quantitative characteristic

遗传学中可以用数量来度量的特征。

03.161 连续特征 concatenated characteristic

遗传上表现型的连续分布特征。

03.162 数量性状 quantitative trait, quantitative character

遗传上由多基因控制、易受环境影响、呈现连续变异的性状。

03.163 质量性状 qualitative trait, qualitative character

由一对或几对基因控制、不易受环境影响、表现为不连续变异的性状。

03.164 分子遗传学 molecular genetics

在分子水平上进行遗传学研究的遗传学分支学科。

03.165 突变 mutation

生物体（细胞生物和非细胞生物）中基因或染色体发生稳定的、可遗传的结构变异的过程。

03.166 转录 transcription

脱氧核糖核酸（DNA）的遗传信息被拷贝成核糖核酸（RNA）遗传信息的过程。

03.167 逆转录 reverse transcription

又称"反转录"。以核糖核酸（RNA）为模板，在逆转录酶作用下合成双链脱氧核糖核酸（DNA）的过程。

03.168 翻译 translation

信使核糖核酸（mRNA）在核糖体上合成多肽的过程。

03.169 基因表达 gene expression

基因通过转录和翻译呈现表型效应的过程。

03.170　遗传重组　genetic recombination
导致基因间或基因内新的连锁关系形成的过程。

03.171　基因工程　genetic engineering
又称"遗传工程"。运用体外重组脱氧核糖核酸（DNA）技术获取含有基因或其他序列全新组合的DNA分子。

03.172　基因表达检测　gene expression detection
对组织、细胞的脱氧核糖核酸（DNA）或核糖核酸（RNA）样品进行定量、定性分析，确定DNA或RNA表达量的生物学检测方法。

03.173　天性　nature
个体先天遗传所固有的本能或属性。

03.02.02　遗 传 定 律

03.174　分离定律　law of segregation
又称"孟德尔第一定律（Mendel's first law）"。一对基因在杂合状态各自保持其独立性，在配子形成时，彼此分离到不同的配子中去，一般情况下，F_1配子分离比是$1:1$，F_2表型分离比是$3:1$，F_2基因型分离比是$1:2:1$。由格雷戈尔·约翰·孟德尔（Gregor Johann Mendel）于1865年提出的遗传学定律。

03.175　基因　gene
曾称"遗传因子（hereditary factor）"。遗传信息的基本单位。一般指位于染色体上编码一个特定功能产物（如蛋白质或核糖核酸分子等）的一段核苷酸序列。

03.176　自由组合定律　law of independent assortment
又称"独立分配定律""孟德尔第二定律（Mendel's second law）"。位于不同染色体上的两对或两对以上非等位基因，在配子形成时，同一对基因各自独立地分离，分别进入不同的配子，不同对的基因可自由组合。

03.177　连锁定律　law of linkage
又称"遗传第三定律（the third law of heredity）"。位于同一染色体上的两个或两个以上基因遗传时，联合在一起的频率大于重新组合的定律。重组类型的产生是配子形成过程中，同源染色体的非姐妹染色单体间发生了局部交换的结果。是由托马斯·亨特·摩尔根（Thomas Hunt Morgan）于1910年提出的遗传学定律。

03.178　基因连锁　gene linkage
位于同一个染色体上的不同（非等位）基因常常连在一起不相分离，进入同一配子中的现象。

03.179　交换　crossing over, crossover
在减数分裂过程中同源染色体因断裂和重接产生遗传物质间的局部互换的现象。

03.02.03　遗传和环境变异

03.180　行为测试　behavioral testing
使用一定的操作程序对个体行为、认知等活动予以量化或定性的测试。

03.181　行为变异　behavioral variation
个体生理和心理受到内外环境刺激时所导致的行为改变。

03.182　行为表型　behavioral phenotype
个体的行为表现和具有的行为模式。

03.183　环境变异　environmental variation
自然环境某个或多个环境要素的物理化学
性质或环境结构发生变化等造成的变异。

03.184　共享环境　shared environment
生活在同一家庭中的家庭成员所分享的、使
他们在行为上具有相似性的环境。如家庭的
社会经济地位、父母职业、受教育程度、教
养方式及周边环境等。

03.185　非共享环境　nonshared environment
使生活在同一家庭中的家庭成员在心理行
为上产生差异的环境。是个体在家庭内外所
获得的独特经验。

03.186　表型变异　phenotypic variation
基因型相同的个体因外部环境和条件状况
可以形成不同的表型。

03.187　丰富环境　enriched environment, EE
非生物性刺激和社交刺激的联合。包含社会
交往和生存环境等因素。

03.188　限制环境　restricted environment
与丰富环境相对，只有非生物刺激，不涉及
社交刺激。

03.02.04　神经遗传学

03.189　神经遗传学　neurogenetics
以现代遗传学的理论和技术，研究和探讨神
经系统的结构、功能、变异、表达规律及其
与疾病关系的学科。

03.190　遗传变异　genetic variation
同一基因库中不同个体之间在脱氧核糖核
酸（DNA）水平上的差异。也是对同一物种
个体之间遗传差别的定性或定量描述。

03.191　基因多效性　pleiotropy
一个基因能够引起多个不相关性状的表型
效应。

03.192　功能基因组学　functional genomics
利用结构基因组学研究所获得的各种信息
在基因组水平上研究编码序列及非编码序
列生物学功能的学科。

03.193　人类神经遗传学　human neurogenetics
以现代遗传学的理论和技术，研究和探讨人
类神经系统的结构、功能、变异、传递、表
达规律及其与疾病关系的学科。

03.02.05　认知能力遗传

03.194　一般认知能力　general cognitive ability
大脑反映客观事物的特性和联系、揭示事物
对人的意义和作用的能力。

03.195　遗传影响　hereditation
个体的特性完全或部分由遗传因素所决定。

03.196　环境影响　environmental implication
自然环境、社会环境、生活环境、教育环境
等对人发展的作用。强调外在因素在人类发
展中发挥的作用。

03.197　选型交配　assortative mating
又称"非随机交配（nonrandom mating）"。
表现型相似体和非相似体之间的繁殖方式。

03.198　遗传方差　genetic variance
又称"基因型方差（genotypic variance）"。
由群体中个体间基因型不同所造成数量性
状表型值变异的度量。是表型方差的一部
分。包括加性遗传方差和非加性遗传方差。

03.199　加性遗传方差　additive genetic variance
由基因的加性效应造成的方差。是遗传方差
的一部分。

03.200　非加性遗传方差　non-additive genetic variance
由基因的显性效应和上位效应造成的方差。
是遗传方差的一部分。

03.201　特殊认知能力　special cognitive ability
完成某种特定或独特的专业活动所必需的
能力。如空间能力、言语能力等。

03.202　多元遗传学分析　multivariate genetic analysis
用多元统计方法来分析若干数量性状在多
基因系统间的关系，以及多基因系统集合与
发育及生活环境间的关系。

03.203　加工水平　level of processing
又称"加工深度（depth of processing）"。
信息加工的精细程度。可分为感知加工、符
号加工和语义加工。

03.02.06　运动遗传学

03.204　运动遗传学　sport genetics
研究组成运动能力各种特定性状的遗传和
变异规律的学科。遗传学分支学科之一。

03.205　运动　sport，motion，movement，exercise
由肌肉收缩或松弛所引起的躯体、肢体或内
脏器官的活动。多数情况下受中枢神经系统
的控制。是生物体的一种基本生理功能。

03.206　运动金字塔　sport pyramid
一种科学的活动或健身模式。不同运动量的
活动方式按照"金字塔"形式排列。有助于
合理安排活动的时间和强度。

03.207　伸展运动　extensional exercise
一种被动的、非用力的锻炼形式。使身体处
于关节运动所可能达到的适度体位，能解除
慢性紧张和僵硬。

03.208　有氧运动　aerobic exercise
以有氧代谢提供运动中所需能量的运动方
式。运动负荷与耗氧量呈线性关系。

03.209　运动单位　motor unit
一个运动神经元及其所支配的全部肌纤维
共同构成的功能单位。

03.210　肌肉收缩能力　muscle contractility
肌肉长度缩短或张力增强的能力。

03.211　前负荷　preload
在肌肉收缩前就加在肌肉上的负荷。决定了
肌肉初长度。

03.212　后负荷　afterload
在肌肉开始收缩时才遇到的负荷或阻力。
不增加肌肉初长度，但能阻碍收缩时肌肉
的缩短。

03.213　无氧运动　anaerobic exercise
主要以无氧代谢提供运动中所需能量的运

动方式。

03.214 运动极限 sport limit
运动量达到了机体正常情况下所能接受的最高水平。

03.215 肌肉运动 muscular movement
肌肉的收舒活动。后生动物所有运动几乎都是肌肉运动。

03.02.07 睡眠遗传学

03.216 睡眠遗传学 sleep genetics
研究与睡眠相关的基因结构、功能及其变异、传递和表达规律的学科。

03.217 生理节律 biorhythm
又称"生物节奏"。一种描述人类身体、情感及智力的假想周期的理论。由体力节律、情绪节律和智力节律组成。三种节律按各自的周期循环变化，每一周期内有高潮期、低潮期、临界日和临界期。

03.218 体力节律 physical rhythm
又称"身体节律（body rhythm）"。体力的

周期性波动规律。循环周期一般为23天。

03.219 情绪节律 sensitive rhythm
又称"情感节律（emotional rhythm）"。情绪的周期性波动规律。循环周期一般为28天。

03.220 智力节律 intelligence rhythm
个体智力周期性波动规律。循环周期一般为33天。

03.221 超昼夜节律 infradian rhythm
节律周期长于24小时的周期节律。如月经、繁殖、潮汐节律或季节性规律。

03.02.08 社会遗传学

03.222 社会遗传学 social genetics
研究社会系统动力学的遗传性、变异性、淘汰规律和机制的学科。

03.223 社会互动 social interaction
（1）人与人之间的社会交往活动。（2）个体对他人社会行动的反应过程。

03.224 社会环境 social environment
人类在自然环境基础上通过长期有意识的社会活动，加工、改造自然物质创造出的环境体系。如地区人口、经济、文化、景观、文物等。

03.225 基因-大脑-行为范式 paradigm of

gene-brain-behavior
基因变异导致特定神经结构的发生和发展出现遗传差异，使相应脑区可能出现异常，脑区结构或活动异常在一定程度上调控着特定行为的模式。

03.226 社会合作 social cooperation
个体与个体、个体与群体、群体与群体之间通过调节自身行为来达到共同目标的互动过程和相互关系。

03.227 社会适应性 social adaption
个体逐步接受现有社会生活方式、道德规范和行为模式的过程。

03.228　求偶　courtship
寻求配偶的行为。

03.229　配偶选择　mate choice
从众多的求偶者中选择配偶。通常是雌性选择雄性，因为雌性的生殖投资大于雄性，所以一般雄性是求偶者，但有少数例外。

03.230　亲和行为　affinitive behavior
建立和维持亲和关系的行为。动物配偶之间的亲和通常靠性行为模式得以形成和维持，且大多数与交配前的求偶行为一样。

03.231　无组织行为　unorganized behavior
在人群中自发产生的，无组织、无领导、无明确目的、无计划、不受正常社会规范约束的很多人的狂热行为。特点是自发性、非常规性、狂热性、去个性化。

03.232　集群行为　communal behavior
又称"集体行为（collective behavior）"。在人群聚集的情况下，众多人受到某些因素影响表现出来的，带有很大自发性、冲动性和非结构性的共同行为。是不受现有社会规范控制，没有明确目的和行动计划，易受暗示、冲动、轻信他人的行为。是一种特殊的社会互动。

03.02.09　感觉遗传学

03.233　感觉遗传学　sensory genetics
研究与感觉相关的基因结构、功能及其变异、传递和表达规律的学科。是遗传学分支学科之一。

03.234　嗅觉　olfaction
发散在空气中的物质微粒作用于上鼻道嗅上皮中的嗅细胞，产生神经冲动传至神经中枢所引起的一种感觉。

03.235　嗅神经　olfactory nerve
第Ⅰ对脑神经。为感觉性脑神经，由上鼻甲和鼻中隔上部黏膜内的嗅细胞中枢突（嗅丝）组成。传导嗅觉。

03.236　嗅觉能力　olfactory ability
对气味物质的嗅觉敏感度。

03.237　嗅觉障碍　dysosmia
在气味感受、传导及信息分析整合过程中，嗅觉通路各环节发生器质性和（或）功能性病变，导致的气味感知异常。

03.238　嗅觉减退　hyposmia
对气味感受、识别、辨别能力下降。

03.239　嗅觉丧失　anosmia
不能感知任何性质的气味。

03.240　嗅觉过敏　hyperosmia, olfactory allergy
又称"嗅过敏（smell allergy）"。对一种或多种气味异常敏感。

03.241　嗅觉倒错　parosmia
对气味性质感知的扭曲。

03.242　幻嗅　olfactory hallucination
又称"嗅幻觉"。在没有气味刺激时"感知"到虚幻气味的病理状态。

03.243　嗅觉受体　olfactory receptor
一类参与嗅觉效应的膜整合蛋白质。属于G蛋白偶联受体。

03.244　味觉　taste，gustatory sensation
物质刺激口腔内味觉感受体（如味蕾等）诱发神经冲动传入神经中枢引发的一种感觉。

03.245　味觉传导　taste pathway
又称"味觉通路""味觉传导通路"。感觉传导通路的一种。是味觉信号在神经系统中传导的过程。

03.246　味蕾　taste bud
主要分布于舌黏膜上皮内的球形小体。主要由味细胞构成，是味觉感受器。

03.247　味觉障碍　dysgeusia
由多种原因导致的味觉减退、丧失、倒错、扭曲或过敏。

03.248　幻味　gustatory hallucination
又称"味幻觉"。没有相应味觉刺激时"感受"到某种异常或特殊味道的病理状态。

03.249　视觉　vision
视觉系统的外周感觉器官（眼）接受一定波长范围的光刺激，经神经中枢编码加工和整合后获得的主观感觉。

03.250　暗适应　dark adaptation
长时间在明亮处突然进入暗处时，最初看不见任何物体，经过一定时间后，视觉敏感度逐渐提高，能逐步看见暗处物体的现象。

03.251　明适应　light adaptation
长时间在暗处突然进入明亮处时，最初感到一片耀眼的光亮，看不清物体，稍待片刻后逐步恢复视觉的现象。

03.252　视野　visual field
单眼固定注视空间某一点时能看到的空间范围。

03.253　视敏度　visual acuity
眼对物体细小结构的分辨能力。

03.254　色觉　color vision
又称"色感觉（chromatic sensation）"。能辨别不同频率光波形成不同色彩的感觉。

03.255　色弱　color weakness
又称"异常三色视觉（anomalous trichromatism）"。颜色视觉缺陷。能辨认颜色但感受敏感性较低的轻度色觉异常。

03.256　三原色学说　trichromatic theory
又称"杨–亥姆霍兹学说""三色学说"。视网膜存在三种视锥细胞，分别含有对红、绿、蓝三种光线敏感的感光色素，当一定波长的光线作用于视网膜时，以一定的比例使三种视锥细胞分别产生不同程度的兴奋，信息传至视觉中枢，整合后产生某一种特定颜色的感觉。由托马斯·杨（Thomas Young）和赫尔曼·冯·亥姆霍兹（Hermann von Helmholtz）于1807年提出的色觉学说。

03.257　立体视觉　stereo vision
双眼视物时，主观上产生被视物体的厚度、空间深度和距离等感觉。

03.258　复视　diplopia
外界同一物体投射在两眼视网膜非对称点上，主观上产生一定程度相互重叠的两个物体的感觉。

03.259　夜盲症　nyctalopia
俗称"雀蒙眼"。在光线昏暗环境下或夜晚，视物不清或完全看不见东西的一种临床症状。一般是由缺乏维生素A引起的。

03.260　幻视　visual hallucination
又称"视幻觉"。没有视觉刺激时出现视觉

形象的病理状态。这种视觉形象既可外在，也可位于受检者头脑中。外在时它叠加在真实的视野上，与梦境有区别。

03.261　听觉　auditory sense, sense of hearing
声波作用于听觉器官，听觉感受细胞兴奋，通过听神经传入听觉中枢后引起的一种感觉。

03.262　幻听　auditory hallucination
又称"听幻觉"。没有声音刺激时出现对声音的知觉体验。受检者认为听到声音但实际上没有发声的一种病理状态。

03.263　平衡感觉　equilibrium sensation
由身体所处位置变化引起的感觉。内耳中的半规管和前庭等是平衡感觉的器官，主要功能是感受机体姿势和运动状态（运动觉）及头部在空间的位置（位置觉）。

03.264　触觉　touch sensation
给皮肤施以压、触等机械刺激所引起的感觉。

03.265　幻触　haptic hallucination
又称"触幻觉"。感到皮肤或黏膜上有某种异常感觉的幻觉。

03.266　感觉　sensation
大脑对刺激物个别属性的反映。

03.267　感觉器官　sensory organ
机体与外界环境发生联系，感知周围事物变化的器官。主要包括眼、耳、鼻、舌、皮肤等。

03.268　适宜刺激　adequate stimulus
某一种感受器只对特定形式和强度的刺激最敏感的现象。

03.269　换能作用　transducer function

将各种形式的刺激能量转换为传入神经纤维上动作电位的现象。

03.270　感觉辨别阈　sensory discrimination threshold
感觉可以识别的、两个不同程度刺激的最小差别。辨别阈是一种刺激能够被正确识别的最小物理刺激量。

03.271　躯体感觉　somatic sensation
分布于皮肤的各种感受器和机体深部本体感受器接受刺激后，产生的不同类型的感觉。可分为浅感觉和深感觉。

03.272　本体感觉　proprioception, proprioceptive sense
一种一般躯体感觉。感受肌肉、肌腱和关节等部位的刺激，以及对躯体的空间位置、姿势、运动状态和方向的感觉。

03.273　前庭反应　vestibular reaction
前庭器官受到过度刺激时，反射性引起的骨骼肌紧张性改变、眼震颤及自主神经功能反应（如心率加快、血压下降、恶心、呕吐、眩晕、出冷汗）。

03.274　姿势反射　postural reflex
中枢神经系统通过调节骨骼肌的肌紧张或产生相应的运动，保持或改正身体空间姿势的反射活动。

03.275　内感不适　internal discomfort
又称"体感异常（somatosensory abnormality）"。躯体内部产生性质不明确、部位不具体的不舒适感或难以忍受的异常感觉。

03.276　感觉过敏　hyperesthesia, sensory allergy
感觉阈值降低，对外界一般刺激感受能力异

常增高的现象。

03.277　感觉迟钝　disesthesia，bradyesthesia
又称"感觉抑制"。躯体感觉阈值升高或情绪抑制所造成的感觉不敏感。

03.278　本体幻觉　body-sensory hallucination
躯体自身实际不存在的"感觉"病理状态。包括内脏幻觉、运动幻觉和前庭幻觉。如内脏器官的异常感、身体处于静止状态时有运动感、自感失去平衡等。

03.279　功能性幻觉　functional hallucination
曾称"机能性幻觉"。幻觉（通常是幻听）和现实刺激同时出现、共同存在而又共同消失，但二者并不融合在一起的一种病理状态。

03.280　催眠相幻觉　hypnotic hallucination
深度催眠状态下，受试者与外界暂时隔离，因单调的环境中大脑功能活动减弱，在施术者暗示诱导下出现的幻觉。

03.281　反射性幻觉　reflex hallucination
当某一感官受到现实刺激，产生某种感觉体验时，另一感官立即出现的实际不存在的幻觉。

03.282　精神性幻觉　psychic hallucination
受检者体验到脑内有一种无声的语言，没有语言的形式和声音，但具有语言的表达功能，其内容就是受检者的思想，其出现和消失不能自控的一种病理状态。

03.02.10　成瘾的遗传

03.283　成瘾　addiction
个体强烈地或不可自制地、反复渴求滥用某种物质或进行某种活动，尽管知道会给自己带来各种不良后果，仍然无法或难以控制的行为和状态（精神状态、身体状态）。

03.284　药物成瘾　drug addiction
又称"药物依赖（drug dependence）"。因长期或反复应用某种药物（物质）而产生精神或躯体上的依赖性，持续地或周期性渴望重复应用该种药物的现象。

03.285　行为成瘾　behavioral addiction
不依靠物质的一种行为活动的成瘾。表现为反复出现、具有强迫性质的某种行为，产生躯体、心理、社会严重不良后果，尽管成瘾者明白行为所产生的不良后果，仍然执意坚持。

03.286　网络成瘾　internet addiction
又称"网络依赖（internet dependence）"。对互联网过度依赖而导致的一组心理异常状态和生理性不适症状。表现为无节制地花费大量时间和精力在互联网上，影响生活质量，降低工作效率，损害身体健康。

03.287　赌博成瘾　gambling addiction
个体的赌博行为反复出现，不可自制地渴求，且具有破坏性的现象。如妨碍个人、家庭和职业追求等。

03.288　过度饮酒　intemperance，excessive drinking
又称"危险性饮酒（harmful drinking）"。超出适量饮酒的标准或可接受程度的饮酒现象。

03.02.11　行　为　进　化

03.289　行为进化　evolution of behavior
又称"行为演化"。生物体行为的起源及其

发展变化过程。遵循物种的变异和自然选择法则进行。

03.290 进化论 evolutionary theory，evolutionism
研究生物发展变化规律的理论。认为生物最初从非生物演化而来，现存的各种生物是从共同祖先通过变异、遗传和自然选择等演化而来的。

03.291 自然选择 natural selection
关于生物进化的一种理论。生物在演化过程中，更能适应环境而有利于生存和能留下更多后代的基因和个体的频率会增加，相反则频率会减少。

03.292 广泛适合度 inclusive fitness
又称"广义适合度"。个体在后代中成功传播自己的基因或与自身的基因相同的能力。是个体适合度与根据亲缘关系程度进行加权的亲属适合度之和。

03.293 亲属选择 kin selection
遗传上有利于相关个体（亲属）的选择。与之相对的是有利于个体或该个体直接后代的选择。

03.294 群体遗传学 population genetics
以群体为单位研究群体内遗传结构及其变化规律的遗传学分支学科。

03.295 哈迪–温伯格定律 Hardy-Weinberg law
又称"哈迪–温伯格平衡（Hardy-Weinberg equilibrium）"。在一个没有突变、选择和迁移的遗传漂变无限大的随机交配群体中，一对等位基因在常染色体上遗传时，无论群体起始基因频率如何，只要经过一代的随机交配，群体的基因型频率和基因频率即达到平衡状态。1908年由哈迪（G. H. Hardy）和温伯格（W. Weinberg）提出的遗传学理论。

03.296 随机交配 panmixia，random mating
有性繁殖的生物群体中，一种性别的任何个体有相同的机会和相反性别的个体进行交配的方式。

03.297 近亲交配 consanguineous marriage
亲缘关系较近的个体间的交配。

03.298 近交衰退 inbreeding depression
在近交后代中出现生长、成活或可育性等衰减的现象。

03.299 杂交优势 heterosis，hybird vigor
在遗传基础上不同的动物或植物之间进行杂交，杂交后所表现出的各种性状优于杂交双亲的现象。

03.300 进化心理学 evolutionary psychology
从进化论角度出发，对人的心理起源、本质及一些社会现象深入研究的理论。

03.301 经验证据 empirical evidence
通过感官的感觉（如触觉、视觉、听觉、嗅觉和味觉）所获得的结果和证据。

03.302 行为适用 behavioral applicability
个体在其生活环境中满足各种自然要求和社会要求的行为。

03.303 共进化 coevolution
全称"共同进化"，又称"协同进化"。一个群体的进化与其他群体的进化相互影响。

03.304 行为理解 behavior understanding
描述、识别和理解个人行为、个人与外界环境之间的交互行为及群体中人与人的交互行为。

03.305 行为识别 behavior recognition
利用模式识别、机器学习等方法，在群体内部协调或对外交往中分析、识别个体执行规范性准则的行为。

03.306 静态识别 static recognition
把行为看作由一组按时间顺序串联起来的静态图像序列进行识别。

03.307 动态识别 dynamic recognition
每个静态姿势作为图模型上的一个节点或状态，通过将这些节点或状态之间某种关系（如概率）联系起来进行的识别。任何运动序列均可以看作这些静态姿势不同状态之间的一次遍历过程。

03.03 生物化学基础

03.03.01 蛋 白 质

03.308 蛋白质 protein
由氨基酸以"脱水缩合"方式组成多肽键，经过盘曲折叠形成具有一定空间结构的生物大分子。是机体组织和细胞的重要部分。

03.309 蛋白质多态性 protein polymorphism
一种蛋白质存在多种不同的构型的现象。原因为同一基因位点突变，产生复等位基因，导致合成不同类型的蛋白质。

03.310 必需氨基酸 essential amino acid
机体必需但自身不能合成或合成量不足，必须靠食物提供的氨基酸。如赖氨酸、亮氨酸等。

03.311 非必需氨基酸 non-essential amino acid
机体能自身合成并满足生理需要，不必由食物直接供给的氨基酸。

03.312 兴奋性氨基酸 excitatory amino acid
具有2个羧基和1个氨基的酸性游离氨基酸。可以使突触后靶细胞膜去极化，发挥兴奋性效应。包括谷氨酸、天冬氨酸。是中枢神经的兴奋性神经递质。

03.313 抑制性氨基酸 inhibitory amino acid
可使突触后靶细胞膜超极化，发挥抑制效应的氨基酸。主要包括甘氨酸和γ-氨基丁酸。是中枢神经的抑制性神经递质。

03.314 转氨基作用 transamination
在氨基转移酶的催化下，可逆地将α-氨基酸的氨基转移给α-酮酸，使氨基酸脱去氨基生成相应的α-酮酸，原来的α-酮酸则转变成另一种α-氨基酸的过程。

03.315 甲硫氨酸循环 methionine cycle
甲硫氨酸活化为S-腺苷甲硫氨酸，后者转出甲基生成S-腺苷同型半胱氨酸并且再生成甲硫氨酸的全过程。

03.03.02 核 酸

03.316 核酸 nucleic acid
由若干核苷酸单体聚合成的生物大分子化合物。包括脱氧核糖核酸和核糖核酸。是生命的最基本物质之一。

03.317　脱氧核糖核酸变性　deoxyribonucleic acid denaturation
在某些极端的理化因素（温度、pH、离子强度）作用下，脱氧核糖核酸分子互补碱基对之间的氢键断裂，碱基堆积力破坏，脱氧核糖核酸双螺旋结构松散，变为单链的过程。

03.318　核酸杂交　nucleic acid hybridization
两条核酸单链通过序列互补形成双链分子的过程。具有高度特异性。

03.319　增色效应　hyperchromic effect
脱氧核糖核酸和核糖核酸分子变性或断裂后碱基暴露，其紫外吸收值增加的现象。

03.320　限制性内切核酸酶　restriction endonuclease
能够识别并附着特定的脱氧核苷酸序列，并对每条链中特定部位两个脱氧核糖核苷酸之间的磷酸二酯键进行切割的一类酶。酶切位点的核酸序列通常具有回文结构。

03.03.03　酶

03.321　酶　enzyme
由活细胞产生的、对底物具有高度特异性和高度催化效能的蛋白质或核糖核酸。

03.322　多功能酶　multifunctional enzyme
能催化2个或多个不同化学反应的酶。

03.323　诱导契合学说　induced-fit theory
底物与酶结合时，能诱导酶蛋白的构象发生变化，从而使酶和底物契合形成酶-底物复合物，反应结束当产物从酶上脱落下来后，酶又恢复原来构象的理论。

03.324　别构调节　allosteric regulation
曾称"变构调节"。代谢物与关键酶分子活性中心以外的某个部位以非共价键可逆地结合，使酶发生变构而改变其催化活性的调节方式。

03.325　酶共价修饰　covalent modification of enzyme
酶分子上某些特殊基团在其他酶的作用下，发生可逆的共价结合而被修饰，从而影响酶的活性。如酶的磷酸化和去磷酸化。

03.326　酶原　zymogen
无活性的酶前体。在细胞内合成及初分泌或在其发挥催化功能前处于无活性状态的酶。

03.03.04　糖

03.327　糖　carbohydrate, saccharide
有多个羟基和醛类或酮类的有机化合物。包括单糖、双糖和多糖。

03.328　蛋白聚糖　proteoglycan
由一条或多条糖胺聚糖和一个核心蛋白共价结合而成的一类特殊糖蛋白。

03.329　糖脂　glycolipid
以共价键连接一个或多个糖基配体的脂类化合物。包括甘油糖脂和鞘糖脂。

03.330　神经节苷脂　ganglioside
糖基部分含有唾液酸的鞘糖脂。具有促进神经再生的作用。

03.331　糖代谢　glycometabolism, glucose metabolism

生物体内的糖类（葡萄糖、糖原等）经过一系列化学反应进行合成、分解和转化的过程。

03.332　[糖的]无氧氧化　anaerobic oxidation [of glucose]
在缺氧或氧供不足的情况下，组织细胞内的糖原经过一系列化学变化产生乳酸、乙醇、二氧化碳和水，并释放能量的过程。

03.333　[糖的]有氧氧化　aerobic oxidation [of glucose]
细胞内氧气供应充足时，葡萄糖或糖原消耗氧分解为二氧化碳和水，并释放大量能量的过程。

03.334　三羧酸循环　tricarboxylic acid cycle
又称"柠檬酸循环（citric acid cycle）"。线粒体内乙酰辅酶A和草酰乙酸缩合生成含三个羧基的柠檬酸，然后进行反复脱氢脱羧，最后又生成草酰乙酸，再重复循环反应的过程。

03.335　巴斯德效应　Pasteur effect
有氧氧化产生较多的腺苷三磷酸，抑制了糖酵解酶的活性，在体内表现为有氧氧化抑制糖酵解的现象。由路易斯·巴斯德（Louis Pasteur）提出。

03.336　戊糖磷酸途径　pentose phosphate pathway
从糖酵解的中间产物葡萄糖-6-磷酸开始生成磷酸戊糖及烟酰胺腺嘌呤二核苷酸磷酸等代谢物，前者再进一步转变成3-磷酸甘油醛和6-磷酸果糖重新进入糖氧化分解代谢的一条旁路代谢途径。

03.337　糖原生成　glycogenesis, glycogen production
在糖原合酶的催化下由葡萄糖合成糖原的过程。

03.338　糖原分解　glycogenolysis, glycogen decomposition
糖原在体内糖原磷酸化酶等的催化下逐渐解聚成葡萄糖的过程。不是糖原合成的逆反应。

03.339　糖异生　gluconeogenesis
由乳酸、丙酮酸、氨基酸及甘油等非糖物质转变为葡萄糖或糖原的过程。

03.340　糖醛酸途径　glucuronate pathway
葡萄糖以葡萄糖醛酸衍生物为中间产物，并最终转变为木酮糖的代谢途径。

03.03.05　生　物　氧　化

03.341　生物氧化　biological oxidation
糖、脂肪、蛋白质等营养物质在体内氧化分解，最终生成二氧化碳和水，并释放能量满足生命活动需要的过程。

03.342　细胞色素　cytochrome
一类以铁卟啉（或血红素）为辅基的电子传递蛋白。广泛参与动植物、酵母及好氧菌、厌氧光合菌等的氧化还原反应。主要有细胞色素a、细胞色素b、细胞色素c和细胞色素d

四类。

03.343　电子传递链　electron transfer chain
又称"呼吸链（respiratory chain）"。由多种酶和辅酶构成的、递氢体和递电子体按一定顺序排列在线粒体内膜上形成的一条使氢氧化成水并释放能量的连续反应体系。

03.344　底物水平磷酸化　substrate level

phosphorylation
生物氧化过程中含有高能键的化合物与高能键水解反应偶联，直接将高能磷酸键转移给腺苷二磷酸生成腺苷三磷酸的过程。

03.03.06 脂 质 代 谢

03.345 脂质代谢 lipid metabolism
生物体内脂类在各种酶类作用下，消化与吸收、合成与分解，加工成机体所需物质的过程。

03.346 载脂蛋白 apolipoprotein
脂蛋白的蛋白质部分。在结合和转运脂质及稳定脂蛋白结构上发挥着重要作用，参与调节脂蛋白代谢关键酶的活性和脂蛋白受体的识别。

03.347 必需脂肪酸 essential fatty acid
机体必需但又不能自身合成或合成量不足，必须靠食物提供的多不饱和脂肪酸。

03.348 脂肪动员 fat mobilization
储存在白色脂肪细胞中的脂肪，被脂肪酶逐步水解为游离脂肪酸和甘油并释放入血液，被其他组织氧化利用的过程。

03.349 酮体 ketone body
脂肪酸在肝脏中氧化分解所生成的乙酰乙酸、β-羟丁酸和丙酮三种中间代谢产物的统称。

03.350 脂肪酸 β 氧化 fatty acid β-oxidation
脂肪酸在体内氧化时在羧基端的β-碳原子上进行氧化，经过脱氢、加水、再脱氢及硫解反应，碳链逐次断裂，每次断下一个二碳单位（乙酰辅酶A）的过程。

03.03.07 遗传信息的传递

03.351 短散在重复序列 short interspersed repeat sequence
又称"短散在核元件（short interspersed nuclear element）"。以散在方式分布于基因组中、长度为300～500个碱基对的重复序列。

03.352 长散在重复序列 long interspersed repeat sequence
又称"长散在核元件（long interspersed nuclear element）"。以散在方式分布于基因组中较长的重复序列。重复序列长度在1000个碱基对以上，常具有转座活性。

03.353 逆转录酶 reverse transcriptase
依赖核糖核酸的脱氧核糖核酸聚合酶。以核糖核酸为模板催化合成脱氧核糖核酸。

03.354 脱氧核糖核酸损伤 deoxyribonucleic acid damage
各种体内外因素导致的脱氧核糖核酸组成与结构的变化（损伤）。可产生两种后果：一是导致脱氧核糖核酸的结构发生永久性改变，即突变；二是导致脱氧核糖核酸失去作为复制和转录的模板的功能。

03.355 脱氧核糖核酸修复 deoxyribonucleic acid repair
细胞对脱氧核糖核酸受损伤后的一种反应。是纠正脱氧核糖核酸两条单链间错配的碱基、清除脱氧核糖核酸链上受损的碱基或糖基、恢复脱氧核糖核酸的正常结构或使细胞能够耐受这种脱氧核糖核酸损伤而能继续生存的过程。

03.356 核糖核酸合成 ribonucleic acid synthesis

在核糖核酸聚合酶作用下，以脱氧核糖核酸的一条链为模板转录生成与模板互补的核糖核酸链，把遗传信息从脱氧核糖核酸传递到核糖核酸的过程。

03.357 核糖核酸聚合酶 ribonucleic acid polymerase

以脱氧核糖核酸或核糖核酸为模板催化合成核糖核酸的酶。

03.358 蛋白质合成 protein synthesis

生物体从脱氧核糖核酸转录得到信使核糖核酸上的遗传信息，逐步合成蛋白质的过程。

03.359 遗传密码 genetic code

信使核糖核酸编码区上每3个相邻核苷酸的特定排列顺序。在蛋白质合成中编码某种氨基酸和多肽链起始及终止的一套64个三联体密码子。

03.360 移码突变 frameshift mutation

脱氧核糖核酸分子缺失或插入了非三倍数的核苷酸，引起可读框变化，造成后续氨基酸编码序列改变，使原来编码某种肽链的基因变成编码另一种完全不同的肽链序列的现象。

03.361 多聚核糖体 polyribosome

蛋白质合成时，多个核糖体串联结合到一条信使核糖核酸链上，形成的类似念珠状的结构。可大大提高蛋白质合成的效率。

03.362 翻译后加工 post-translational processing

蛋白质在翻译后将多肽链折叠为天然的三维构象，经过水解作用切除一些肽段或氨基酸，或对某些氨基酸残基的侧链基团进行化学修饰，成为有活性的成熟蛋白质的过程。

03.363 基因表达调控 gene expression regulation

对生物体内细胞基因表达调控的过程。是在时间、空间上处于有序状态，并对环境条件变化做出适当反应的过程。

03.364 管家基因 house-keeping gene

又称"持家基因"。对生命全过程都是必需或必不可少的一类基因。在一个生物个体的几乎所有细胞都持续表达，不易受环境条件的影响且高度保守。

03.365 可诱导基因 inducible gene

一类在特定环境信号刺激下可被激活，且基因表达产物增加的基因。

03.366 核糖核酸编辑 ribonucleic acid editing

在核糖核酸水平上增加、删除或取代某些核苷酸，改变遗传信息的过程。可使核糖核酸序列不同于基因组模板脱氧核糖核酸序列。

03.367 表观遗传 epigenetic inheritance

在基因的脱氧核糖核酸序列没有发生改变的情况下，基因功能发生了可遗传的变化，并最终导致表型变化的现象。

03.368 核糖核酸干扰 ribonucleic acid interference

与靶基因同源的双链核糖核酸诱导的特异转录后基因沉默现象。双链核糖核酸被特异的核酸酶降解，产生的小干扰核糖核酸与同源的靶核糖核酸互补结合，特异性降解靶核糖核酸，在转录后水平抑制靶基因表达。

04. 行为的心理学基础

04.01 心理与行为

04.001 心理 mind
人脑对客观现实的主观反映。属于脑的功能，在实践活动中不断发生与发展。

04.002 心理学 psychology
研究人的心智与行为、心理现象及其规律的学科。

04.003 心理现象 mental phenomenon
心理活动的过程、状态及其倾向性特征。具有多层次、多水平和多维度性。如感觉与知觉、个体与群体等。

04.004 心理过程 mental process
心理现象发生、发展和消失的过程。包括认识过程、情绪情感过程和意志过程三个部分。

04.005 意识 consciousness
人类所独有的一种高级心理反应形式。人对环境及自我的觉知。与注意、觉察、理解、思维等概念密切相关。

04.006 焦点意识 focal consciousness
个体全神贯注于某些事物时对该事物清晰的觉知状态。

04.007 边缘意识 marginal consciousness
个体对处于注意边缘部位的刺激所产生的模糊不清的觉知状态。

04.008 下意识 subconscious
被压抑的潜意识已通过稽查和抵抗作用进入中间层次，但尚未回升到意识境界的心理内容。

04.009 前意识 preconscious
个体潜意识中那些能被召回到意识中的部分或能被人回忆起来的经验。为精神分析理论术语。

04.010 潜意识 unconscious
又称"无意识（non conscious）"。个体心理活动中很难进入意识中的部分。主要包括人的原始冲动、各种本能和出生后被压抑的欲望。决定或影响着人的全部有意识活动。为精神分析理论术语。

04.011 注意 attention
心理活动的指向性。心理活动或意识在某一时刻所处的状态，表现为对一定对象的指向和集中。

04.012 不随意注意 involuntary attention
又称"无意注意"。由强烈、新颖或感兴趣的事物引发的无预定目的和意志努力的注意。

04.013 随意注意 voluntary attention
又称"有意注意"。自觉的、有预定目的、需要一定意志努力的注意。

04.014 随意后注意 post voluntary attention
又称"有意后注意"。事前有预定目的、不需要意志努力的注意。在随意注意基础上产生的一种特殊形态的注意。是人类独有的注意形态。

04.015　分心　distraction
注意从当前任务向非当前任务转移的现象。

04.02　认知与行为

04.016　认知范围　the scope of cognition
认知过程的全部领域。包括感觉、知觉、注意、记忆、思维、语言、想象及人工智能等。

04.017　感觉范畴　scope of feeling
人类的感觉器官只能对一定范围内的刺激做出反应并产生感觉的现象。

04.018　外部感觉　external sensation
由外部刺激引起，反映外界事物属性的感觉。包括视觉、听觉、嗅觉、味觉、触觉、皮肤觉等。

04.019　内部感觉　internal sensation
由机体内部刺激引起，反映身体的位置、运动和内脏活动状态的感觉。包括平衡觉、运动觉、内脏感觉等。

04.020　感受性　sensitivity
感觉器官对适宜刺激的感觉能力。可分为绝对感受性和相对感受性。与感觉阈成反比。

04.021　感觉阈　sensory threshold
刚刚能够引起某种感觉的刺激强度。分为绝对感觉阈和差别感觉阈。与感受性成反比。

04.022　知觉　perception
人体对感觉信息进行加工和解释的过程。是对事物整体属性的反映。

04.023　空间知觉　spatial perception
对物体大小、距离、形状和方位等三维特性的感知。

04.024　时间知觉　time perception
对客观事物发展的延续性和顺序性的感知。

04.025　运动知觉　movement perception
通过视觉、平衡觉等多种感觉协同活动实现的对外界物体运动或自身运动特征的感知。

04.026　错觉　illusion
在特定条件下对客观事物产生的歪曲的知觉。可以产生于各种感觉通道中和（或）不同感觉通道之间。

04.027　动作感觉　sense of motion
对自身动作的时间、空间、力量特点和效果的感知。

04.028　记忆　memory
（1）大脑对客观事物的信息进行编码、存储和提取的认知过程。（2）存储信息的结构及其内容。

04.029　内隐记忆　implicit memory
对过去经验无意识的记忆过程。

04.030　外显记忆　explicit memory
对过去经验有意识的记忆过程。

04.031　识记　memorization
个体对客观事物识别并记忆的过程。是记忆的开始环节，也是保持和回忆的前提。

04.032　保持　retention
个体把识记过后形成的知识、经验以一定形式存储在头脑中的过程。

04.033　遗忘　forgetting
个体对识记过的事物不能提取，或提取时发生错误的现象。

04.034　再认　recognition
过去的经验或识记过的事物再次呈现时的辨认过程。

04.035　回忆　recall
当原来的识记材料或接触过的事物不在当前环境中时，仍然能从记忆系统中提取出相应信息的过程。

04.036　思维　thinking
运用分析和综合、抽象和概括等智力操作对感觉信息的加工。以记忆中的知识为媒介，反映事物的本质和内部联系。是认识过程的高级阶段。

04.037　动作思维　action thinking
个体通过实际操作来解决直观、具体问题的思维形式。

04.038　形象思维　imaginal thinking
运用表象进行认知操作的思维活动。在头脑中对已有的表象进行加工、改造，形成新形象的心理过程。

04.039　抽象思维　abstract thinking
利用已有语词或符号表示的概念，进行判断、推理的思维活动。是人类思维的核心和主要形式。

04.040　发散思维　divergent thinking
又称"求异思维"。从问题的要求出发，沿不同方向去探求多种答案，重新组织当前信息和已存储信息，产生独特新思想的思维活动。

04.041　创造性思维　creative thinking
应用独特、新颖的方式去解决问题的思维活动。通常要重新组织已有的知识、经验，提出新的方案或程序。

04.042　语言　language
是由语音、词汇和语法规则组成的符号系统。是人类思维和交际的工具。

04.043　言语　speech
运用语言表达思想、进行沟通交流的过程。和语言互相联系，密不可分。

04.044　肢体语言　body language
又称"身体语言"。经由身体的各种动作替代语言借以达到表情达意的沟通方式。

04.045　表象　mental image
过去感知过的事物形象在头脑中的再现。

04.046　记忆表象　memory image
感知过的事物在头脑中再现的现象。

04.047　想象表象　imaginative image
对已有的表象进行改造而形成的新形象。

04.048　想象　imagination
大脑中形成从未在客观世界感知到的表象或观念的过程。

04.049　创造想象　creative imagination
不依据现成的语言描述或图样示意，独立创造出新形象的过程。具有首创性、独立性和新颖性的特点。

04.050　再造想象　reproductive imagination
以经验、记忆为基础，根据语言描述或图样示意，在头脑中形成新形象的过程。

04.051　认知行为理论　cognitive behavioral theory

认知理论和行为理论相互整合的理论体系。认为个体的行为反应不完全是对外在刺激做出的反应，还有对这些刺激的心理加工过程。外在行为改变与内在认知改变最终会影响到个人行为变化。

04.052　认知评估　cognitive assessment
对个体认知加工过程的评价。是个体在接受刺激与给予反应之间的整合过程。会影响到个体的行为。

04.053　脆弱性认知　vulnerability cognition
个体思维中错误的信念或解释模式。个体选择性地注意和回忆环境中不同的事物，导致特定的心理障碍。

04.054　归因　attribution
个体根据相关信息和线索推测与判断行为或态度的原因的过程。

04.055　信息加工　information processing
刺激从输入至反应输出之间发生的内部心理过程。包括信息的输入、存储、编码、解释、提取等。

04.056　输入　input
外界信息（刺激）作用于感受器，机体接受信息的过程。为信息加工术语。

04.057　内部信息加工　inner information processing
输入和输出之间发生的信息整合、处理等内部心理过程。通过知觉、记忆、思维等形成外部事物的心理表征。

04.058　输出　output
信息的提取过程。按照一定的线索在记忆中寻找所需要的信息并提取出来。

04.059　反应时测量　reaction time measure-ment
通过测量感觉、知觉、记忆、思维等一系列心理活动的反应时程，反映个体内部信息加工过程的测定方法。是认知研究中最为常用的方法。

04.03　情绪与行为

04.060　情绪与情感过程　emotion and feeling process
人对客观事物的态度体验及相应的行为反应。由主观体验、生理唤醒、外部行为三部分组成。

04.061　情绪　emotion
对内外信息的态度体验及相应的行为和身体反应。以个体的愿望和需要为中介。

04.062　情绪反应　emotional response
由情绪引起的主观体验、表情、行为和生理唤醒。

04.063　心境　mood
一种微弱、持久、具有渲染性的情绪状态。有弥散和广延的特点。

04.064　应激　stress
机体对伤害性刺激物产生的一系列非特异性、适应性全身反应。

04.065　应急　emergency
机体应对出乎意料的突发事件、迫切需要或紧急情况的反应。

04.066　应急反应　emergency response

机体在紧急情况下产生的以交感神经–肾上腺髓质系统活动加强为标志的适应性全身反应。

04.067 情感 affection
一种和人的社会需要相联系的主观体验。具有较大的稳定性、深刻性和持续性。

04.068 理智感 rational feeling
认识和评价事物时所产生的情感体验和自我感受。

04.069 道德感 moral feeling
根据一定的道德标准在评价人的思想、意图和行为时所产生的主观体验。

04.070 美感 aesthetic feeling
根据一定的审美标准评价事物时所产生的愉悦的情感体验。

04.071 情感两极性 bipolarity of feeling
情感的各维度均可以用两种对立状态来表达的特征。

04.072 情绪维度 emotional dimension
情绪的动力性、机动性、强度和紧张度等多方面所固有的某些特征。

04.073 积极情绪 positive emotion
与个体需要满足相联系的感觉。通常伴随愉悦的主观体验和感受。能够提高个体活动的

积极性和活动效率。

04.074 消极情绪 negative emotion
当客观事物与个体的主观需求不相符时，产生的负性情绪体验和感受。影响个体活动的积极性和效率。

04.075 情绪情感的外部表现 external expression of emotion and feeling
情绪情感发生时伴随的某些可被观察到的外部表现或行为特征。如面部表情、姿态表情等。

04.076 表情 expression
情绪情感产生时身体各部分的动作量化形式。包括面部表情、姿态表情和语调表情等。

04.077 面部表情 facial expression
由面部（眼部、颜面、口部）皮肤、肌肉和腺体分泌变化所组成的复合模式。

04.078 姿态表情 gesture expression
躯干、四肢及头部动作所传达的表情信息。

04.079 语调表情 intonation expression
用语调所表达的情感、态度和口气。

04.080 感觉反馈 sensory feedback
个体通过身体的反馈活动激活和放大某些情绪状态，进而增强情绪和情感体验的过程。

04.04 动机与行为

04.081 动机 motivation
由目标或对象引导，激发和维持个体活动的一种内在心理过程或内部动力。

04.082 需要 need

有机体内部的一种不平衡状态。表现为有机体对内部环境或外部生活条件的一种稳定的要求，并成为有机体活动的源泉。

04.083 兴趣 interest

个体认识某种事物或从事某种活动的心理倾向。以认识和探索外界事物的需要为基础，是推动人认识事物、探索真理的动机。

04.084　信念　belief
个体对某种思想或准则坚信不疑的看法或心理状态。

04.085　价值观　sense of worth, opinion about value
个体按照客观事物对其自身及社会的意义或重要性进行评价和选择的原则、信念和标准。对个人的思想和行为具有一定的导向调节作用。是个体思想意识的核心。

04.086　动机类型　motivation type
根据动机的性质、作用、来源及需要，动机可分为不同的类型。包括生理动机、社会动机、原始动机、习得动机、有意识动机、无意识动机、内在动机、外在动机等。

04.087　生理动机　physiological motivation
有机体与生俱来的以自身生物学需要为基础，具有原始性、自发性且为人和动物所共有的动机。如饥饿、渴、母性和性欲等。

04.088　社会动机　social motivation
以人的社会文化需要为基础产生的动机。如交往动机、成就动机、权力动机等。

04.089　原始动机　primary motivation
以人的本能需要为基础，与生俱来的不需要经过学习而获得的动机。

04.090　习得动机　acquired motivation
后天获得的各种动机，即经过学习产生和发展起来的各种动机。如恐惧、赞许等。

04.091　有意识动机　conscious motivation
个体能觉察到的并对其内容明确的动机。

04.092　无意识动机　unconscious motivation
个体没有意识到的内在力量。作用在于发起、维持或指导行为以达到目标。

04.093　内在动机　intrinsic motivation
由个体内在需要引起的行为动机。

04.094　外在动机　extrinsic motivation
个体在外界要求与外力作用下所产生的行为动机。

04.095　耶克斯-多德森定律　Yerkes-Dodson law
一种反映动机水平和工作效率关系的理论。随着唤醒或工作动机与任务难度水平的增加，动机水平与工作绩效之间呈现出倒U形曲线关系。由耶克斯（R. M. Yerkes）和多德森（J. D. Dodson）于1908年研究并提出。

04.096　意志　will
个体有选择性地在自己的活动中设置一定目的，并为达到目的而自觉决定和组织自己行为的心理状态。

04.097　心理冲突　mental conflict
相互对立或排斥的目的、愿望、动机或反应倾向同时出现时所引起的一种心理状态。

04.098　趋-趋冲突　approach-approach conflict
又称"双趋冲突"。个体同时面对两个具有同样吸引力的目标，只能从中抉择其一时发生的心理冲突。如"鱼和熊掌不可兼得"。

04.099　避-避冲突　avoidance-avoidance conflict
又称"双避冲突"。个体同时面对两件不喜

欢或令人厌恶的事物，要回避其一就必然遭
遇另一件时所产生的心理冲突。

04.100 趋-避冲突 approach-avoidance conflict
个体对同一目标采取矛盾的态度，既向往
（喜欢），又拒绝（厌恶）时所发生的心理
冲突。

04.101 多重趋-避冲突 multiple approach-
avoidance conflict
个体必须在两个或两个以上各有优缺点的

事物或目标间抉择时所产生的心理冲突。

04.102 挫折 frustration
由于各种障碍而不能达到目的，或趋向目标
的进程受阻被延搁时的情绪反应。

04.103 意志品质 volitional trait
个体在生活中形成的比较稳定的意志特征。
良好的意志品质包括自觉性、果断性、坚韧
性、自制性。

04.05 人格与行为

04.104 人格 personality
又称"个性"。个体内在生理心理系统的动
力组织和由此决定的独特的思维、情感和行
为模式。

04.105 个性倾向性 individual inclination
个体对事物的选择性反应。推动个体活动的
动力系统，决定着人对周围世界认识和态度
的选择和趋向。包括需要、动机、兴趣、爱
好、态度、理想、信仰和价值观。

04.106 个性心理特征 mental characteristics
of individual
个体在社会活动中所表现出来的稳定特征。
包括气质、性格、能力等。

04.107 能力 ability
人们成功完成某项活动所必需的个性心理
特征。包括实际能力和潜在能力。

04.108 认知能力 cognitive ability
人脑获取、加工、存储、提取和利用信息的
能力。如观察力、想象力等。

04.109 操作能力 operation ability

个体运用自己的躯体和肢体完成各项活动
的能力。如艺术表演能力、体育运动能力等。

04.110 社交能力 sociability
个体在社会交往和活动中表现出来的能力。
如组织管理能力、判断决策能力等。

04.111 模仿能力 imitative ability
个体通过观察别人的行为、活动来学习各种
知识，并以相同的方式做出反应的能力。

04.112 创造力 creative ability
个体产生新思想、新发现和创造新事物的能力。

04.113 气质 temperament
表现在情绪和行动发生的速度、强度、持久
性、灵活性等方面的动力性和个性心理特
征。一种依赖于生理素质或和身体特点相联
系的特征。

04.114 性格 character
个体较稳定的态度和行为特征。是在社会实
践活动中形成的，对现实的稳定态度及与之
相适应的行为倾向性。

04.115 自我意识 self-consciousness

个体对自己身心状态的认识、体验和愿望。具有目的性和能动性等特点。对人格的形成、发展发挥调节、监控和矫正作用。

04.116 自我认知 self-cognition
个体对自己的洞察和理解。包括自我观察和自我评价等。

04.117 自我观察 self-observation
个体对自己的感知、思想和意向等方面的觉察。

04.118 自我评价 self-assessment
个体对自己的想法、期望、行为及人格特征的判断与评估。

04.119 自我体验 self-experience
伴随自我认识而产生的内心体验。是自我意识在情感上的表现，即主我对客我所持有的一种态度。

04.120 行为模式 behavior pattern
个体有动机、有目标、有特点的日常活动结构、内容和有规律的系列行为。使行为内容、行为方式定型化，并表现出个体行动的特点和行为逻辑。

04.121 A型行为模式 type A behavior pattern
行为模式类型之一。表现为雄心勃勃，易于激动，好争执，敏感但缺乏耐心，具有时间紧迫感、竞争和敌意。

04.122 B型行为模式 type B behavior pattern
与A型行为模式对应的行为模式类型。以性情温和，悠然自得，慢条斯理，不急不躁，容易满足，与世无争，有耐心，能容忍为特征。是抗压力的人格类型。

04.123 C型行为模式 type C behavior pattern
行为模式类型之一。表现为过度社会化，缺乏自我意识，以满足他人的需要为行为准则，过分容忍、姑息和谦让，压抑内蕴，怒而不发，自我克制等。

04.124 D型行为模式 type D behavior pattern
又称"忧伤人格"。行为模式类型之一。表现为沉默寡言、待人冷淡，缺乏自信心，有不安全感，性格孤僻、爱独处、不合群，情感消极，苛求自己，忧伤，容易烦躁、紧张和担心。

04.125 E型行为模式 type E behavior pattern
行为模式类型之一。表现为感情丰富、善于思索，很少具有攻击性，不善于人际沟通，也很少找别人的麻烦，情绪较为消极，自我评价偏于悲观。

04.126 坚韧人格 hardy personality
一种抗压力刺激的品性和人格。表现为吃苦耐劳、勇敢果断，性格愉快，很少烦恼。

04.127 权威人格 authoritarian personality
又称"专制人格"。一种人格类型。表现为对上级过度防御、对下级严格要求，执着于坚持自己的价值观。

05. 行为的社会学基础

05.01 行为社会化

05.001 行为社会化 socialization of behavior

个体通过向社会群体学习社会文化与行为

方式，形成社会所认可的行为模式的过程。

05.002　社会化　socialization
个体接受社会教化、习得言语、行为及其内在心理结构，从自然人转为合格社会成员的过程。

05.003　初级社会化　primary socialization
又称"基本社会化"。从婴幼儿到青少年时期的社会化过程。

05.004　次级社会化　secondary socialization
又称"发展社会化"。在初级社会化基础上进行的社会化阶段，通过教育系统和社会群体来完成特定社会角色的训练。

05.005　再社会化　re-socialization
个体迁移到与以往生活的社会文化差别很大的环境中时，接受全新社会文化与行为方式的过程。

05.006　过度社会化　over socialization
个体被社会规范所僵化，缺乏应有的适应社会变化所需灵活性和创造性的现象。

05.007　越轨行为　deviant behavior
违反一定社会的行为准则、价值观念或道德规范的行为。

05.008　社会化内容　content of socialization
个体社会化过程中涉及的个人适应社会的有关知识、态度、情感、思想观念、行为方式、社会角色等内容。

05.009　观念社会化　idea socialization
个体认同社会主导价值观的过程。通过社会化过程培养面向未来、符合社会要求的成员。

05.010　角色社会化　role socialization
个体按照社会期望、规范及与之相符的技能行事的过程。社会、民族、文化、风俗不同，对不同角色会有不同的期望和规范。

05.011　社会化心理机制　psychological mechanism of socialization
个体社会化过程中内在的心理机制、原理。包括社会学习机制、社会比较机制、社会角色引导、亚社会认同等。

05.012　社会学习理论　social learning theory
人类行为的获得是一种社会学习的过程，人们在社会情境中通过观察和模仿他人习得各种行为的理论。由阿尔伯特·班杜拉（Albert Bandura）最早提出。

05.013　替代强化　vicarious reinforcement
个体不必亲自体验而只需通过观察他人行为便能得到的强化。

05.014　模仿　imitation
社会学习的一种方式。个体在社会生活中主动仿效他人言行的社会心理现象。

05.015　自我强化　self-reinforcement
完成既定任务后的自我激励。使个体更趋向于完成该类任务。

05.016　自我监控　self-monitoring
个体为适应环境或符合他人期望进行的自我行为调整。

05.017　自我价值感　feeling of self-value
个体自我价值得到外界承认和自我确定之后的自我肯定体验。

05.018　自我判断　self-judgment
个体为自己行为确立某个目标，以此来判断自己的行为与"标准"之间的差距，并引起肯定或否定自我评价的过程。

05.019　自我反应　self-reaction
个体评价自我行为后产生的自我满足、自豪、自怨或自我批评等内心体验。

05.020　社会比较理论　social comparison theory
个体将自己的状态与他人的状态进行对比以获得自我评价的理论或学说。1954年由社会学家利昂·费斯汀格（Leon Festinger）首次提出。

05.021　自我定向　ego orientation
个体强调自己与他人横向相比，注重社会参照，以超过他人为目标的心理定向。

05.022　比较优势　comparative advantage
个体因先天的要素禀赋或后天的学习创新，形成的相对优势。包括相对竞争优势、相对合作优势。

05.023　优势比较　upward comparison
个体倾向于选择自己的优点或长处与某些社会特征接近的人进行比较的方式。有充分自信心的人常常与社会特征优于自己的人进行比较。

05.024　劣势比较　downward comparison
个体倾向于选择自己的缺陷或短处与某些社会特征接近的人进行比较的方式。自信心不足的人倾向与社会特征不如自己的人进行比较。

05.025　成就感　achievability
个体通过努力成功达到追求目标时所产生的一种心理上的满足。

05.026　自信　self-confident
个体发自内心的自我肯定与相信。是对自身力量的确信和估价。

05.027　自尊　self-esteem
个体对自己的全面评价及由此产生的对自我积极或消极的情感。

05.02　行为的社会控制

05.028　行为的社会控制　social control of behavior
社会依靠自己的力量影响、限制社会成员违反社会规范的行为，并赞扬利他行为的过程。

05.029　社会控制　social control
社会组织体系通过社会规范指导、约束社会成员的价值观念和社会行为，调节和制约各种社会关系的过程。

05.030　社会教化　social edification
社会通过执行者对社会成员进行教育感化和实施社会化的过程。与广义的教育同类。社会教化与个体内化是实现个体社会化的两个途径。

05.031　个体内化　individual internalization
个体人格社会教化的内容转化为自身的行为模式、人格特征和思维方式的过程。

05.032　利他行为　altruistic behavior
自发形成的、把帮助他人当作唯一目的，不期望日后任何酬赏和报答，出于完全自愿的一种社会行为。如援助、救助、捐赠等。

05.033　巴特森分类　Batson classification
由美国社会心理学家丹尼尔·巴特森（Daniel Batsen）提出的对利他行为的分类。利他行为应该指那些不图日后回报的助人行为，分为自我利他主义取向与纯利他主义取向两类。

05.034　自我利他主义　ego-altruism
助人者通过助人行为来减少自己的痛苦，使自己感到有力量或者体会到一种自我价值。

05.035　纯利他主义　pure-altruism
受外部动机的驱使，做出助人行为以减轻他人的痛苦，目的是为了他人的幸福。

05.036　共情能力　empathy ability
又称"同理心"。能够设身处地体验他人处境，达到感受和理解他人情感的能力。

05.037　社会控制类型　type of social control
按照社会控制的功能、性质、作用将社会控制进行分类，划分为不同的类型。如积极控制、消极控制、硬控制、软控制、内在控制、外在控制等。

05.038　积极控制　positive control
运用舆论、教育、宣传等手段对社会成员的价值及行为方式进行引导。如奖励、晋升、表彰等。

05.039　消极控制　negative control
对已经发生违规或违法行为的个体进行惩罚，对他人造成威慑。如记过、降级、判刑等。

05.040　硬控制　hard control
通过政权、法律、纪律、政策等强制性手段进行的社会控制。

05.041　软控制　soft control
依赖社会舆论、风俗、伦理、信仰、文化等进行的社会控制。

05.042　内在控制　internal control
社会成员将社会规范内化、认同社会规范并用其约束自己的思想行为的控制。

05.043　外在控制　external control
依靠外部力量使个体或团体服从社会规范的控制。

05.044　社会控制方法　method of social control
通过不同的社会控制手段达到控制社会成员行为的方法。

05.045　习俗控制　custom control
依靠人们在日常群体生活中逐渐形成、为大多数人所认同的行为准则和习惯的社会控制。

05.046　道德控制　moral control
通过社会舆论和个人内在信念促使人们自觉遵守社会行为规范的控制。

05.047　法律控制　legal control
通过国家制定的法律、法规、条例、法令等对社会成员实施的具有约束力的社会控制。

05.048　宗教控制　religious control
以教规和宗教仪式作为社会控制手段，通过教育和惩罚两种方式约束其信徒的行为。

05.049　舆论控制　public opinion control
以社会舆论的形式作为社会控制手段，引导或改变社会成员的想法和行为。

05.050　社会控制理论　social control theory
用以解释社会控制在减少人类犯罪行为中作用的理论。包含社会联系理论和遏制理论等。

05.051　社会联系理论　social bond theory

又称"社会键理论"。人具有动物性，具有犯罪倾向，因此需要社会联系（社会键）来减少犯罪倾向的理论。社会联系可分为4种：依附、奉献、参与、信念。1969年由心理学家特拉维斯·赫胥（Travis Hirschi）提出。

05.052　遏制理论　containment theory
个体运用内在自我控制（包括自我形象、个人奋斗目标、不利环境的容忍程度及规范）有效防止个人犯罪，借助外在控制（如规范和法律）能更好地稳定社会秩序，促进社会发展的理论。

06.　行为学动物实验技术

06.01　动物造模技术

06.001　动物实验　animal experiment
为获取生物学或医学领域新知识、解决疑难问题而使用动物进行的实验研究。

06.002　抑郁症造模技术　depression modeling technology
为获得具有抑郁样行为表现的动物模型采取的一系列技术方法。

06.003　应激造模技术　stress modeling technology
利用各种紧张性刺激物或事件（应激源），引起动物个体生理和心理非特异性反应，以制作应激动物模型的一系列技术方法。

06.004　行为绝望模型　behavioral despair model
利用一系列造模技术手段获得的具有典型活动性降低、快感缺失等"行为绝望状态"特征的动物模型。

06.005　强迫游泳　forced swimming test, FST
将实验动物置于局限的水环境中，提供一个无可回避的压迫处境，记录处于该环境中动物表现出的典型"不动状态"和"行为绝望状态"的动物实验。

06.006　习得性无助模型　learned helplessness model
将动物置于不可逃避并持续给予厌恶刺激的环境中一段时间后，动物产生绝望行为，表现为对刺激不再逃避，并伴有活动性降低、攻击性减少、食欲下降和体重减轻等相关表现的实验模型。

06.007　社会心理应激模型　social psychological stress model
模拟社会性应激源情境而建立的一类应激模型。可以从生理和心理等方面评估应激后动物的情绪和认知等行为。

06.008　早期应激−孤养抑郁模型　depression model of early stress solitary
通过动物的早期孤养（如灵长类动物的亲子分离、群养动物的孤养、配对动物的雌雄分离等），模拟早期创伤性事件导致的抑郁症易感风险增加，可作为孤独、社会交往减少或异常的抑郁性障碍动物模型。

06.009　社会挫败应激模型　social frustration stress model
将月龄和体重占优势的雄性大鼠作为居住者（攻击者），对入侵动物进行攻击，入侵者自发活动和探索行为显著减少，表现出社交回避、绝望状态等抑郁症相关行为表现的实验模型。

06.010 群居接触模型 social community model
实验动物在一个陌生环境没有建立自己的领地前，表现出渴望接触的动机，通过新颖环境和强光条件作为致焦虑刺激，建立起来的实验动物群居相互接触模型。

06.011 慢性不可预知温和应激模型 chronic unpredictable mild stress model
实验动物长期接受慢性、不可预知的温和刺激，以模拟人类日常生活中接受慢性低强度应激的实验动物模型。

06.012 手术型抑郁造模 modeling technique of operative depression
利用手术范式或相关操作获得具有抑郁样行为表现动物模型的一系列技术方法。

06.013 嗅球切除模型 olfactory bulb removal model
通过切除嗅球改变动物的多种行为学表现，如自发活动增加、学习记忆功能降低、应激反应增强、进食和性行为改变等，模拟抑郁症部分临床表现的动物模型。

06.014 卒中后抑郁模型 post stroke depression model
通过闭塞大脑中动脉导致局部脑缺血，联合孤养及束缚应激等方法，引发动物出现卒中后抑郁样行为表现的实验模型。

06.015 药物诱导抑郁造模技术 drug induced depression modeling technology
利用给予药物的方式获得具有抑郁样行为表现动物模型的一系列技术方法。

06.016 利血平拮抗抑郁模型 reserpine antagonizing depression model
静脉注射利血平可使神经末梢囊泡内神经递质逐渐减少以至耗竭，动物出现眼睑下垂、体温下降及僵直等抑郁样行为表现的动物模型。

06.017 阿扑吗啡拮抗抑郁模型 depression model antagonized by apomorphine
通过给动物皮下注射大剂量吗啡，引起动物体温下降、活动减少、僵直等抑郁样表现的动物模型。用于评价、筛选具有去甲肾上腺素重摄取抑制作用，或增加去甲肾上腺素传导作用的抗抑郁药物。

06.018 色胺惊厥增强实验 enhancement test of tryptamine convulsion
通过静脉注射大剂量色胺，引起动物出现阵挛性惊厥表现的急性动物实验。

06.019 5-羟色胺诱导的甩头行为模型 head flick model induced by 5-hydroxytryptamine
通过给予5-羟色胺，引起动物明显的头部规律性摇摆行为表现的动物模型。常用于筛选作用于5-羟色胺及去甲肾上腺素系统的抗抑郁药物。

06.020 小鼠育亨宾诱导致死实验 lethal experiment induced by yohimbine in mice
通过皮下注射一定剂量育亨宾，引起动物死亡的实验方法。记录给药后一定时间内动物死亡率，主要用于研究具有单胺再摄取抑制作用的抗抑郁药药效的实验。

06.021 苯丙胺戒断抑郁模型 amphetamine withdrawal depression model
通过逐步增加苯丙胺剂量建立物质依赖模

型，随后动物戒断后获得自然奖赏（如糖水或性的动机）减少，并且在强迫游泳和悬尾实验中表现出绝望状态的实验模型。

06.022 氯米帕明诱导抑郁模型 depression model induced by clomipramine

通过给予足够量氯米帕明引起成年动物抑郁样行为表现，如快速眼动睡眠异常、雄性鼠性行为减少等改变的实验模型。

06.023 条件饲养抑郁造模技术 modeling technique of depression in conditional feeding

通过改变饲养条件获得具有抑郁样行为表现动物模型的一系列技术方法。

06.024 地鼠压抑模型 hamster depression model

通过人为将两只雄性地鼠置于同一环境中，使一只地鼠处于"强者"角色，而另一只处于被压迫状态的地鼠出现体重下降、自主活动减少等抑郁样行为表现的动物模型。

06.025 分离模型 separation model

人为使实验动物个体和与其具有一定社会关系的同类个体强制分开饲养的造模方法或手段。通常包括母婴分离模型和社会隔离模型等。

06.026 母婴分离模型 maternal separation model

一种早期社会剥夺方式。将动物出生后至断乳前的个体与其依恋对象强制分离，造成个体成年后甚至更早发生抑郁样行为表现的动物模型。

06.027 社会隔离模型 social isolation model

又称"群居分离模型（social separation model）"。通过长期孤养导致群居动物出现进食减少、体重下降及抑郁焦虑样情绪或行为异常的动物模型。

06.028 妊娠抑郁动物模型 animal model of depression during pregnancy

通过一系列方法诱导受孕动物出现不同程度抑郁样行为表现的动物模型。

06.029 遗传型抑郁造模技术 modeling technique of hereditary depression

通过基因工程技术制成有抑郁或抗抑郁行为表现的动物模型的技术。如5-羟色胺转运体基因敲除小鼠更容易表现出行为绝望和快感缺失，5-HT$_{1A}$受体基因敲除小鼠则表现为抗抑郁表型。

06.030 弗林德斯敏感系大鼠模型 Flinders sensitive line rat model

为增加对抗胆碱酯酶的反应而选择性培育的大鼠模型。具有抑郁样行为特征，对胆碱激动剂敏感。

06.031 魏–凯大鼠模型 Wistar-Kyoto rat model

又称"日本京都种Wistar大鼠模型"。由美国国立卫生研究院于1971年从京都医学院引入封闭Wistar种群，之后培育得到的品系。除用于研究心脑血管疾病外，还适用于抑郁、应激、成瘾等研究。

06.032 糖皮质激素受体基因突变小鼠模型 mouse model of glucocorticoid receptor gene mutation

利用转基因技术使小鼠糖皮质激素受体基因突变，采用糖皮质激素受体缺陷的转基因小鼠，结合环境应激技术实现的动物模型。

06.033 衰老动物造模技术 modeling technology of aging animal

利用一系列造模技术手段获得具有不同程

度衰老特征的动物模型的方法。

06.034　自然衰老动物模型　natural aging animal model
利用自然增龄衰老的动物（如大鼠、小鼠）实现机体组织退行性变化（衰老）的动物实验模型。

06.035　快速衰老动物模型　rapid aging animal model

采用不同程度快速衰老的近交系小鼠（如SAM品系小鼠），实现机体组织快速老化的动物实验模型。

06.036　诱发性衰老动物模型　induced aging animal model
通过将D-半乳糖注入小鼠颈部皮肤诱发动物衰老特征，如学习记忆能力下降、行动迟缓、毛发稀疏、皮质神经元线粒体膨胀或空泡样改变等表征的动物实验模型。

06.02　动物实验给药技术

06.037　给药　drug delivery
通过不同的途径使不同剂型的药物进入机体内的过程。

06.038　尾静脉给药　caudal vein administration
通过小鼠尾静脉将药液直接注入血液的实验方法。

06.039　气管给药　tracheal administration
将药物通过气管插管或其他连接气道与外界空气的通道滴入，直接作用于气管，迅速高效发挥药物作用的实验方法。

06.040　腹腔注射给药　intraperitoneal injection

administration
将较大剂量药液直接注入胃肠道浆膜以外、腹膜以内的实验方法。

06.041　脑部给药　brain administration
通过在动物脑部埋置套管，将药物直接注射到脑室或脑实质中的实验方法。

06.042　灌胃给药　gavage administration
利用灌胃针经动物口腔将药液直接注入动物胃部的给药方法。

06.043　去势　castration
将动物以化学或外科手术等方式除去主性腺或使其丧失性功能的技术方法。

06.03　动物行为实验技术

06.044　学习记忆功能检测　detection of learning and memory function
采用特定的实验装置和条件，检测动物学习和记忆能力的一类实验技术方法。

06.045　环境条件实验　conditional experiment based on environment
以多种线索或不同环境作为条件刺激，结合非条件刺激，使受试动物形成条件–非条件性

配对，可以对其空间、参考物等学习和记忆能力进行检测的实验技术。

06.046　主动逃避实验　active avoidance experiment
利用动物好暗避光的特性和对厌恶刺激（如足底电击）的恐惧等建立条件反射以评价动物认知功能的一类实验。要求动物主动逃离厌恶刺激。

06.047　被动逃避实验　passive avoidance experiment
利用动物好暗避光的特性和对厌恶刺激（如足底电击）的恐惧等建立条件反射以评价动物认知功能的一类实验。要求动物遏制自己而不接近厌恶刺激。

06.048　T迷宫实验　T-maze experiment
采用T迷宫（通常由一个主干和两个选择臂组成的"T"形装置）检测动物空间学习能力的一类实验。

06.049　Y迷宫实验　Y-maze experiment
采用Y迷宫（由从一个中央平台放射出三个臂，各臂间成120°夹角的三个完全相同的臂组成的装置）检测动物空间记忆能力的一类实验。

06.050　O迷宫实验　O-maze experiment
采用O迷宫（距地面一定高度，具有两个相对封闭和两个开放象限的圆环平台装置），利用动物对新异环境的探索特性和对高悬敞开臂的恐惧，检测动物焦虑状态的一类实验。

06.051　莫里斯水迷宫实验　Morris water maze experiment
采用莫里斯水迷宫（直径1~2m的内置逃生平台的圆形水池装置）强迫动物游泳，学习寻找隐藏在水中平台的实验。主要用于研究动物的空间学习和记忆能力。

06.052　八臂迷宫实验　eight arm maze experiment
又称"放射迷宫实验（radial maze experiment）"。采用八臂迷宫（由一个中央平台呈对称放射性发出八个完全相同的臂组成的装置），通过分析动物进入每臂的策略、次数、时间、路线等参数检测动物空间记忆能力的实验。

06.053　社会性记忆实验　social memory experiment
通过测试动物与熟悉或陌生同类个体的接触时间，研究和评价其社会性记忆能力的一类实验。

06.054　巴恩斯迷宫实验　Barnes maze experiment
利用巴恩斯（Barnes）迷宫（由距地面有一定高度的可旋转圆形平台和平台周边一定数量的等距离圆洞组成的装置）检测动物参考记忆和空间记忆能力的实验。

06.055　位置识别实验　position recognition experiment
通过改变两个相同物体在空间上的相对位置，检测动物识别平面和空间位置能力的实验。

06.056　穿梭箱实验　shuttle box test
利用穿梭箱实验系统（由小门相连的两个箱组成，箱底为不锈钢栅，可给予动物足底电击，同时配备听觉、视觉刺激装置）检测和评估啮齿类动物不同形式的与恐惧暗示关联的条件回避（包括主动回避和被动回避）学习能力的实验。

06.057　新物体识别实验　novel object recognition test
动物不依赖于空间提示，识别和记忆新颖（或陌生）物体的实验。

06.058　抑郁情绪检测技术　depression detection technology
采用特定的实验装置和方法，检测动物抑郁情绪的一类实验技术。

06.059　悬尾实验　tail suspension test
利用小鼠悬尾后逐渐放弃挣扎进入特定抑郁样状态的实验。多用于抗抑郁药物的筛选。

06.060　社会行为实验　social behavior experiment
基于小鼠天生善群居，对同类陌生个体、新物件具有探索倾向的特性，通过记录两只或多只小鼠相互接触的频率、时间等指标，来判断动物社交能力的实验。

06.061　习得性无助实验　learning helplessness experiment
一种利用动物置身不可逃避的厌恶刺激环境（如足底电击）产生绝望，对刺激不再逃避的适应性反应的实验。用于抑郁样行为的造模和易感性检测。

06.062　糖水偏好实验　sucrose preference test
以对糖水的喜好程度作为快感缺失指示器，研究啮齿类动物快乐能力和快感缺失的一类实验。

06.063　恐惧和焦虑情绪检测技术　fear and anxiety detection technology
采用特定的实验装置及方法检测动物恐惧和焦虑情绪的一类技术方法。

06.064　明暗箱实验　light-dark box test
利用依据啮齿类动物趋暗避明的习性设计的装置，记录动物在一定时间内的穿箱次数及分布在明箱和暗箱的滞留时间，以反映动物焦虑样行为的实验。

06.065　高架十字迷宫实验　elevated plus maze test
利用动物对新异环境的探究特性和对高悬敞开臂的恐惧，形成矛盾冲突行为来考察动物焦虑状态的实验。

06.066　超声记录实验　ultrasonic recording experiment
通过记录动物在不同情境下（如母婴分离、社交等）高频发声的频率、幅度及波形等参数，反映"动物语言"发育和"社会交流"等能力的实验。

06.067　旷场实验　open field test，OFT
用于检测动物自发活动行为和探究行为的一类实验。是评价动物自发活动及焦虑状态的行为学实验。

06.068　孔板实验　hole board test
利用新奇和恐惧两个因素来控制动物在新异环境下的行为，用于检测动物焦虑状态和刻板行为的一类实验。

06.069　饮水电击冲突实验　drinking water shock conflict experiment
利用饥渴实验动物对水的需求心理与饮水时遭受电击的恐惧心理之间的矛盾冲突，检测动物焦虑情绪程度的实验。

06.070　场景恐惧实验　contextual fear experiment，conditioned fear experiment
利用声音或者黑暗环境作为条件刺激，以厌恶性刺激（如足底电击）作为非条件刺激，检测小型啮齿类动物（大鼠、小鼠）环境相关条件性恐惧的实验。

06.071　药物成瘾检测技术　drug addiction testing technology
采用特定的实验装置和方法检测动物对药物敏化、成瘾、戒断或辨别的一类技术方法。

06.072　条件性位置偏爱实验　conditioned place preference test，CPP test
将实验动物置于条件性位置偏爱箱的白色观察区，并给予精神依赖性药物，观察实验动物在条件性位置偏爱箱黑色区和白色区活动情况的实验。多用于精神依赖性药物研究和筛选。

06.073　颅内自刺激实验　intracranial self-stimulation experiment

利用实验动物学会自己提供简短电脉冲到自己大脑特定区域的实验装置，评估各种成瘾性滥用药物的奖赏促进和快感缺乏效果的实验。

06.074　药物敏化实验　drug sensitization experiment

观察成瘾药物诱导的行为敏化、动物觅药行为和复吸行为的发生和维持因素影响的一类实验。

06.075　药物戒断实验　drug withdrawal experiment

连续给予动物一段时间的受试药物后突然停药，观察动物出现戒断症状并研究受试药物成瘾性潜力的实验。

06.076　静脉自我给药实验　intravenous self-administration experiment

给动物静脉内植入导管，在动物完成一定的操作训练后，通过给定的控制系统，从静脉给予预先设定的药物，模拟物质滥用行为的动物实验。

06.077　药物辨别实验　drug discrimination experiment

动物辨别或区分两种或两种以上药物的情形，并产生不同行为反应的实验。

06.078　酒精消耗实验　alcohol consumption experiment

在适宜温度和湿度环境中，将动物单只饲养，记录酒精的消耗量，衡量动物对酒精偏好的指标（酒精消耗量占摄入液体总量的百分比和酒精消耗绝对量）的实验。

06.079　注意缺陷功能检测技术　attention defect function detection technology

采用特定的实验装置和方法，检测动物注意力等感知觉能力的一类技术方法。

06.080　前脉冲抑制实验　prepulse inhibition experiment，PPI

给予强刺激之前呈现一个弱刺激（即前脉冲刺激），抑制随后引发的震惊反射的实验。通过测量抑制率评价多种精神疾病相关病理心理状态下，大脑适应复杂环境的状况。

06.081　听觉惊吓反应实验　auditory shock response experiment

通过设置不同音频刺激的幅度、频率和时程等参数，检测动物对听觉惊吓反应程度的实验。

06.082　震惊条件反射实验　startle reflex experiment，shock conditional reflex experiment

采用震惊条件反射系统（内含高度敏感重量传感器的装置），通过记录动物受到强烈刺激后的微小运动变化，检测动物感觉信息加工能力的一类实验。

06.083　潜伏抑制实验　latent inhibition experiment

使一个刺激反复呈现而未被强化，这种前呈现将干扰随后涉及该刺激的学习任务的实验。用于检测动物在信息加工、感觉传入控制及执行功能等方面的实验。

06.084　序列反应时任务　sequence response time task

以反应时作为指标，以序列规则下操作成绩和随机序列下操作成绩之差来表示内隐学习的学习量的动物实验。

06.085　活动和运动缺陷检测技术　activity-motion defect detection technology

利用特定的实验装置检测实验动物自发活动、运动能力和协调性的技术方法。

06.086　节律性跑轮实验　rhythmic running wheel experiment
利用自主活动跑轮装置，依靠动物自发运动驱动跑轮转动，长时间定量记录动物的活动曲线，以检测动物昼夜生理节律、运动功能的一类实验。

06.087　转棒实验　rotarod test

利用滚筒测量装置，通过记录动物保持在加速滚筒上不掉落的时间，检测啮齿类动物的运动协调性和平衡感的一类实验。

06.088　三箱社交实验　three-chamber social interaction test
利用特制三箱装置，记录小鼠靠近位于实验箱两侧装有陌生小鼠笼子的时间，检测小鼠的社交能力、社交新颖性偏好和社交记忆的一类实验。

07.　健康相关行为

07.01　健　康　行　为

07.001　健康行为　health behavior
有利于促进和保持健康的积极行为。

07.002　健康习惯　health habit
长时间养成、不易改变的健康行为方式。

07.02　健康促进行为

07.003　健康促进行为　health promoting behavior
个体或者群体所表现出的在客观上有利于增进、促成自身和他人健康的一系列行为。

07.02.01　预防与干预

07.004　内在刺激　internal stimulus
源自机体内在的生理或心理刺激。

07.005　外在刺激　external stimulus
源自外界的各类刺激。

07.006　自然情境　natural situation
让个体处于一种自然环境，从亲身体验中感受学习的情景。

07.007　社会情境　social situation

社会环境中直接影响个体或群体行为或心理的部分。

07.008　预防性干预　preventive intervention
有目的、有计划地采取医学、心理、教育措施或社会治理措施，介入原发展过程，改变发展方向、发展速度或发展形态，从而避免或减轻不良发展后果的一种干预方式。

07.009　普遍性干预　universal intervention
面向大众，针对某些导致人群发病率增加的危险因素，进行教育或宣传性干预的一种方式。

07.010 选择性干预 selective intervention
针对未出现问题或障碍，但风险高于一般人群的特殊人群，实施有针对性的预防性干预。

07.011 指导性干预 guiding intervention

针对有轻微问题或困扰的亚健康群体开展的预防性干预。

07.012 治疗性干预 therapeutic intervention
采用一定临床手段、技术对特定个体有针对性的干预方式。包括手术、药物、行为或心理干预方法。

07.02.02 合 理 膳 食

07.013 热价 thermal equivalent
又称"卡价（card price）"。每克某种食物氧化（或在体外燃烧）时所释放的热量。

07.014 氧热价 thermal equivalent of oxygen
某种食物氧化时每消耗1L氧所产生的热量。

07.015 呼吸商 respiratory quotient，RQ
营养物质在体内氧化时，同一时间内CO_2产生量与O_2消耗量的比值。

07.016 合理营养 rational nutrition
人体每天从食物中摄入的能量和各种营养素的量相互间比例能满足机体在不同生理阶段、不同劳动环境及不同劳动强度下的需要，并使机体处于良好的健康状态。

07.017 每日膳食营养推荐摄入量 recommended daily dietary allowance
根据人体对营养的生理需要，推荐一日膳食中应该含有的能量及营养素的种类和数量。

07.018 膳食营养素参考摄入量 dietary reference intake
在每日膳食营养推荐摄入量的基础上，同时考虑降低慢性疾病风险的需要而提出的一组每日平均膳食营养素摄入量的参考值。包括平均需要量、推荐摄入量、适宜摄入量和可耐受最高摄入量。

07.019 膳食结构 dietary structure
膳食中各类食物的数量及其在膳食中所占的比例。

07.020 东方膳食模式 oriental dietary pattern
以植物性食物为主、动物性食物为辅的膳食模式。

07.021 发达国家膳食模式 dietary pattern of developed countries
以动物性食物为主的膳食模式。是多数欧美发达国家的膳食结构。属于营养过剩型膳食方式。

07.022 日本膳食模式 dietary pattern of Japan
一种动植物性食物较为平衡的膳食结构。以日本国民膳食模式为代表，膳食中植物性食物与动物性食物比例适当，膳食结构基本合理。

07.023 地中海膳食模式 Mediterranean dietary pattern
饱和脂肪摄入量低，不饱和脂肪摄入量高，食物中含大量复合碳水化合物，蔬菜和水果摄入量高的膳食结构。是居住在地中海地区的居民所特有的膳食结构。

07.024 膳食宝塔 dietary pagoda
结合居民膳食实际状况，把平衡膳食的原则

转化成每人每天应摄入各类食物的质量，形成的五层塔形食物结构。一个在营养上比较理想的膳食模式，同时注意了运动的重要性。各层位置和面积反映食物在膳食中的地位和应占的比例。

07.025　生酮饮食　ketogenic diet
脂肪高比例、碳水化合物低比例，蛋白质和其他营养素合适的配方饮食。

07.02.03　适　量　运　动

07.026　基础代谢　basal metabolism
人体在基础状态下的能量代谢。

07.027　基础代谢率　basal metabolism rate，BMR
基础状态下单位时间内的基础代谢。

07.028　体温　body temperature
又称"体核温度（core temperature）"。机体深部组织的平均温度。

07.029　体表温度　shell temperature
又称"体壳温度"。机体表面，包括皮肤、皮下组织和肌肉等的温度。

07.030　自主性体温调节　autonomic thermoregulation
在体温调节中枢的控制下，通过增减皮肤的血流量、发汗、战栗等生理反应，使机体产热量和散热量维持平衡，体温维持在一个相对稳定水平的调节方式。

07.031　行为性体温调节　behavioral thermoregulation
机体在不同环境中通过姿势和行为改变，特别是采取人为保温和降温措施，使体温保持相对稳定的体温调节方式。

07.032　代谢当量　metabolic equivalent
维持静息代谢所需要的耗氧量。

07.033　低强度身体活动　low intensity exercise
需要轻微程度努力即可完成的身体活动。代谢当量维持在较低水平，如散步等。

07.034　中等强度身体活动　medium intensity exercise
需要中等程度努力并可明显加快心率的身体活动。代谢当量维持在中等强度水平，如快走、跳舞、搬运中等重量物品。

07.035　高强度身体活动　high intensity exercise
需要较大努力并造成呼吸急促和心率显著加快的身体活动。代谢当量维持在高强度，如跑步、爬山、搬运沉重物品等。

07.02.04　戒　　烟

07.036　烟焦油　tobacco tar
俗称"烟油"。烟草在不同温度下，不完全燃烧时形成的多种烃类及烃的氧化物、硫化物及氮化物的混合物。

07.037　烟草控制　tobacco control
通过消除或减少人群消费烟草制品和接触烟草烟雾，促进人类健康的一系列减少烟草供应、需求和危害的行为。

07.038　戒断症状　withdrawal symptom
机体对某些不良嗜好形成依赖后，在戒除或

改变该嗜好时出现的不适症状。

07.039 戒断率 withdrawal rate
成瘾者中成功戒除成瘾物质或成瘾行为的概率。

07.040 被动吸烟 passive smoking
俗称"二手烟（secondhand smoking）"。自己不吸烟，与吸烟者共处同一环境中，被动地吸入主动吸烟者喷出来的烟气和卷烟燃烧时散发在环境中烟雾的行为。

07.041 酗酒 indulge in excessive drinking
沉迷于无节制地过量饮酒。

07.042 戒酒 quit drinking
完全戒除饮酒的行为。

07.043 标准杯 standard drink
一杯含有特定分量的酒精（乙醇重量）的饮料。不同国家对"一标准杯"含有的酒精量定义不同。

07.044 急性酒精中毒 acute alcoholism
又称"醉酒（drunkenness）"。一次大量饮酒引起的机体急性功能异常。

07.045 慢性酒精中毒 chronic alcoholism
长期过量饮酒导致的机体功能异常。

07.046 合理休息 rest reasonably
恰当合理地安排休息的频率、时间和方式。

07.047 社会适应 social adaptation
个体逐渐接受现有社会道德规范与行为准则，能够在规范允许的范围内对环境中的社会刺激做出反应的过程。

07.048 适应性 adaptability

生物体对所处生态环境和社会环境的生存能力或潜力。

07.049 适应性反应 adaptive response
抗体接受内外界环境变化刺激，为适应环境变化产生的应答性反应。

07.050 社会适应能力 social adaptability
人在自然环境和社会环境中，为了更好生存而进行的心理、生理及行为上的各种适应性改变，与自然和社会达到和谐状态的一种能力。

07.051 社会再适应 social readjustment
生活或社会事件发生后，个体进行调整并重新适应已变化社会生活的过程。

07.052 文化适应 acculturation
不同文化群体间持续不断地直接接触时，一方或双方原文化类型产生的变化。包括同化、分离、融合和边缘化等。

07.053 交叉适应 cross adaptation
个体经历某种逆境后，能够提高对另一些逆境的抵抗能力，是对不同逆境间相互顺应或适应的过程。

07.054 环境适应 environmental adaptation
个体对外界各种环境有约束的顺应和适应过程。

07.055 积极适应 positive adaptation
个体对周围环境（工作或生活）主动观察、询问，快速了解环境情况，不断做出恰当反应的过程。

07.056 社会网络 social network
由许多节点相互联结形成的相对稳定的社会关系体系。

07.057 健康信念 health belief
个体如何看待健康和疾病，如何认识预防措施和疾病易感性的心理状态。

07.03 健康危害行为

07.058 健康危害行为 health risk behavior
偏离个人和社会健康期望的一系列相对明显、确定的不良行为。

07.059 伤害 injury
使躯体组织或思想、感情等受到损害。

07.060 故意伤害 intentional injury
有目的、有计划地加害于他人并造成伤害。

07.061 暴力 violence
实施有意图或可能导致损害或破坏的行为。往往将暴力活动施加于他人，可能造成人身或财产损害。

07.062 自杀 suicide
一种与心理过程、社会环境和文化影响等因素密切相关，以自我结束生命为目的的自我毁坏性冲动行为。

07.063 蓄意自伤 deliberate self-harm
故意对自己身体造成伤害的行为。与自杀有所区别，有时作为自杀企图或自杀未遂的表现形式之一。

07.064 意外伤害 accidental injury
外来、突发、非本意的事件使机体生理和（或）心理受到损害。

07.065 食物过敏 food allergy
又称"食物超敏反应"。摄入体内的食物的某种组成成分，作为抗原诱导机体产生免疫应答而发生的一种变态反应性疾病。

07.066 食物中毒 food poisoning
摄入含有生物性、化学性有毒有害物质，或把有毒有害物质当作食物摄入后所出现的非传染性急性亚急性疾病。

07.067 职业中毒 occupational poisoning
劳动者在生产劳动过程中由接触生产性毒物而引起的中毒。

07.068 成瘾行为 addictive behavior
个体难以自控地从事某种活动或服用某种物质的行为。停止后常伴有戒断症状。

07.069 物质成瘾 substance addiction
对物质强烈渴求，并反复应用，以取得快感或避免戒断后产生痛苦为特点的一种精神和躯体病理状态。

07.070 非物质成瘾 immaterial addiction
不依赖物质的一种成瘾。表现为反复出现的、具有强迫性质的某种行为。成瘾者自身明白有躯体、心理、社会严重不良后果，仍然执意坚持。

07.071 不良饮食行为 unhealthy dietary behavior
人们按照日常生活中养成的对自身健康不利的饮食习惯，采取的不健康的饮食行为方式。

07.072 营养不良 malnutrition
由一种或一种以上营养素的缺乏或过剩所造成的机体健康异常或疾病状态。

07.073 营养缺乏 lack of nutrition
机体内缺少必需的营养素，在临床上引起各种表现的异常状态。属于营养不良的一种。

07.074 营养过剩 over nutrition

一种或一种以上的营养素摄入过多或机体摄入能量远超机体所需的状态。

07.075　偏食　partiality for a particular kind of food，dietary bias
只喜欢摄入某一种或某几种食物的不良饮食习惯。

07.076　缺乏体力活动　lack of physical activity
个体由活动和运动量少造成的体力活动量不足的行为。

07.077　静止行为　static behavior
躯体或肢体没有可观察到的任何形式运动的一种状态。

07.078　久坐行为　sedentary behavior
清醒状态下，任何长时间靠着或坐着的低能量消耗行为。

07.079　异常睡眠行为　abnormal sleep behavior
在睡眠期出现的各种不自主运动或行为异常。

07.080　失眠　lose sleep
有合适的睡眠机会和睡眠环境，个体对睡眠时间和（或）睡眠质量不满足并影响日间社会功能的一种主观体验。

07.081　嗜睡　drowsiness
不可抑制的睡眠发生。是一种过度的白天睡眠或睡眠发作。

07.082　夜惊　night terror
突然从睡眠中发生的觉醒。伴有强烈恐惧产生的惊吓、尖叫等异常行为。

07.083　梦魇　nightmare
噩梦，常伴有压抑感、胸闷而使睡眠者惊醒。

07.084　相关疾病行为　disease related behavior
日常生活和职业工作中，危害健康或导致疾病风险增加的行为。

07.085　疑病行为　hypochondriac behavior
担心或相信自己患有一种或多种严重躯体疾病，反复就医、反复要求医学检查的行为。

07.086　职业健康危险行为　occupational health risk behavior
职业过程中对劳动者健康状况造成不良影响的行为。

07.087　职业性紧张　occupational stress
又称"职业压力"。某种职业条件下，个体特征与职业（环境）因素相互作用，导致工作需求超过个体应对能力而发生的紧张反应。

07.088　技术性紧张　technological tension
因不能适应新技术而产生的一种职业性紧张。

07.089　职务紧张　job stress
因适应岗位或人际冲突而产生的一种职业性紧张。

07.090　疲劳　fatigue
（1）因体力或脑力劳动过度，机体需要休息的状态。（2）运动过度或刺激过强，器官、组织或细胞的功能或反应能力减弱的状态。如听觉疲劳。

07.091　疲劳样状态　fatigue-like state
由工作任务或环境变动太小所致的个体应激状态。包括单调乏味、警觉性降低和厌烦。工作或环境变化后，疲劳样状态可迅速消失。

07.092 职业倦怠 job burnout
个体在工作压力下产生的身心疲劳与耗竭的状态。一种厌恶工作、情绪低落、疲劳、个人成就感降低的综合征。

07.093 职业病危害作业 operation exposed to occupational hazard
劳动者在劳动过程中可能接触到影响劳动者健康的各种职业病危害因素的作业。

07.094 有毒作业 operation with toxic substance
劳动者在观察、操作和管理时经常或定时在有毒物的工作地点进行的生产劳动性作业。

07.095 生产性粉尘作业 operation with productive dust
在长时间漂浮固体颗粒物的环境中的工作和作业。

07.096 高温环境作业 operation with high temperature
高气温、强烈的热辐射或伴有高气湿（相对湿度≥80%）的异常作业条件、湿球黑球温度指数超过规定限值的作业。

07.097 噪声环境作业 operation with noise
在声音致人烦躁或音量过强，危害人体健康的环境中的作业。

07.098 职业伤害 occupational injury
又称"工伤""工作伤害"。在生产劳动过程中，由外部工作因素直接作用引起的机体损伤。

07.099 疾病行为 disease behavior
个体显示自身病感的行为。由于疾病的影响和心理社会因素的作用，个体感到痛苦与不适，认为自己患有疾病，感到焦虑、恐惧和忧虑，促使向他人诉述、请教乃至求医，要求休息等。

07.100 病感 illness perception
关于痛苦、不适、不健康或功能受限的主观感受。

07.101 异常患病行为 abnormal illness behavior
在自己患病相关问题上，异常、不可取的态度和行为。如过度检查和不遵医嘱、对身体不适的疑病态度、对疾病诊断的否认等。

07.102 求医行为 medical seeking behavior
个体因病或身体不适而寻求医疗帮助的行为或活动。

07.103 主动求医行为 active medical seeking behavior
人们为治疗疾病、维护健康而主动寻求医疗帮助的行为。

07.104 被动求医行为 passive medical seeking behavior
患者无法或无能力做出决定和实施求医行为，由第三者帮助代为求医的行为。

07.105 强制求医行为 forced medical seeking behavior
社会卫生机构、患者的亲友或监护人为维护社会人群和患者个人健康和安全，对患者给予强制性诊疗的行为。

08. 预防保健行为

08.01 阻断和控制危害行为

08.001 阻断和控制危害行为 blocking-up and control harmful behavior
为了达到预防保健的目的,在正确识别健康危险因素的前提下,主动阻断或控制危险因素的行为。

08.002 戒除不良嗜好行为 behavior of abstaining from bad habit
戒除对健康有危害的个人偏好的行为。如戒烟、戒毒、不酗酒、不滥用药物等。

08.003 避开环境危害行为 behavior of avoiding environmental hazard
主动回避生活和工作中自然环境与社会心理环境对健康有害因素的行为。如佩戴安全帽、耳塞、口罩等。

08.004 个人职业防护行为 individual occupational protection behavior
劳动者使用个人防护用品进行自我职业防护的行为。

08.005 预警行为 warning behavior
在疾病发生或健康风险事件发生前,提前准备、预先警告的动作和行为。

08.02 健康管理

08.006 健康管理 health management
采用现代医学和现代管理学理论、技术和手段,对个体或群体整体健康状况及影响健康的危险因素进行全面检测、评估、有效干预、连续跟踪服务的行为及过程。

08.007 疾病管理 disease management
协调医疗保健干预和患者沟通的系统,强调患者自我保健的重要性,支撑医患关系和保健计划,强调运用循证医学和增强个人能力的策略来预防疾病的恶化,以持续性地改善个体或群体健康为基准来评估临床、人文和经济方面的效果。

08.008 生活习惯管理 lifestyle management
通过行为干预和健康促进技术,促使人们远离不良行为和健康危险因素对健康的损害,预防疾病的发生发展,改善个体或群体的健康状态。

08.03 疾病预防

08.009 疾病预防 disease prevention
预防疾病(或伤害)和残疾在个体或群体内发生,阻止或延缓其发展的一系列活动。

08.010 三级预防体系 three levels of prevention system
全称"疾病的三级预防体系"。疾病从发生到结局的任何一个阶段都可以采取措施达到预防疾病的目的,根据预防活动发生在疾病自然史的阶段,可将预防工作分为三级。

08.011　一级预防　primary prevention
全称"疾病第一级预防"，又称"病因预防"。在疾病（或伤害）尚未发生时针对病因或危险因素采取措施，降低有害暴露水平，增强个体对抗有害暴露的能力，预防疾病或伤害的发生。

08.012　二级预防　secondary prevention
全称"疾病第二级预防"，又称"三早预防"。在疾病早期，症状体征尚未表现出来或难以觉察，通过及早发现并诊断疾病，及时给予适当的治疗，有更大的机会实现治愈，或通过治疗阻止疾病发展到更严重的阶段，或延缓疾病发展进程，以减少更复杂的治疗措施。

08.013　三级预防　tertiary prevention
全称"疾病第三级预防"，又称"临床预防"。在疾病的症状体征明显表现出来之后，通过适当的治疗和康复，降低疾病和残疾给个体、家庭和社会带来的危害。

08.04　保 健 行 为

08.014　保健行为　health care behavior
利用行为医学的原理和技术，提高人们对社会、心理、行为等各种致病因素的抵抗力，提高生活质量和健康水平的一系列活动。

08.015　自我管理行为　self-management behavior
正确、合理地利用卫生保健服务，维护自身身心健康的行为。如定期体检、预防接种等。

08.016　预防接种　vaccination, preventive inoculation
把疫苗接种在健康机体内，使个体在不发病的前提下，产生抗体获得特异性免疫。

08.017　人工主动免疫　artificial active immunity
又称"人工自动免疫"。人为地给予机体（注射或口服）含有抗原性的物质（疫苗），使机体主动产生特异性免疫。

08.018　人工被动免疫　artificial passive immunity
直接给机体注入免疫应答产物，如免疫血清或人免疫球蛋白制剂，使机体立即获得免疫力。主要用于紧急预防和免疫治疗。

08.019　人工被动和主动免疫　artificial passive and active immunity
同时给机体注射抗原物质和抗体，使机体迅速获得特异性抗体，并刺激机体产生持久的免疫力。

08.020　定期体检　regular physical examination
为早期发现疾病和影响健康的危险因素，每隔一段时间进行健康检查的行为。

08.021　健康咨询　health consultation
针对性、互动式的，改变咨询者的不良生活行为，降低疾病发生的危险因素，阻止疾病发生和发展的健康教育模式。

08.022　疾病筛检　disease screening
运用快速、简便的方法，将健康人群中那些可能或潜在患有疾病或缺陷的个体鉴别或检测出来的检测方法。

08.05　健康风险评估

08.023　健康风险评估　health risk assessment,
　　　　　HRA
用于描述或评价个体或群体未来发生特定
疾病或由某种疾病导致残疾或死亡的可能
性的方法。

08.024　风险识别　risk identification
在疾病或风险事故发生之前,运用各种手段连
续地认识、甄别各种风险,分析风险发生的潜
在原因的过程。包括感知和分析两个环节。

08.025　风险分析　risk analysis
在风险识别的基础上,对健康损失概率和损
失程度进行量化分析的过程。

08.026　风险评价　risk assessment
在风险识别和风险分析的基础上,将风险与
既定的风险准则相比较,确定健康风险的严
重程度并做出健康决策的过程。

08.027　疾病风险评估　disease risk assessment
又称"疾病预测(disease prediction)"。通过
个人生活方式评价、健康危险因素评价、疾病
风险评价及并发症风险评价,评估个体或目标
群体患特定疾病的风险程度的方法。

08.028　职业有害因素危险度评定　risk
　　　　　assessment of occupational hazard
综合职业有害因素的毒理学研究、作业环境监
测、生物监测、健康监护和职业流行病学调查
等的资料,对生产环境中存在的有害因素的潜
在作用进行定性和定量评价或认定,确定有害
因素可能损害健康程度的过程。

08.029　危险度管理　risk management
又称"风险管理"。根据危险度评定结果综
合考虑实际需要和现有技术水平,提出可接
受和最不可接受的危险度,按其等级水平确
定和实施相应控制及管理措施的过程。

08.06　健　康　干　预

08.030　健康干预　health intervention
针对各类人群的健康危险因素进行全面检
查、监测、分析、评估、预测、干预并维护
其身心健康的全过程。

08.031　健康干预方案　health intervention
　　　　　program
针对影响健康、与疾病密切相关的不良生活
习惯与行为方式,体检发现的异常结果等危
险因素制定的纠正、防治措施,以及采取的
系统性健康规划及健康促进策略。

08.032　个体行为矫正　individual behavior
　　　　　correction

通过宣传、咨询、指导、引导,同伴和家
庭施加影响,医务人员及健康管理工作者
设定指导方案等措施来改变危害个体健康
的行为的过程。

08.033　群体行为干预　group behavior inter-
　　　　　vention
通过政策规范、环境改变、咨询指导、健康
教育和集体辅导等方法,帮助具有疾病风险
的人群改变行为方式的过程。

08.034　营养干预　nutrition intervention
针对具有营养风险或营养不足的目标人群
制订营养支持计划并实施的过程。

08.035 营养教育 nutrition education
通过普及营养知识，提高人群对营养与健康的认识，改变人们的饮食行为，达到改善营养的一种有计划的教育活动。

08.036 营养配餐 nutritious meal
按照个体需要和食物中各种营养成分的含量，设计一天、一周或一段时间的食谱，使摄入的营养素比例合理，以达到膳食平衡要求的行为。

08.037 食品强化 food fortification
又称"食品营养强化"。根据不同人群的营养需要，向食品中添加营养素或天然食物成分，提高食品的营养价值以适合人体营养需要的一种食品深加工行为。

08.038 临床营养干预 clinical nutrition intervention
根据疾病的种类、病情、患者的营养状况等合理安排饮食，以增强机体抵抗力、改善代谢、积极促进疾病的转归，使患者早日康复的饮食干预行为。

08.039 营养监测 nutrition surveillance
以改善营养状况和条件为目的，长期动态监测人群的营养状况，同时收集影响人群营养状况的有关社会经济等方面资料的行为。

08.040 营养调查 nutrition survey
运用各种手段准确了解特定人群或个体营养指标的水平，以判断其当前的营养和健康状况的行为。

08.041 亚健康干预 subhealth intervention
对个体的亚健康状况及程度进行分析和判断，为亚健康个体或人群提供预防和治疗方案及康复建议的行为。

08.042 行为康复 behavioral rehabilitation
通过行为干预和训练，促进病、伤、残者的躯体、心理和社会功能障碍康复的过程。

08.043 康复 rehabilitation
综合协调地应用各种措施，使病、伤、残者已经损伤的功能尽快尽可能得到恢复和重建的过程。包括生理、心理和社会功能的恢复。

08.044 健康保护 health protection
又称"健康防护"。采取针对性的措施保护个体或人群免受来自外界环境有害物质对健康的威胁的方式。

08.045 职业健康监护 occupational health surveillance
以预防为目的，对接触职业病危害因素人员的健康状况进行系统检查和分析的活动。是发现早期健康损害的手段。包括职业健康检查、职业健康监护档案管理等。

08.046 职业卫生监督 supervision on occupational health
职业卫生监督管理部门依据国家有关法律法规、职业卫生标准和卫生要求，对职业卫生技术服务机构的职业卫生技术服务行为进行的监督检查。

08.047 健康保护策略 health protective strategy
为实现健康保护而制定的全局性指导思想和行动方针。

08.048 双向策略 two-pronged strategy
将降低人群暴露于危险因素平均水平的普遍预防和消除高危个体特殊暴露的重点预防结合起来的政策和措施。

08.049 全人群策略 population strategy
通过消除有害暴露或针对人群有害暴露的决定因素，采取措施降低人群的有害暴露水平，降低人群总的疾病负担，以公共卫生思维为导向实现的第一级预防策略。

08.050 高危人群策略 high risk strategy
对发病风险高的部分个体，为降低危险暴露水平及其未来发病风险，针对致病危险因素采取针对性措施的策略。

08.051 健康教育 health education
通过信息传播和行为干预，帮助个体和群体掌握卫生保健知识，树立健康观念，自愿采纳有利于健康的行为和生活方式的教育活动与过程。

08.052 健康指导 health coaching
健康教育的辅助性干预行动。运用医学、心理学、营养保健学及相关学科的专业知识，通过信息咨询和行为干预技术，为咨询者解答健康问题并指导健康保健方法。

08.053 健康促进 health promotion
增强人们控制影响健康的因素，改善自身健康能力的过程。

08.07 公共卫生监测

08.054 公共卫生监测 public health surveillance
长期、连续、系统地收集有关健康事件、卫生问题的资料，科学分析和甄别后获得重要公共卫生信息的过程。

08.055 主动监测 active surveillance
根据特殊需要收集特定健康事件或公共卫生领域资料的过程。

08.056 被动监测 passive surveillance
基层机构或个体报告公共卫生事件或资料，政府和专业监测机构被动接受的过程。

08.057 哨点监测 sentinel surveillance
根据疾病的流行特点，选择若干有代表性的地区和（或）人群，由设在各地的监测点按照统一的监测方案连续开展监测的过程。

08.058 伤害监测 injury surveillance
长期、连续地收集不同人群伤害的发生、死亡、伤残和经济损失等资料，阐明伤害类型、人群时间分布特点和趋势的监测方式。用于寻找与环境、人群和成本–效益相关的最优伤害预防与控制手段。

09. 医 患 行 为

09.01 医 护 行 为

09.001 医护行为 medical and nursing behavior
医生和护士在医疗卫生活动中的各种行为。

09.002 医护礼仪 medical etiquette
医护人员在医疗护理工作中，遵循的共同认可的言行规范和程序。是尊重患者、遵守职业道德的职业礼仪。

09.003　交往礼仪　social etiquette
人们在社会活动过程中形成的应共同遵守的行为规范和准则。

09.004　形象礼仪　image etiquette
个体形象的外在表现形式之一。社会和社交活动中共同认可和遵循的个人外貌文明和形象规范。

09.005　语言礼仪　language etiquette
社会交往过程中形成的语言规范和准则。

09.006　行为礼仪　behavior etiquette
社会交往过程中人们共同遵守的、良好的行为习俗、习惯和规则。

09.007　微笑礼仪　smile etiquette
人与人之间表示愉悦、欢乐、幸福的一种面部表达方式。

09.008　医护关系　doctor-nurse relationship, medical relationship
医生和护士在为服务对象共同服务过程中所形成的工作性人际关系。

09.009　医主护辅型医护关系　doctor as the main care as the auxiliary
医生为主，下达指令，护士执行医嘱，配合医生完成医疗任务的一种工作关系和模式。

09.010　师生关系型医护关系　teacher-student type doctor-nurse relationship, mentor-mentee type medical relationship
医生或护士均可成为对方的老师，共同探讨和完成医疗任务的一种工作关系和模式。

09.011　合作关系型医护关系　cooperative medical relationship, partnership type doctor-nurse relationship
医生和护士相互尊重、权利对等、相互合作，共同协商医疗方案的一种工作关系和模式。

09.012　友善陌生人关系型医护关系　friendly stranger type doctor-nurse relationship
医护双方正式交流信息，但保持一定的距离，没有过多交流的工作关系和模式。

09.013　敌对关系型医护关系　hostile doctor-nurse relationship
医护双方关系紧张甚至敌对，存在相互指责或威胁现象的工作关系。

09.02　医者角色

09.014　医者角色　doctor role
在医疗保健系统中掌握医疗卫生知识和医疗技能，进行疾病防治工作的专业技术人员。

09.015　医者权利　doctor right
在医疗卫生工作过程中医者应该享有的权利和应获得的利益。

09.016　医疗自主权　medical autonomy
医生不受他人的指使和控制，出于维护患者健康和整个社会所赋予的医学目的的自主的诊疗权力。

09.017　特殊干预权　right of special intervention
为诊治需要，医生有得到关于患者的现病史、既往史、遗传史、生活方式和个人隐私等方面的信息，宣告患者的死亡，对患者进行隔离等特定的权利。这种权利是其他任何职业所不具有的，表现出权利的特殊性，受法律保护。

09.018　医学研究权　right of medical research
医疗卫生工作者从事医学研究、学术交流、参加医学领域专业学术团体的权利。

09.019　人格尊严权　right to dignity of personality
自然人享有的人格尊严不受损害的权利。属于具有伦理性品格的权利，主体对自己尊重和被他人尊重的统一。是对个人价值主观和客观评价的结合。

09.020　医者义务　obligation of doctor
医生对患者、社会所负有的法律和道德职责。

09.021　告知义务　inform obligation
在医疗活动中，医疗机构及其医务人员如实告知患者的病情、医疗措施、医疗风险，并及时解答患者或监护人咨询的义务。

09.022　求得承诺义务　obtain commitment obligation
取得责任方或权利方有效承诺和说明的义务。

09.023　保护隐私义务　privacy protection obligation
医生为患者隐私保密的义务。

09.024　临床教学义务　clinical teaching obligation
临床教学医院及其医务人员指导医学生从事临床见习与实习的义务。

09.03　患者行为

09.025　患者行为　patient behavior
个体处于疾病状态或有病感时表现出来的行为。

09.026　病中保健行为　health behavior during illness
从发现疾病后到疾病治疗的过程中，科学合理地利用卫生保健服务，维护自身心身健康的行为。

09.027　遵医行为　compliance behavior
个体以健康为目的，遵照医护人员在医疗或健康方面的指导（医嘱）发生的行为。

09.04　患者角色

09.028　患者角色　patient role
又称"病人角色"。患者为自己的躯体或精神异常做出的、被社会承认并期待的行为方式。

09.029　患者权利　patient right
患者在法规和道德允许的范围内应该享受的利益。

09.030　平等医疗权　equal right to medical treatment
患者具有获得公正、平等、安全有效医疗和护理服务的权利。

09.031　疾病认知权　cognitive right of disease
患者不仅具有知晓各种诊疗手段的作用、成功率、可能引起的并发症及危险的权利，也具有在法律允许的范围内决定是否采取该诊治手段的权利。

09.032　隐私保护权　privacy protection right

在医疗过程中，患者对于由于医疗需要而提供的个人隐私，有要求医务人员保密的权利。

09.033　免除一定社会责任权　exemption from certain social responsibility
个体因病并获得医疗机构的证明后，有权根据疾病的性质和严重程度免除或部分免除其健康时的社会责任和角色的权利。

09.034　诉讼权　right of litigation
患者及其家属有权对医生的诊断结果和治疗措施提出疑问，并向卫生行政部门和法律部门提起诉讼的权利。

09.035　赔偿权　right of compensation
对于医务人员过失行为导致的医疗差错、事故，患者及其家属有提出经济赔偿要求的权利。

09.036　患者义务　obligation of patient
个体患病期间应当承担的社会和法律要求的责任。

09.037　及时就医义务　timely medical treatment obligation
个体患病后及时就医的义务。不仅是个体对自己的健康负责，也是对社会应尽的义务。

09.038　配合诊治义务　cooperation in diagnosis and treatment
患者有实事求是地提供病史，配合医生体格检查，遵从医嘱接受各项治疗手段与措施，改变不良生活方式等配合治疗的义务。

09.039　角色适应不良　role maladjustment
个体角色表现与角色的权利、义务及社会期望不适当、不协调的状态。

09.040　患者角色行为缺如　absence of patient's role behavior
个体患病后未能进入患者角色的现象。表现为患者未能意识到自己患病，或者意识到自己患病却拒绝进入患者角色。

09.041　患者角色行为冲突　patient's role behavior conflict
社会活动中患者承担一个或几个不同角色时，因不能胜任或不能协调出现的心理矛盾和行为冲突。

09.042　角色间行为冲突　interrole behavior conflict
同一个体同时承担两个或两个以上角色责任所引起的行为和心理冲突。

09.043　角色内行为冲突　intrarole behavior conflict
同一角色由不同期待引起的行为冲突。

09.044　患者角色行为减退　role behavior decline of patient
已经进入患者角色的个体，疾病还未痊愈时，过早地从患者角色中退出转入常态角色的现象。

09.045　患者角色行为强化　role behavior reinforcement of patient
患者不愿承认病情好转或痊愈，行为上表现出较强的退缩性和依赖性的现象。

09.046　患者角色行为异常　role behavior disorder of patient
患者因受病痛折磨而悲观、失望所导致的行为异常。

09.047　医患沟通　doctor-patient communication

医务人员与患者及其家属在医疗活动中，以保障和恢复患者健康为目的，围绕疾病诊治相关问题进行的交流。

09.048　[医患]沟通形式　[doctor-patient] communication form

人与人之间信息、情感或物品交流的方式或模式。如口头或书面、直接或间接、正式或非正式沟通等。

09.049　[医患]门诊沟通　[doctor-patient] outpatient communication

患者门诊就医时，医者与患者及其家属间相关信息的交流或沟通。

09.050　[医患]入院后沟通　[doctor-patient] communication after admission

患者入院（住院）后，医护人员与患者及其家属间相关信息的交流沟通。

09.051　[医患]护理沟通　[doctor-patient] nursing communication

护理人员与患者及其家属间相关信息的交流和沟通。

09.052　[医患]出院时沟通　[doctor-patient] communication at discharge

患者出院时，医护人员与患者及其家属间相关信息的交流和沟通。

09.053　[医患]沟通方法　[doctor-patient] communication method

在医疗实践中，医护人员与患者及其家属沟通过程中采取的交流方法。

09.054　预防为主的沟通　prevention oriented communication

医护人员之间、医护人员与患者之间有针对性的事前信息交流或沟通。

09.055　交换沟通对象　exchange communication object

医患之间沟通障碍或困难情况下，变换沟通主体或客体的方式。

09.056　书面沟通　written communication

在医患之间无法言语沟通，或规章要求需要存档等特定情况下的文字沟通方式。

09.057　请示后沟通　communication after asking for instruction

全称"请示后医患沟通"。请示上级医护得到授权条件下的医患沟通。

09.058　协调统一沟通　coordination and unified communication

医护内部、医患之间、医患之间研讨协调一致后，正式、规范的交流和沟通。

09.059　[医患]沟通语言　[doctor-patient] communication language

在医疗实践中，医患沟通时需要采取的特定语言。需要满足规范性、情感性和道德性的要求。

09.060　语言规范性　linguistic normalization

医疗实践过程中，医护人员应使用规范的语言（言语）和遵守语言规范与准则。

09.061　语言情感性　linguistic emotionality

医患交流过程中，医护人员职业要求的情感

和爱心表达。

09.062　语言道德性　linguistic morality
医患交流过程中，语言表达要符合社会和伦理学的道德准则与规范要求，遵守严肃、高尚和保密性原则。

09.06　医患关系

09.063　医患关系　doctor-patient relationship
医疗卫生活动中，医务人员为保障和促进患者健康与患者及其家属建立起来的特殊关系。

09.064　主动–被动型　active-passive model
全称"主动–被动型医患关系"。在医患关系中医者完全处于主动地位，具有绝对权威，患者完全处于被动地位的医患关系模式。

09.065　指导–合作型　mentoring-collaborative model
全称"指导–合作型医患关系"。医生和患者同处于主动地位，医生仍然具有权威性，以治疗疾病为目的而建立的一种医患关系模式。

09.066　共同参与型　mutual participation model
全称"共同参与型医患关系"。医生与患者具有同等的主动性和权力，两者相互依存，共同参与医疗决策和实施的一种医患关系模式。

09.07　医学行为

09.067　医学行为　medical science behavior
在医疗活动中出现的各种行为的总称。

09.068　诊疗行为　diagnosis and treatment behavior
以治疗、矫正或预防人体疾病、伤害、残缺或保健为目的诊察、治疗，或基于诊察、诊断结果而以治疗为目的的处置行为。

09.069　过度医疗　excessive medical treatment
医疗机构或医务人员违背临床医学规范和准则，超过客观需求的检查、诊断和治疗的行为。

09.070　过度诊断　overdiagnosis
给予患者远远超出疾病诊断和治疗需要的诊查行为。

09.071　过度治疗　overtreatment
治疗过程中，给予患者的远远超出所患疾病治疗客观需求的治疗手段。如所用药物过多或用药时间过长。

09.072　过度检查　overtesting
为患者提供超出患者自身疾病和临床诊断实际需求的医疗检查服务。

09.073　医疗过失　medical negligence
医务人员在医务活动中因违反医疗卫生管理法律、行政法规、部门规章、诊疗规范和诊疗常规，客观上有过失造成患者损失、损害的医疗行为。

09.074　医疗事故　medical malpractice
在医疗活动中，医疗机构或医务人员违反医护规章和诊疗规范或技术过失造成患者损伤、损害的事件。

09.075 医疗意外 medical accident
在诊疗过程中，不是故意或过失，受科学和技术水平限制，出现不可预见、不可抗拒或难以防范的不良损害或后果的事件。

09.076 分级诊疗 grading diagnosis and treatment
按照疾病的轻重缓急及治疗的难易程度进行分级，不同级别的医疗机构承担不同疾病的诊疗，逐步实现从全科到专业化的医疗过程。

09.077 基层首诊 first visit at the grassroots level
坚持自愿的原则，通过政策引导，鼓励常见病、多发病患者首先到基层医疗卫生机构就诊。

09.078 双向转诊 two-way referral
一种完善的转诊程序。危重病、疑难病患者向大中型医院转诊，常见病、疾病恢复期或慢性期患者向基层医院转诊的医疗和保健策略。

09.079 急慢分治 quick and slow treatment
以疾病谱、疾病分类分期、患者分类或手术分级诊疗管理等为切入点，明确急性病和慢性病的种类，以及同一疾病在不同发展阶段的急慢性程度，引导患者到适宜的医疗机构接受诊疗。

09.080 医疗纠纷 medical dispute
医疗卫生服务（包括诊断、治疗、保健、康复等）过程中，医疗卫生机构与患者之间的纠葛与纷争。

09.081 医疗技术纠纷 medical technology dispute

医疗卫生服务过程中，医疗卫生机构与患者之间关于医护技术领域的纠葛与纷争。

09.082 服务态度纠纷 service attitude dispute
医疗卫生服务过程中，医疗卫生机构或医疗卫生人员与患者之间关于服务态度领域的纠葛与纷争。

09.083 医疗收费纠纷 medical fee dispute
医疗服务过程中由医疗费用引起的纠葛与纷争。

09.084 医疗产品质量纠纷 medical product quality dispute
在预防、保健、医疗、护理、康复领域，生产企业、医疗康复机构和使用人之间关于产品质量方面的纠葛和纷争。

09.085 知情同意权纠纷 dispute over the right of informed consent
医疗卫生服务过程中，医疗卫生机构及医护人员的告知义务与患者及亲属的知情权、同意权之间引发的纠葛与纷争。

09.086 隐私权纠纷 privacy dispute
医疗卫生服务过程中由涉及患者隐私权引发的纠葛与纷争。

09.087 医疗安全 medical safety
医疗机构在向患者提供医疗服务的过程中，不发生允许范围以外的生理、心理、机体结构或组织器官功能障碍、缺陷或死亡。

09.088 医疗管理 medical management
对医疗活动全过程进行计划、组织、协调和控制，使医疗活动对变化的客观环境保持较强的适应性，以达到最佳医疗效果和效率为目的的管理活动。

10. 应激与应激相关障碍

10.01 应 激

10.001 生理性应激 physiological stress
又称"良性应激"。应激源不十分强烈且作用时间较短，引起机体轻度的应激反应。是机体对轻度内外环境改变和社会心理应激的一种重要的防御性适应或反应。有利于调动机体潜能，又不对机体产生严重影响。

10.002 病理性应激 pathological stress
应激强度过大和（或）作用时间过长，超出机体耐受能力时，破坏机体的内稳态引起机体显著应激反应的同时，对机体造成损害，引起心理或生理功能障碍的应激反应。

10.003 应激理论模型 theoretical model of stress
运用多种方法，从生物、心理、社会等方面对应激的发生原因及机制进行理论分析和研究的模型。

10.004 战斗–逃跑反应 fight or flight response
在应急状态下，机体以交感神经和肾上腺髓质系统兴奋为主的一种全身性反应。由生理学家沃尔特·坎农（Walter Cannon）在1929年提出并命名。

10.005 肾上腺皮质激素 adrenal cortex hormone
由肾上腺皮质合成并分泌的甾体类激素。主要包括糖皮质激素、盐皮质激素和性激素。

10.006 肾上腺髓质激素 adrenal medullary hormone
由肾上腺髓质中的嗜铬细胞分泌的激素。包括肾上腺素、去甲肾上腺素。

10.007 交感–肾上腺髓质系统 sympathetico-adrenomedullary system，sympathoad-renomedullary system
由交感神经和肾上腺髓质分泌的肾上腺素、去甲肾上腺素组成的神经–内分泌系统。

10.008 战斗反应 fight response
机体在面对威胁时，通过神经系统和内分泌系统的调控作用，躯体被迅速激活和唤醒，并做出对抗威胁的反应。

10.009 逃跑反应 flight response
机体在觉察到不可克服的威胁时，通过神经系统和内分泌系统的调控作用，迅速激活和唤醒躯体，做出逃避威胁或逃跑的反应。

10.010 僵住反应 freeze response
机体在面对应激情境时出现的一种停住、停止、"冻住"、不能动的状态。

10.011 应激反应模型 response model of stress
外界环境刺激引起机体内部生理状态的唤醒或产生全身性反应的模型。机体的应激反应包括警觉期、抵抗期、衰竭期三个阶段。由加拿大学者汉斯·塞里（Hans Selye）于1936年提出。

10.012 应激刺激模型 stimulation model of

stress
将生活事件作为自变量或刺激物，与某些疾病的发生、发展或转归具有因果联系的研究模型。认为应激、刺激是能引起个体焦虑、紧张的环境刺激因素或外部生活事件。

10.013　生活事件　life event
能够改变、影响正常生活，对人的生理、心理状态造成干扰的社会生活情景或事件。

10.014　负性生活事件　negative life event
对个体身心健康具有消极和负性作用的事件。

10.015　正性生活事件　positive life event
对个体身心健康具有积极和促进作用的事件。

10.016　社会再适应评定量表　social readjustment rating scale，SRRS
对特定时间内经历的应激生活事件进行计量评定的量表。由霍尔姆斯（T. H. Holmes）和雷赫（R. H. Rahe）于1967年编制并发表。

10.017　生活变化单位　life change unit，LCU
用于衡量不同生活事件所致紧张程度大小的计量单位。

10.018　应激过程模型　process model of stress
从应激源、应激中介因素和应激反应三个方面及其相互关系认识应激的一种心理应激理论模型。

10.019　应激源　stressor
引起应激反应的刺激物。是导致应激的直接原因。包括躯体性、心理性、社会性和文化性刺激物。

10.020　躯体应激源　somatic stressor
对人的躯体直接发生刺激作用的刺激物。包括物理、化学和生物性刺激物。

10.021　心理应激源　psychological stressor
来自人脑内的紧张性信息。主要指冲突、挫折和各种原因导致的心理性刺激。

10.022　社会应激源　sociological stressor
导致个人生活风格变化，并要求人们对其做出调整或适应的社会性因素或事件。

10.023　文化应激源　cultural stressor
由语言、风俗、习惯、风情、生活方式、宗教信仰等改变引起的应激刺激。

10.024　文化[性]迁移　cultural transfer
从一种文明环境或文化背景进入到另一种环境或文化背景中，使人面临全新生活环境、陌生风俗习惯和不同生活方式的现象。

10.025　正性应激源　positive stressor
对心身健康具有积极作用的应激源。

10.026　负性应激源　passive stressor
对心身健康具有消极作用的应激源。

10.027　客观应激源　objective stressor
不以个体的主观意志为转移，他人也能明显体验到的应激性事件。

10.028　主观应激源　subjective stressor
以个体主观因素为主的应激性事件。

10.029　应激中介机制　mediating mechanism of stress
机体将传入信息（应激源或环境需求）转变为输出信息（应激反应）的内在加工过程。是应激反应的中间环节。

10.030　应激心理中介机制　psychological mediating mechanism of stress
应激源及相应的应激反应之间发挥调控作

用的心理加工过程。

10.031 认知评价 cognitive appraisal
个体对应激源的性质、程度和可能的危害情况及面对应激源时可以调动的资源做出的评估。

10.032 初级评价 primary appraisal
全称"应激认知评价的初级评价"。对自己是否受到应激事件威胁做出的判断。

10.033 次级评价 secondary appraisal
全称"应激认知评价的次级评价"。对自己应对能力和资源条件的评估过程。判断是否能够对抗应激事件带来的威胁、伤害或挑战。

10.034 再评价 reappraisal
全称"应激认知评价的再评价"。随着事件的发展，人与环境之间关系发生了变化，个体对事件的性质与强度再次做出判断的过程。

10.035 应对方式 coping style
又称"应对策略（coping strategy）"。个体在应激期间处理应激情境、保持心理平衡的手段。

10.036 积极应对 positive coping
个体采取乐观心态、寻求帮助、解决问题等积极主动方式应对应激刺激的过程。

10.037 消极应对 negative coping
个体采用陷入自责或幻想、逃避应激情境等逃避或被动方式应对应激刺激的过程。

10.038 问题指向应对 problem focused coping
通过进行有针对性和建设性的准备，改善个体与环境之间不协调关系的一种应对过程。

10.039 情绪指向应对 emotion focused coping
个体对应激事件中所体验的情绪进行管理和调节的应对过程。

10.040 心理控制源 locus of control
又称"控制点"。个体对行为或事件结局的一般性看法。是在实际经验中积累下来的，有关发生在自我预期与行为结果之间因果关系的抽象概括。

10.041 自我效能 self-efficacy
个体对是否有能力完成某一行为所进行的推测与主观判断。

10.042 社会支持 social support
来自家庭、亲友和社会网络各方面的精神或物质上的帮助和援助。

10.043 应激生理中介机制 physiological mediating mechanism of stress
当应激源的信息被认知评价后，转化为应激反应的生理性调控过程。

10.044 应激神经机制 neural mechanism of stress
应激状态下，中枢神经接收、加工和整合应激信息，通过下丘脑-垂体-肾上腺皮质轴系统，调控机体出现的非特异性反应过程。

10.045 应激内分泌机制 endocrine mechanism of stress
应激状态下，机体通过下丘脑-垂体系统调控肾上腺皮质分泌肾上腺皮质激素，并调控机体做出应激反应的过程。

10.046 应激免疫机制 immunologic mechanism of stress
应激状态下，机体通过神经内分泌系统对免疫器官及其功能进行调控的过程。持续高强度的应激负荷可导致免疫功能异常。

10.047 应激反应 stress response
机体受到伤害性刺激时，以血液中促肾上腺皮质激素和糖皮质激素水平急剧升高为标志，引起的一系列生理、心理、行为等方面的非特异性适应性全身反应。

10.048 一般适应综合征 general adaptation syndrome，GAS
机体对内外环境刺激所产生的非特异性反应。一般可分为警觉、阻抗、疲惫三个阶段。

10.049 警觉阶段 alarm reaction stage
全称"应激一般适应综合征的警觉阶段"。受到紧张性刺激后，在最初的一个短暂过程中，机体有效行动并做好准备的阶段。为一般适应综合征的第一个阶段。

10.050 阻抗阶段 resistance stage
全称"应激一般适应综合征的阻抗阶段"。机体充分动员体内的潜能应对环境变化刺激的威胁，忍耐并抵抗长时间应激源带来的衰弱效应的阶段。为一般适应综合征的第二个阶段。

10.051 疲惫阶段 exhaustion stage
全称"应激一般适应综合征的疲惫阶段"。机体因能量耗竭进入疲倦衰竭状态的阶段。为一般适应综合征的第三个阶段。

10.052 应激生理反应 physiological response to stress
应激条件下机体表现出的生理变化。核心是下丘脑–垂体–肾上腺皮质轴的激活。

10.053 应激心理反应 psychological response to stress
应激条件下机体表现出的心理变化。大体上可分为情绪反应、自我心理防御反应等。

10.054 应激行为反应 behavioral response to stress
应激条件下机体在生理心理反应的基础上，为减少心理痛苦，维护自尊心，维持内心平衡，有意识地做出的认知性和行为性应对反应。

10.055 应激转归 outcome of stress
应激反应的发展趋向和结局。一般有积极性转归和消极性转归两种。

10.056 适应性改变 adaptive change
应激源强度相对较弱，但持久或频繁时，机体为增强抵御能力，保持机体内环境稳态做出的适应性反应。

10.057 一过性改变 transient change
当应激源强度较大，但时间短暂时，机体某些方面的稳定性受到影响，并发生一过性波动反应（如出现一些心身症状等），过后即消失的反应。

10.058 不可逆改变 irreversible change
当应激源的强度大且持久，超出了机体的承受和代偿范围时，机体内环境稳态出现失衡，发生永久性损害的反应。

10.059 磨损性改变 wear change
遭遇强度大且持久或频繁的应激刺激后，机体做出适应性改变以增强抵御能力的同时，出现不可避免的磨损性损伤。可导致抵御应激源能力下降，当再次遭遇到应激时，更容易出现应激性疾病。

10.060 瓦解性改变 disruptive change
当应激源强度大且具有冲击性时，机体内环境无法维持稳态，出现的崩溃性变化。如反应性精神病、突然死亡、自杀等。

10.061 心理防御机制 psychological defense mechanism

个体面临挫折或冲突的紧张情境时，内部心理活动中具有自觉或不自觉地解脱烦恼、减轻内心不安、恢复心理平衡与稳定的一种适应性过程。

10.062　建设性防御　constructive defense
又称"积极心理防御（positive psychological defense）"。正面并积极地面对挫折，找到科学方法和合理途径来应对挫折带来的不良反应和情绪状态的防御方式。

10.063　替代性防御　alternative defense
用另一种事物去代替自己未满足的需求、缺陷或不足，以减轻自身痛苦的应对方式。

10.064　攻击性防御　offensive defense
个体因负性事件而产生不愉快时，不能向应激源直接发泄，会利用转移作用，向其他对象以直接或间接攻击方式发泄的应对方式。

10.065　逃避性防御　evasive defense
个体以逃避性和消极性方式减轻自己在挫折或冲突时感受到的痛苦的防御方式。属于一种消极性防御。

10.066　掩饰性防御　disguised defense
又称"欺骗性防御（deceptive defense）"。面对应激性事件时，出现具有掩饰和自我欺骗性质行为的防御方式。

10.067　升华　sublimation
将不被社会认可的冲动（如愤怒、恐惧、性），转化或提炼为被社会认可的、具有建设性形式的过程。

10.068　幽默　humor
有趣、可笑或意味深长的表达方式。个体主动或者在遇到挫折、处境困难或尴尬时，用其调节氛围、化解困境，维持自己心理平衡。

10.069　补偿　compensation
当个体因自身生理或心理缺陷不能达到目的时，用其他方式来补救这些缺陷，以减轻焦虑、建立自尊心的方式。

10.070　幻想　fantasy
个体通过想象填补受到挫折后没有得到满足的心理。

10.071　投射　projection
把自己不喜欢或不能接受的冲动、欲望、观念，无意识地转移到外部世界或他人身上的一种应对反应或自我防御机制。

10.072　压制　suppression
个体有意识地将不为个人或社会文明规范接受的冲动、想法和愿望逐出意识的一种自我防御机制。

10.073　潜抑　latent inhibition
个体把意识中对立的或不能接受的冲动、欲望、情感或痛苦经历，不知不觉地压制到潜意识中，以至于当事人不能察觉或回忆，以避免痛苦的一种自我防御机制。

10.074　否认　denial
个体拒绝接受不愉快的现实，从而达到保护自我、减轻心理压力作用的一种自我防御机制。

10.075　退行　regression
个体遭遇挫折或应激刺激时，行为表现回到早期发展阶段，采用较幼稚方法应对的一种自我防御机制。

10.076　替代　substitution
个体在确立的目标与社会要求相矛盾或目标达成受阻时，改换目标或行为方式的一种自我防御机制。

10.077　转移　displacement

将对某个对象的情感、欲望或态度转移到另一较为安全的对象上，而使后者完全成为前者替代物的一种自我防御机制。

10.078　合理化　rationalization
又称"文饰"。个体以个人需要为理由解释自己不能改变的事实，或为自己辩解，用自我能接受、能宽恕的理由代替自己行为的真实动机或理由的一种自我防御机制。

10.079　反向形成　reaction formation
受到压抑的动机或观念以相反形式表现在有意识精神生活中的一种自我防御机制。

10.080　抵消　undoing
用象征性的事件和活动来尝试对冲、对消不能被意识所接受的欲望、冲动或行为的一种自我防御机制。

10.081　隔离　isolation
个体将自己与某种不愉快的情景隔离开来，以避免由此引起自身焦虑与不安的一种自我防御机制。

10.082　应激管理　stress management
个人和（或）组织采取一系列方法、策略和程序处理和应付应激问题的过程。

10.083　应激应对策略　stress coping strategy
个体用于控制、忍受、减轻应激刺激，将其影响降低到最低程度的心理和行为上特定的应答策略。

10.084　应激训练　stress training

针对受到应激刺激容易产生的身心不适而进行的适应能力训练。

10.085　应激免疫训练　stress inoculation training，SIT
又称"压力免疫训练"。将个体反复暴露于应激情境，使之逐步学会处理轻度的应激刺激，渐渐就能承受强度越来越强的应激刺激的训练方法。包括教育、演练、应用三个阶段。

10.086　认知重构　cognitive restructuring
鼓励个体识别与他们的问题相关的功能失调的思维和观念，质疑这些思维和观念的正当性，以产生并运用更多合适备择方案的应激管理方法。

10.087　应激控制训练　stress control training
一种主动减少个体应激时焦虑情绪的控制技术。包括理解应激反应、学习应对应激的心理技能和在应激情境中实际运用控制应激技术三个阶段。

10.088　问题解决训练　problem solving training
一种行为矫正技术。采用学习鉴别、发现和创造有效和适应性的策略来处理日常生活中问题的训练方法。包括问题定向、问题定义、产生解决途径、做出抉择、具体实施五个基本步骤。

10.089　时间管理　time management
通过事先规划和运用一定的技巧、方法或工具实现对时间的灵活、有效管理。

10.02　应激相关障碍

10.090　应激相关障碍　stress-related disorder
又称"反应性精神障碍""心因性精神障碍"。由强烈或持久的心理社会因素直接作用而引起的一组功能性精神障碍。

10.091 急性应激障碍 acute stress disorder

个体遭受到急剧、严重的精神创伤性事件后数分钟或数小时内产生的一过性精神障碍。一般在数天或一周内缓解。核心症状为创伤性重现体验、回避与麻木、高度警觉状态。

10.092 创伤后应激障碍 post traumatic stress disorder

个体经历极大威胁、创伤性事件或一系列应激事件后，出现持续时间1个月以上的精神障碍。主要特征为创伤性事件的再体验、回避症状和警觉性增高。

10.093 再体验 re-experiencing

全称"创伤后应激障碍再体验"。遭受创伤后，个体出现思维、记忆或梦中反复、不自主地涌现与创伤有关的情境或内容，或出现严重的触景生情反应，甚至感觉创伤性事件好像再次发生一样的感受。

10.094 闪回 flashback

对创伤事件的一种侵入性回忆。有时伴随视觉、听觉、嗅觉、味觉或触觉方面的感觉体验。可长时间持续，并对个体的生活造成破坏。

10.095 回避症状 avoidance symptom

全称"创伤后应激障碍回避症状"。创伤事件后，出现持续回避与创伤性事件有关刺激的一种现象。

10.096 社交退缩 social withdrawal

创伤应激后，个体在他人面前感到不自在和受抑制，避免与他人接触的倾向。

10.097 过度唤起 hyperarousal

强烈和长时间自主神经系统兴奋，伴有对环境刺激保持过度警觉的一种精神病理状态。常见于创伤后应激障碍和童年反应性依恋障碍。

10.098 警觉性增高 hypervigilance，increased alertness

一种自发性的持续高度警觉状态。常表现为过度警觉、惊跳反应增强、注意力不集中、焦虑、易激惹、头痛、睡眠障碍等。

10.099 复合性创伤后应激障碍 complex post traumatic stress disorder

长时间暴露在一个或一系列极具威胁或可怕且无法逃避事件之后出现的一种应激障碍。特征是持续存在较严重的情绪调节问题、自我挫败感，维持人际关系或人际亲密感困难。

10.100 延长哀伤障碍 prolonged grief disorder

一种由亲近的人去世引发的病理性哀伤反应。表现为亲友去世6个月后，个体仍表现为持续悲痛、过度怀念与情感失调，且社会功能受损。

10.101 适应障碍 adjustment disorder

一种出现在明显的生活改变或应激性事件之后，产生以烦恼、抑郁等为主的情绪障碍，适应不良的行为障碍或生理功能障碍，常同时伴社会功能受损的异常状态。

10.102 反应性依恋障碍 reactive attachment disorder

儿童经历一种极度不充分的照料模式后出现的一种社会功能障碍。特征是儿童和成年照料者之间缺乏依恋，伴有行为紊乱并与周围环境改变有关。主要表现为对周围环境存在极大的恐惧和高度警惕，不与他人交往等。

10.103 脱抑制性社会参与障碍 disinhibited social engagement disorder

儿童5岁前发生的一种特殊的社会功能异常。个体经历了一种极度不充分的照料模式后出现涉及文化上不恰当的、与相对陌生人产生的非选择性依恋行为或寻求注意行为、不加 区别的友好行为或与同伴社交不良行为等。

11. 睡眠–觉醒障碍

11.01　睡眠相关症状

11.001　嗜睡症　somnolence
非睡眠不足、药物、躯体疾病或精神障碍所致的睡眠过多。

11.002　[睡眠]呓语　somniloquy, sleep talking
又称"梦语症""梦呓"，俗称"说梦话"。在睡梦中发生的说话、唱歌、哭笑或发出声音，清醒后本人不能回忆。

11.003　睡眠惊跳　sleep start
睡眠初期发生的全身或局部性急促抽动。有时会伴随噩梦或躯体坠落感。

11.004　卧床时间过长　excessive time in bed
俗称"懒床（lazy bed）"。非药物、躯体疾病或精神障碍导致的，有意超过必要睡眠时间的卧床现象。

11.005　短睡者　short sleeper
夜间睡眠时间少于6小时，白天仍会精神饱满的人。

11.006　长睡者　long sleeper
非疾病性夜间必要睡眠过多的个体。成人每天睡眠10小时以上，或者儿童和青少年睡眠时间超过同龄儿童均值的2小时。

11.007　鼻鼾　snore
又称"息鼾"。睡眠中发出鼻息声的现象。

11.008　鼾症　snoring
熟睡后鼾声响度超过60分贝，妨碍正常呼吸时气体交换的一种临床症状。

11.009　睡眠呻吟　catathrenia
又称"夜间呻吟（groan at night）"。睡眠时呼气相延长，并发出单调、类似呻吟声音的现象。

11.010　过度睡眠片段性肌阵挛　oversleeping fragmentary myoclonus
睡眠起始与睡眠中发生的身体各部位肌肉短暂、局灶性、不同步、不对称的抽搐样颤动。

11.011　睡前足震颤　hypnagogic foot tremor, HFT
睡眠起始时发生的下肢肌电爆发现象。表现为一侧或双侧足部的震颤。

11.012　交替性腿部肌肉活动　alternating leg muscle activation，ALMA
睡眠或唤醒过程中出现的短暂下肢肌肉交替活动。

11.02　失眠症

11.013　失眠症　insomnia
一种睡眠障碍。表现为入睡困难、睡眠质量 下降和睡眠时间减少等症状。

11.014 入睡障碍性失眠 sleep onset insomnia
一种以入睡困难为主要症状的睡眠障碍。

11.015 保持睡眠障碍性失眠 sleep maintenance insomnia，middle insomnia
一种以频繁的夜间易醒为主要症状的睡眠障碍。

11.016 片段化睡眠 fragmented sleep
一种睡眠过程中反复出现觉醒，且每次觉醒持续时间较短的睡眠障碍。

11.017 终末性失眠 late insomnia
一种以清晨早醒，且不能再度入睡为主要症状的睡眠障碍。

11.018 非复苏睡眠 nonrestorative sleep
睡眠持续时间足够，但质量较差，醒来后仍觉精力未得到恢复的睡眠障碍。较少独立发生，通常伴随入睡或维持睡眠困难。

11.019 情境性失眠 situational insomnia
一种与生活事件、睡眠时间或环境的快速变化有关，持续时间在几天到几周的失眠现象。

11.020 心理生理性失眠 psychophysiological insomnia
患者过分全神贯注于睡眠问题引起的一种原发性失眠。表现为长时间对睡眠的质和量不满意，产生忧虑或恐惧，形成恶性循环。

11.021 矛盾性失眠 paradoxical insomnia
又称"主观性失眠（subjective insomnia）""假性失眠"。没有睡眠紊乱客观证据的情况下，个体仍主诉失眠或白天过度思睡的现象。

11.022 特发性失眠 idiopathic insomnia
又称"特质性失眠""终身失眠"。儿童期起病的失眠。患者终身不能获得充足的睡眠。病因不明，可能与神经系统对睡眠-觉醒系统的调控异常有关。

11.023 睡眠卫生不良 inadequate sleep hygiene
由诱发睡眠困难的日常生活与行为习惯所导致的睡眠障碍。无精神病理学异常，同时也不存在明显的躯体疾病因素。

11.024 慢性失眠障碍 chronic insomnia disorder，CID
每周3天以上并至少持续3个月，且睡眠和觉醒困难，不能用其他类型的睡眠障碍所解释的睡眠紊乱。

11.025 短期失眠障碍 short-term insomnia disorder
病程不足3个月和（或）相关症状未达每周3次，不能用其他类型睡眠障碍解释的睡眠紊乱。

11.026 药物性失眠 medicinal insomnia，substance-induced insomnia
睡前服用导致精神兴奋的物质（药物）引起的长时间无法入睡的失眠现象。通常也包括咖啡、茶或可乐类饮料等引起的失眠。

11.027 日间功能损害 daytime functional impairment
由睡眠不良导致的日间躯体生理功能受损。包含乏力、困倦、打盹、精力差、反应迟钝、共济失调、判断力下降、意识模糊、精神紊乱等症状。

11.03 过度嗜睡性障碍

11.028 过度嗜睡性障碍 hypersomnolence disorder
不能归因于物质引起的生理功能调控异常，也不能用躯体或精神性疾病或其他睡眠障碍所解释，每周至少出现3次症状并持续3个月的嗜睡症。

11.029 周期性过度睡眠 recurrent hyper-somnia
又称"复发性嗜睡""反复发作性过度睡眠"。以间歇性发作饮食亢进、嗜睡及心理和行为障碍为特征的一种罕见综合征。

11.030 经期嗜睡 menstrual-related hyper-somnia
女性月经期睡眠过多、非经期睡眠并无明显增多的周期性过度睡眠。

11.031 特发性[中枢性]过度睡眠 idiopathic hypersomnia
又称"功能性过度睡眠"。不包含创伤性过度睡眠在内的持续性或反复性日间过度睡眠。过度睡眠时段由非快速眼动睡眠构成。

11.032 睡后迟钝 sleep inertia
觉醒后头脑昏沉、反应速度、判断能力与解决问题的能力等认知功能下降。

11.033 物质性过度睡眠 substance-induced hypersomnia
又称"药物性过度睡眠（medication-induced hypersomnia）"。由药物或物质引发的日间过度睡眠的现象。

11.034 睡眠不足综合征 insufficient sleep syndrome
由持续不能获得充足的夜间睡眠导致的日间觉醒状态异常。

11.035 创伤后过度睡眠 posttraumatic hypersomnia
又称"创伤后睡眠增多"。中枢神经系统创伤后1年内出现的日间睡眠过多的现象。

11.036 精神疾病相关过度睡眠 hyper-somnia due to mental illness
由精神类疾病引发的日间过度睡眠的现象。

11.04 发作性睡病

11.037 发作性睡病 narcolepsy
白天出现不可克制的发作性短暂性睡眠。临床常伴有猝倒发作、睡眠麻痹和睡眠幻觉。

11.038 白天过度嗜睡 excessive daytime sleepiness
发作性睡病过程中，白天反复发作的多次打盹、小睡或短时间睡眠间隔（常小于1小时）的嗜睡。

11.039 猝倒 cataplexy
不伴有意识丧失的短暂性瘫痪。通常由突然的情绪反应引起。

11.040 睡眠麻痹 sleep paralysis
从快速眼动睡眠中醒来时发生的全身不能活动或不能讲话，仅呼吸和眼球运动不受影响的睡眠障碍。

11.05 呼吸相关睡眠障碍

11.041 呼吸相关睡眠障碍 breathing-related sleep disorder
睡眠期间出现的一系列呼吸异常现象。某些呼吸相关睡眠障碍患者在清醒期也存在呼吸异常。

11.042　阻塞性睡眠呼吸暂停低通气综合征　obstructive sleep apnea hypopnea syndrome，OSAHS

睡眠时上气道反复塌陷、阻塞引起呼吸暂停和低通气，导致频繁发生低氧血症、高碳酸血症、胸腔内压力显著波动及睡眠结构紊乱、交感神经活动增加的临床综合征。长期可致多系统器官功能受损。

11.043　呼吸暂停指数　apnoea index，AI

睡眠期间每小时呼吸暂停次数。

11.044　低通气　hypopnea

又称"呼吸减弱"。睡眠期间呼吸气流减少50%以上的时间超过10秒。

11.045　低通气指数　hypopnea index，HI

睡眠期间每小时低通气次数。

11.046　睡眠呼吸暂停低通气指数　sleep-related apnea-hypopnea index

睡眠期间每小时呼吸暂停加低通气的次数。

11.047　中枢性睡眠呼吸暂停综合征　central sleep apnea syndrome

一类以睡眠期呼吸减弱或消失所致呼吸暂停和低通气为主要特征的睡眠呼吸障碍。呼吸事件的发生可呈间歇性或周期性，患者可合并阻塞性呼吸事件。

11.048　高海拔周期呼吸致中枢性睡眠呼吸暂停　central sleep apnea due to high altitude periodic breathing

由高海拔地区低压低氧环境导致的、伴有周期性呼吸的中枢性睡眠呼吸暂停。

11.049　药物或物质所致中枢性睡眠呼吸暂停　central sleep apnea due to a medication or substance

又称"麻醉剂或阿片类药物介导的中枢性睡眠呼吸暂停"。由阿片类或其他呼吸抑制药物导致的以呼吸暂停和低通气为主要特征的睡眠呼吸障碍。

11.050　原发性中枢性睡眠呼吸暂停　primary central sleep apnea

又称"特发性中枢性睡眠呼吸暂停"。由呼吸中枢功能异常引起的睡眠呼吸暂停。不是由其他睡眠疾病、内科疾病或神经系统疾病所致，也与应用药物、食物或其他物质等无关的中枢性睡眠呼吸障碍。

11.051　治疗后中枢性睡眠呼吸暂停　treatment-emergent central sleep apnea

又称"复杂性睡眠呼吸暂停综合征（complex sleep apnea syndrome）"。在使用持续气道正压通气治疗阻塞性睡眠呼吸暂停低通气综合征的过程中，当达到或接近最佳治疗压力点时，阻塞型呼吸事件基本清除后出现中枢型呼吸暂停或渐强—渐弱气流形式呼吸相交替的呼吸紊乱或障碍。

11.052　睡眠相关通气不足　sleep-related hypoventilation

以睡眠过程中通气不足导致睡眠期动脉二氧化碳分压升高为主要特征的睡眠障碍。

11.053　高碳酸血症性睡眠呼吸暂停　hypercapnic sleep apnea

动脉血二氧化碳分压高于正常水平（＞45mmHg）的睡眠呼吸暂停或低通气。

11.054　物质性睡眠相关肺泡低通气　substance induced sleep related alveolar hypoventilation

又称"药物性睡眠相关肺泡低通气（medicine induced sleep related alveolar hypoventilation）"。由长期应用某种已知能抑制呼吸驱动和（或）

损害呼吸肌的药物或物质，导致慢性通气及高碳酸血症，且常伴持续性或反复发作性血氧下降的现象。

11.055　疾病性睡眠相关肺泡低通气　sleep related alveolar hypoventilation caused by medical disease
由肺内血管性病变、下气道阻塞、神经肌肉及胸壁病变等所致的高二氧化碳、低氧血症、继发性血流动力学及神经系统改变。

11.06　昼夜节律性睡眠–觉醒障碍

11.056　昼夜节律性睡眠–觉醒障碍　circadian rhythm sleep-wake disorder
由昼夜节律系统改变或内源性昼夜节律与个人所处自然环境、社会或职业计划要求的睡眠–觉醒计划之间不同步引发的睡眠–觉醒障碍。常见症状为入睡困难、睡眠维持困难及日间睡眠增多。

11.057　睡眠时相延迟综合征　delayed sleep phase syndrome，DSPS
又称"睡眠–觉醒时相延迟障碍（delayed sleep-wake phase disorder）""睡眠时相延迟障碍（delayed sleep phase disorder）"。在昼夜周期中患者的主睡眠时间段比传统作息时间显著后移的一种慢性睡眠–觉醒节律异常。

11.058　睡眠时相前移综合征　advanced sleep phase syndrome，ASPS
又称"睡眠–觉醒时相提前障碍（advanced sleep-wake phase disorder）""睡眠时相提前障碍（advanced sleep phase disorder）"。在昼夜周期中，患者的主睡眠时间段比传统作息时间显著提前的一种慢性睡眠–觉醒节律异常。

11.059　不规则睡眠–觉醒节律障碍　irregular sleep-wake disorder
又称"睡眠–觉醒规律紊乱（grossly disturbed sleep-wake rhythm）"。睡眠与觉醒周期杂乱无章、毫无规律的睡眠节律障碍。

11.060　非 24 小时型睡眠–觉醒节律障碍　non-24-hour sleep-wake disorder
又称"自动运转型睡眠障碍（free-running type sleep disorder）""非诱导型睡眠–觉醒综合征（non induced sleep-wave syndrome）"。睡眠始发与觉醒时间长期恒定地延迟1～2小时的睡眠节律障碍。多见于盲人。

11.061　倒班综合征　shift work syndrome，SWS
又称"倒班工作睡眠–觉醒障碍（shift work sleep-wake disorder）""轮班工作障碍（shift work disorder）"。由工作时间与社会常规工作时间不一致而导致的失眠与过度嗜睡。

11.062　时差[变化]综合征　jet lag syndrome，JLS
又称"时区改变综合征（time zone change syndrome）"。在快速跨越两个及以上时区飞行后，机体内源性昼夜节律不能立即与新时区昼夜节律同步的一种暂时性昼夜节律失调性睡眠异常。

11.07　异态睡眠障碍

11.063　异态睡眠　parasomnia
又称"睡眠异态"。以入睡、睡眠期间或从睡眠中觉醒时发生非自主性躯体运动或主观体验为症状的睡眠障碍。

11.064　非快速眼动期异态睡眠　non-rapid eye movement-related parasomnia

又称"非快速眼动期觉醒障碍"。从非快速眼动睡眠向觉醒状态转换时发生不完全分离导致的觉醒障碍。以异常的夜间行为、意识损害和自主神经系统激活为特征。

11.065　睡行症　sleep walking, SW

又称"梦游症（somnambulism）"。起始于睡眠前1/3阶段，个体从慢波睡眠觉醒时发生的一系列复杂行为。以持续性意识模糊同时伴有下床活动为基本特征。常难以唤醒，强行唤醒可能加重意识模糊及定向障碍。

11.066　觉醒混淆　confusional arousal

又称"意识模糊性觉醒（fuzzy awakening of consciousness）""睡眠惯性（sleep inertia）"。从非快速眼动睡眠期觉醒过程中，意识尚未完全恢复而出现的定向障碍行为。时常伴有轻微发声，次日对发生的事件可以有模糊的回忆。

11.067　睡惊症　sleep terror

又称"夜惊[症]（night terror）"。通常在非快速眼动睡眠3期突然觉醒时发生，以极度恐惧、焦虑和明显的自主神经症状为临床特征的一种睡眠障碍。一般多见于儿童。常伴有尖叫或哭闹，次日常不能回忆。

11.068　睡眠相关饮食障碍　sleep-related eating disorder

在睡眠过程觉醒期间反复出现无意识进食和饮水行为的现象。伴有相关意识水平降低及对其行为遗忘的非快速眼动期异态睡眠。

11.069　快速眼动期异态睡眠　rapid eye movement-related parasomnia

发生在快速眼动睡眠期间的以各种非自主性躯体行为或体验为特征的睡眠障碍。

11.070　快速眼动期睡眠行为障碍　rapid eye movement sleep behavior disorder

以快速眼动期间伴随梦境出现肢体活动为特征的睡眠障碍。发作时常出现暴力行为并可造成自身及同伴伤害，并破坏睡眠。

11.071　复发孤立性睡眠麻痹　recurrent isolated sleep paralysis

睡眠起始（睡前型）或睡醒时（醒后型）出现的躯干或四肢不能活动的睡眠障碍。频繁发作，每次发作持续数秒或数分钟。不能用其他睡眠障碍（如发作性睡病、低钾血症、精神障碍）解释。

11.072　睡眠相关幻觉　sleep-related hallucination

在即将入睡前或夜间转醒时或早上醒来时发生的幻觉现象。通常以视幻觉为主。

11.073　遗尿症　sleep enuresis

大于5岁的个体在睡眠过程中发生每周2次以上的不自主遗尿，持续3个月以上的异态睡眠障碍。

11.074　原发性遗尿　primary sleep enuresis

大于5岁的个体在睡眠过程中发生每周2次以上的不自主遗尿症状，持续3个月以上，并且从未停止过的异态睡眠障碍。

11.075　继发性遗尿　secondary sleep enuresis

大于5岁的个体在睡眠过程中发生每周2次以上的不自主遗尿症状，持续3个月以上，过去6个月内没有出现遗尿现象的异态睡眠障碍。

11.076　爆炸头综合征　exploding head syndrome

从清醒到睡眠的过程中，或夜间清醒过程中突然感觉听到爆炸样巨大声响或感觉头部像爆炸一样，立即醒来，并伴有恐惧感的睡眠障碍。

11.08　睡眠相关运动障碍

11.077　睡眠相关运动障碍　sleep-related movement disorder
一系列干扰入睡和正常睡眠的简单、无目的、刻板的运动。

11.078　不宁腿综合征　restless legs syndrome, RLS
一种常见的神经系统感觉运动障碍性疾病。表现为夜间睡眠时或处于安静状态下，双下肢反复出现极度不适感，迫使个体反复不停地活动下肢或下地行走。

11.079　周期性肢体运动障碍　periodic limb movement disorder，PLMD
睡眠时出现周期性、反复发作性、高度刻板肢体运动导致的非继发于其他疾病的睡眠障碍。

11.080　睡眠腿部痉挛　nocturnal leg cramp
又称"睡眠相关腿痉挛（sleep related leg cramp）"。一种常见的睡眠运动障碍。表现为突发性下肢肌肉不自主强直收缩伴疼痛，一般发生于小腿，常见于腓肠肌。

11.081　睡眠相关性节律性运动障碍　sleep related rhythmic movement disorder
儿童常见的发生于困倦期或入睡后以刻板节律性动作为特征的异常运动。难以用其他类型的运动障碍和癫痫解释。

11.082　夜间磨牙症　nocturnal bruxism
以夜间咀嚼肌节律性运动为特征的运动障碍。表现为睡眠时磨牙并伴随颌骨肌肉节律性和（或）持续性的收缩症状。

11.083　入睡期脊髓固有肌阵挛　propriospinal myoclonus at sleep onset
以觉醒与睡眠转移期反复出现肌阵挛为特征的异态睡眠障碍。

11.09　物质所致睡眠障碍

11.084　物质所致睡眠障碍　substance-induced sleep disorder
又称"药物所致睡眠障碍"。由精神活性物质或药物导致的睡眠–觉醒过程中的各种功能障碍。

11.10　外源性睡眠障碍

11.085　外源性睡眠障碍　exogenous sleep disorder
机体受到外界因素直接或间接影响产生的睡眠障碍。一旦这些因素消除，睡眠障碍可以得到缓解。

11.086　环境性睡眠障碍　environmental sleep disorder
受到各种环境因素干扰而发生的失眠或睡眠过多。

11.087　高原性失眠　altitude insomnia
与高海拔相关的失眠。常伴有头痛、疲倦和食欲缺乏。

11.088　强制入睡性睡眠障碍　limit-setting sleep disorder
原发于儿童期的一种睡眠障碍。照护者不适当强迫儿童入睡导致个体拖延或拒绝在恰当的睡眠时间入睡的睡眠障碍。

11.089　食物过敏性失眠　food allergy insomnia
机体对某食物产生变态反应引起的入睡困难和睡眠维持障碍。

11.090　催眠药物依赖性睡眠障碍　hypnotic drug dependent sleep disorder
使用催眠药物产生耐受或戒断引起的失眠或睡眠过多。

11.091　兴奋剂依赖性睡眠障碍　stimulant-dependent sleep disorder
使用中枢兴奋剂或突然中断使用中枢兴奋剂所引起的睡眠障碍。

11.092　酒精依赖性睡眠障碍　alcohol-dependent sleep disorder
持续过量摄入酒精饮料引起的睡眠障碍。

11.093　毒素诱发性睡眠障碍　toxin-induced sleep disorder
接触重金属或有机毒素（主要是指亲神经类物质）导致中毒产生的失眠或睡眠过度。

11.11　内源性睡眠障碍

11.094　内源性睡眠障碍　endogenous sleep disorder
源于体内或与躯体自身某些因素相关的睡眠障碍。

11.12　睡眠障碍诊断

11.095　多导睡眠描记法　polysomnography
通过同步监测脑电图、肌电图、眼动电图、口鼻气流、胸腹呼吸运动、血氧饱和度、鼾声及呼出气二氧化碳等多项参数，分析睡眠结构及其相关生理、行为变化的检测技术。

11.096　便携式睡眠监测仪　portable monitoring device
一种由患者携带并自行操作的可记录多导睡眠数据的移动式仪器设备。

11.097　多次睡眠潜伏期试验　multiple sleep latency test
让患者白天进行4～5次小睡，判断其白天嗜睡程度的一种检查方法。

11.098　清醒维持试验　maintenance of wakefulness test，MWT
一种检测受试者清醒维持系统的功能检测方法。

11.099　睡眠日记　sleep diary
一种主观性睡眠评估方法。患者记录每天睡眠行为模式及受睡眠影响的日间状况。

11.100　体动记录仪　actigraphy
一种辅助睡眠监测的设备。基本原理是基于睡眠时极少有肢体活动，而在清醒状态下活动增加的特性。

11.101　阿森斯失眠量表　Athens insomnia scale，AIS
又称"亚森失眠量表"。以对睡眠主观感受为主要评定内容的评定量表。共8个条目。

11.102　爱泼沃斯思睡量表　Epworth sleepiness scale, ESS

1999 年由澳大利亚墨尔本的爱泼沃斯（Epworth）医院睡眠疾病中心设计开发，用于临床评估思睡的自评量表。具有简便易行的特点。

11.103　唤醒标记仪　arousal marker

一种记录并分析夜间的脉搏和脉搏转移时间，用于判断激醒与觉醒次数和时间，记录全夜睡眠情况的设备。

11.104　电子瞳孔描记仪　electronic pupillography

一种监测瞳孔大小、测量瞌睡减少程度的记录设备。

11.13　睡眠相关性内科和神经科疾病

11.105　致死性家族性失眠　fatal familial insomnia, FFI

又称"家庭性丘脑变性""丘脑性失眠"。一种进行性睡眠始动困难的疾病。数月内出现完全不能睡眠，然后从完全清醒状态进入一种梦样睡眠状态。

11.106　睡眠相关性癫痫　sleep related epilepsy

在睡眠期发作或睡眠期间更容易发作的癫痫。

11.107　睡眠相关性头痛　sleep related headache

在睡眠期间发生的头痛。经常突然出现，持续时间短，疼痛消失后，患者继续入睡，但可能于数小时后被后续的头痛再次惊醒。

11.108　睡眠相关性喉痉挛　sleep related laryngospasm

患者发作性突然从睡眠中醒来，伴有严重窒息感和（或）哮鸣音的现象。常在数分钟内恢复正常呼吸。

11.109　睡眠相关性胃食管反流　sleep related gastroesophageal reflux

睡眠期间胃和十二指肠内容物通过食管下括约肌反流至食管，并由此导致的睡眠紊乱。

11.110　夜间心肌缺血相关性睡眠障碍　sleep disorder related nocturnal myocardial ischemia

夜间睡眠期间发生的与心肌缺血相关的睡眠–觉醒过程功能障碍。

11.14　催　　眠

11.111　催眠　hypnosis

以催眠术诱导改变当事人意识状态，使其受暗示性提高的程序。

11.112　催眠状态　hypnotic state

处于恍惚状态的意识范围变窄，一种人为的介于觉醒与睡眠之间的心理状态。

11.113　催眠易感性　hypnotic susceptibility

个体被催眠的能力。将决定个体经历催眠过程的程度。

11.15　睡眠–觉醒障碍的治疗

11.114　持续气道正压通气　continuous positive airway pressure, CPAP

通过用鼻罩连接正压呼吸机持续通气，保证患者呼吸道通畅，纠正呼吸暂停、改善缺氧的临床技术（方法）。

11.115　腭垂腭咽成形术　uvulopalatopha-
　　　　ryngoplasty，UPPP
又称"悬雍垂–腭–咽成形术"。通过切除部
分肥厚软腭组织、腭垂肥大的腭扁桃体等组
织，达到扩大咽腔、解除腭后平面阻塞的一
种技术方法。用于治疗鼾症及阻塞性睡眠呼
吸暂停综合征。

11.116　氧疗　oxygen therapy
吸入高浓度氧使血液中溶解氧量增加，改善
组织供氧的一种治疗方法。

11.117　呼吸肌训练　respiratory muscle
　　　　training

为改善呼吸肌力量和耐力、缓解呼吸困难进
行的呼吸训练方法。

11.118　膈肌起搏　diaphragm pacing
通过功能性电刺激膈神经引起膈肌收缩，以
达到改善通气目的的一种临床治疗方法。

11.119　时间疗法　chronotherapy
让患者每天就寝和起床的时间比平常情况
晚2～3个小时，直到睡眠周期能够按照24小
时周期正常运行的一种治疗方法。

11.120　光疗[法]　phototherapy
通过亮光暴露来强化明暗周期，改善患者睡
眠–觉醒昼夜节律的一种临床治疗方法。

11.16　激　　醒

11.121　激醒　stimulate

用兴奋性物质使机体清醒或激动。

12.　性行为及其障碍

12.01　性　行　为

12.001　性意志　sex will
自我意识调节性行为的能力。

12.002　性情感　sex emotion
与性活动有关的情绪情感体验。

12.003　性动机　sexual motivation
推动机体产生性兴趣、进行求偶和性行为活
动的一种内在力量。是原始性或生理性动机
的一种。

12.004　性道德　sex morality
人类调整性行为及相关活动的社会规范的

总和。

12.005　性观念　sex concept
社会化过程中形成的对性问题较为完整的
看法。

12.006　性态度　sex attitude
与性行为有关的一种稳定的心理状态。由性
认知、性情感和性行为倾向构成。

12.007　性能力　sexual capacity
又称"性功能"。男性阴茎勃起、插入阴
道，完成正常射精，女性产生性兴奋、阴

道润滑、接纳阴茎并获得性快感（达到性高潮）的能力。

12.008　性取向　sexual orientation
又称"性指向""性倾向"。个体性欲指向的对象。

12.009　性偏好　sexual preference
个体在性行为中对于特定类型的人、物、行为或情境的喜爱。

12.010　性高潮　sexual orgasm
性反应逐渐升高到达顶点时爆发极度愉悦的身心感受。伴以射精、全身痉挛、阴道收缩、神志短暂迷惘等表现。

12.011　性满足　sexual satisfaction
由性快感趋于性高潮的极度快慰、舒畅、惬意的反应。

12.012　性吸引　sexual attraction
由异性或同性之间一方对另一方的气质、外貌与人格的好感而激起的情感上相互接近的心理欲望。

12.013　性本能　sexual instinct
（1）无须经过学习、模仿就具备的与生俱来的性行为方式。（2）一切追求快乐的欲望。是一切心理活动的内在动力。属于弗洛伊德精神分析术语。

12.014　性卫生　sexual hygiene
与性行为有关的身心健康和生活幸福。包括"性生理卫生（sexual physiological hygiene）"和"性心理卫生（sexual mental health）"。

12.015　性创伤　sexual trauma
受到性骚扰或性侵害事件产生的心理创伤。

12.016　性虐待　sexual abuse

违背性行为对象意愿，以满足性欲望为目的，实施或威胁发生的严重身体侵犯。

12.017　异性恋　heterosexuality
只会对异性产生爱情和性欲的性取向。具有这种性取向的人被称为异性恋者。

12.018　同性恋　homosexuality
只会对同性产生爱情和性欲的性取向。具有这种性取向的人被称为同性恋者。

12.019　男性同性恋　gay
简称"男同"。对同性产生性欲和爱恋的男性。

12.020　女性同性恋　lesbian
简称"女同"。对同性产生性欲和爱恋的女性。

12.021　双性恋　bisexuality
对男女两性皆会产生爱情和性欲的个体。

12.022　手淫　masturbation
通过非性交的方式，对敏感部位尤其是生殖器官进行刺激，产生性兴奋的行为。通常有性高潮出现，可伴有性幻想。

12.023　恋父情结　Electra complex
女孩亲父反母的一种复合情绪。是弗洛伊德精神分析术语。

12.024　恋母情结　Oedipus complex
男孩亲母反父的一种复合情绪。是弗洛伊德精神分析术语。

12.025　男性化　masculinity
女性的身体形态或行为举止、性格气质、兴趣爱好有男性特点。

12.026　女性化　femininity

男性的身体形态或行为举止、性格气质、兴趣爱好有女性特点。

12.027 双性化 androgynous
男性化和女性化的混合和平衡。

12.02　性功能障碍

12.028　性功能障碍 sexual dysfunction
在性反应周期中存在异常，进而影响性行为顺利进行的疾病的总称。

12.029　性欲障碍 sexual desire disorder
在性兴趣或性欲望方面存在的功能障碍。包含性欲减退障碍和性欲亢进障碍。

12.030　性欲减退 decreased libido，hyposexuality
持续性或周期性地缺乏性幻想及缺乏性活动欲望的状态。

12.031　性欲亢进 hypersexuality
非倒错性质的重复专注于性幻想、性冲动及性行为的状态。

12.032　勃起功能障碍 erectile dysfunction，ED
又称"阳痿"。男性阴茎无法勃起或者无法维持勃起完成性交过程的状态。

12.033　早泄 premature ejaculation
总是或几乎总是在阴茎插入阴道之前或插入后1分钟内射精，并引发苦恼、忧虑、挫折和（或）回避性亲热等不良后果的现象。

12.034　延迟射精 delayed ejaculation
在正常的性兴奋之后，男性性高潮持续性或者反复的延迟或缺失。

12.035　逆行射精 retrograde ejaculation
在射精期间通过开放的内部囊泡括约肌（膀胱颈部）将精液射入膀胱，而没有排出体外。

12.036　女性性唤起障碍 female sexual arousal disorder
女性持续或反复无法达到或维持充分的性兴奋，并由此产生显著的心理痛苦及性伴侣关系方面的问题。

12.037　女性性高潮障碍 female orgasmic disorder
在充分的性刺激和性唤起之后，在性兴奋阶段，女性持续或反复高潮延迟或根本不存在性高潮的一种性功能障碍。导致个体心理压力及性伴侣人际关系紧张。

12.038　性交[疼]痛障碍 sexual pain disorder
与性交有关的生殖器和盆腔疼痛。性交时男性生殖器（阴茎、睾丸）疼痛或女性的阴道、外阴及小腹疼痛。包含性交痛和非性交痛。

12.039　性交[疼]痛 dyspareunia，coital pain，sexual intercourse pain
持续性或反复出现的与性交相关的生殖器或盆腔疼痛。

12.040　非性交[疼]痛 non coital pain
非插入性刺激下引发的持续性或反复的生殖器或盆腔疼痛。

12.041　阴道痉挛 vaginismus
反复发作或持续性阴道外1/3平滑肌的不自主痉挛性收缩。干扰阴茎的插入。

12.042　Dhat 综合征 Dhat syndrome
由印度医生于1960年提出的一组心身症状。

与认为精液或阴道分泌物是机体的重要液体的文化观念有关。患者经常主诉尿液中含有白色的液体，并认为这与精液或其他体内重要液体的流失有关。表现为自觉虚弱、无精打采、易疲劳、不明确的疼痛、性欲缺乏、自觉阴茎变形、阳痿、早泄、焦虑或抑郁症状等。

12.043　性异常　sexual abnormality
生理行为和心理行为异常所引起的异常性行为反应。

12.044　性偏好障碍　sexual preference disorder
又称"性变态（paraphilia）""性偏离（sexual deviation）""性欲倒错（sexual perversion）"。性行为的心理与行为偏离正常，并且以这种异常行为作为其性满足主要或唯一方式的一种心理障碍。

12.045　露阴障碍　exhibitionistic disorder
又称"露阴癖（exhibitionism）""露阴症"。性偏好障碍的一种。以在陌生异性面前露出生殖器为获得性满足的方式，同时可伴有或不伴有性自慰，但无进一步的性活动要求。一般持续半年以上，并且这种性冲动或性幻想给患者自身带来痛苦或损害其社会功能。

12.046　窥阴障碍　voyeuristic disorder
又称"窥阴癖（voyeurism）""窥阴症"。性偏好障碍的一种。以窥视他人裸体或性行为作为满足其性冲动的方式，同时伴有现场或事后自慰。一般持续半年以上。

12.047　恋物障碍　fetishistic disorder
又称"恋物癖（fetishism）""恋物症"。性偏好障碍的一种。性欲对象指向与异性相关的物品，而非异性本身，通过抚摸嗅闻此类物质并伴随手淫，或在性交时让性伴侣穿戴或持有此类物品获得性满足。一般持续半年以上。

12.048　异装障碍　transvestic disorder
又称"异装癖（transvestism）""异装症"。性偏好障碍的一种。对异性衣着喜爱，并反复出现通过穿戴异性衣着引起性兴奋和达到性满足的行为。一般持续半年以上。

12.049　性受虐障碍　sexual masochism disorder
又称"性受虐癖""性受虐症"。性偏好障碍的一种。通过在身体或精神上接受他人虐待获得性快感。一般持续半年以上。

12.050　性施虐障碍　sexual sadism disorder
又称"施虐癖""施虐症"。性偏好障碍的一种。通过在身体或精神上对他人进行虐待获得性快感。一般持续半年以上。

12.051　恋童障碍　pedophilic disorder
又称"恋童癖""恋童症"。性偏好障碍的一种。年满16岁以上的个体以比其小5岁以上的未成年人（青春期以前的儿童）为性满足对象的病理性偏好。个体或将这种性冲动付诸实践，或这种性冲动或性幻想虽未付诸实践，但给个体带来了痛苦及人际困扰。

12.052　摩擦障碍　frotteuristic disorder
又称"摩擦癖（frotteurism）""摩擦症"。性偏好障碍的一种。故意摩擦他人，甚至用生殖器去碰触他人的身体，可伴有射精或手淫以达到性满足。一般持续半年以上。

12.053　恋兽障碍　zoophilia
又称"恋兽癖"。性偏好障碍的一种。与动物发生性行为，并且主要以动物作为满足其性欲望的对象。不包括只是因为环境中缺少人类而用动物暂时满足性欲的行为。

12.054　恋尸障碍　necrophilia disorder
又称"恋尸癖（necrophilia）"。性偏好障碍的一种。对于人类尸体产生性冲动，并通过假想或和真实尸体进行性接触或让活人扮演尸体进行性活动而从中获得性满足。

12.055　性窒息　autoerotic asphyxiation
又称"自淫性窒息"。个体采用缢、勒颈等控制呼吸的方式，造成大脑缺氧状态，刺激增强其性欲以达到性高潮的一种性行为障碍。

12.056　性骚扰　sexual harassment
以性暗示的言语或动作针对被骚扰对象，让对方感到不悦。

12.057　嗜粪症　coprophilia
从粪便或粪便相关刺激中获得性快感的性偏好。

12.058　嗜灌肠症　klismaphilia
反复要求灌肠获得满足的一种临床表现。在得不到灌肠时，则经常以幻想灌肠来暂时满足精神上的需要。

12.059　恋尿症　urophilia
从尿液或尿液相关刺激中获得性快感的性偏好。

12.060　性爱上瘾症　sex addiction
简称"性瘾[症]"，又称"性高潮瘾"。强烈、被迫、连续或周期性的性冲动行为。

12.061　恐缩综合征　Koro syndrome
又称"恐缩症""缩阳症""缩阴症"。一种与文化信仰有关的精神性疾病。特征是担心自己的生殖器、乳房或身体的某一部分会缩进体内并可能导致死亡。

12.062　性别焦虑　gender dysphoria
又称"性别不安"。因生理性别和性别认同不一致而感到的不适或压力。

12.063　性别认同　gender identity
对自我性别的认识、感知和理解。

12.03　性功能障碍治疗

12.064　性[功能]障碍物理疗法　physical therapy of sexual dysfunction
通过物理手段对性[功能]障碍进行治疗。

12.065　性器刺激疗法　genitals stimulation therapy
借助一定的工具，如电动按摩器、振荡器或阴茎模具等刺激外生殖器，改善男女性功能的治疗方法。

12.066　性[功能]障碍按摩疗法　massage treatment of sexual dysfunction
通过对身体特定部位的按摩，改善性功能的一种临床疗法。

12.067　性[功能]障碍针刺疗法　acupuncture of sexual dysfunction
通过针灸来改善性功能的一种临床治疗方法。

12.068　盆底肌锻炼　pelvic floor muscle exercise
又称"凯格尔运动"。对以肛提肌为主的盆底肌肉进行自主性收缩训练，用于加强盆底肌肉运动能力，改善尿道、肛门括约肌功能，提升阴道缩紧度。

12.069　男用真空助勃器　male vacuum erection helper
利用真空负压原理，使阴茎周围血液被负压

吸引到阴茎海绵体内，促使阴茎增大并勃起，用于治疗勃起功能障碍的器具。

12.070 低能量冲击波 low energy shock wave
一种无创男性勃起功能障碍治疗技术。利用低能量冲击波作用于阴茎内损伤血管，促进阴茎血管再生，疏通闭塞微血管，改善阴茎血流，增强勃起能力。

12.071 性[功能]障碍婚姻疗法 marriage therapy of sexual dysfunction
由性伴侣双方共同参与、克服一方或双方性[功能]障碍的治疗方法。

12.072 性感集中训练法 erogenous focus exercise，sexy concentration training method
性活动的再教育过程。在短期内消除性交焦虑，使性行为恢复自然的训练方法。

12.073 亲昵疗法 intimacy based therapy
通过增加性伴侣双方共度的放松时间，增加性亲昵感受活动，使双方在性生活前首先形成心理上亲近的一种性[功能]障碍治疗方法。

12.074 性[功能]障碍激素疗法 hormone therapy of sexual dysfunction
通过调控机体内激素水平治疗性[功能]障碍的临床治疗方法。

12.075 雄激素治疗 androgen therapy
通过补充雄性激素进行的性[功能]障碍临床治疗方法。

12.076 雌激素治疗 estrogen therapy
通过补充雌性激素进行的性[功能]障碍临床治疗方法。

12.077 性[功能]障碍手术疗法 operative treatment of sexual dysfunction
以治疗性[功能]障碍为目的的手术。

12.078 阴茎起搏器植入手术 implantation of penile pacemaker
采用微创方法将阴茎起搏器植入到体内的一种手术治疗方法。阴茎起搏器由三个部分组成：阴茎扩张体、储液囊、扩张开关。

12.079 阴道扩张术 dilatation of vagina
扩张阴道的一种手术。用于因阴道过分狭窄而无法完成性交的治疗。

12.04 性传播疾病

12.080 性传播疾病 sexually transmitted disease
一组通过性接触而传播的疾病。

12.081 梅毒 syphilis
由梅毒螺旋体引起的一种全身性慢性性传播疾病。通过接触有传染性的皮损或体液传播。

12.082 淋病 gonorrhea
以淋病奈瑟球菌引起的泌尿和生殖系统化脓性感染为主要表现的性传播疾病。

12.083 软下疳 chancroid
由杜克雷嗜血杆菌引起的性传播疾病。

12.084 性病[性]淋巴肉芽肿 venereal lymphogranuloma
又称"第四性病（forth venereal disease）"。主要通过性接触传播的一类疾病。病原体是沙眼衣原体。

12.085 腹股沟肉芽肿 granuloma inguinale
又称"杜诺凡病（Donovanosis，Dunovan

disease）"。由肉芽肿荚膜杆菌引起的一种慢性、轻度传染的性传播疾病。以肉芽组织增生性斑块为主征，肛门、外阴处为好发部位，形成无痛性溃疡，并可自身接种。

12.086　艾滋病　acquired immune deficiency

syndrome，AIDS
全称"获得性免疫缺陷综合征"。由感染人类免疫缺陷病毒（human immunodeficiency virus，HIV）引起的一种破坏性和危害性极大的传染病。主要通过性接触、血液和母婴传播。HIV可严重破坏机体的免疫系统。

13.　自伤行为与自杀行为

13.01　自伤行为

13.001　自伤行为　self-injurious behavior
具有完全民事行为能力的个体在无自杀企图情况下，对自身重复施加的有目的、不被社会接纳的伤害性行为。

13.002　文化认同性自伤　self injury of cultural identity
在某些文化习惯和宗教仪式影响下出现的自伤。如体表打洞和文身等行为。

13.003　病态性自伤　morbid self-injury
个体出现精神病态，在精神症状的影响下出现的自伤。多见于精神医学领域。

13.004　重大自伤　major self-injury
仅出现一次或很少出现的自伤行为。大部分与幻觉症状有关，常突然发生，合并重大的躯体伤害，主要表现为阉割或去势、截肢和挖眼睛等。

13.005　刻板重复性自伤　stereotypical self injury
固着、重复与规律的自伤行为。多半与情绪冲动有关，常见于自闭症、智能障碍等疾病。典型的动作有撞头、咬手臂或手指、压眼球等。

13.006　浅表自伤　superficial self-injury
又称"中度自伤（moderate self-injury）"。在情绪压力下出现的一种低致命性自伤。是病态性自伤的常见类型。

13.007　强迫自伤　compulsive self-injury
一种重复与仪式化的强迫性自伤行为。可一天发生多次，如每天重复出现拔毛、咬指甲等行为。

13.008　偶发自伤　episodic self-injury
个体在精神病态影响下偶然出现的自伤行为。一种精神病态的症状与合并症，一般不会承认有自我残害的习惯。常见于焦虑障碍、解离障碍、抑郁症和人格障碍等。

13.009　重复自伤　repetitive self-injury
偶发自伤转变成执着的自伤行为。个体承认自己就是伤害者，并沉迷于自我伤害。属于冲动控制障碍的一种类型。

13.010　自毁容貌症　self-destructive faial syndrome，Lesch-Nyhan syndrome
又称"自毁综合征（self-destruction syndrome）"。一种X连锁隐性遗传的先天性嘌呤代谢缺陷病。表现为患者智力低下和特征性的强迫性自身毁伤行为。

13.011 自伤负性体验 negative experience of self-injury
自伤者具有更高的负性情绪体验倾向。一般表现为高强度、易触发、难停止的受挫感、抑郁、内疚、自责、愤怒、无助、孤独、压力感。

13.012 自伤情绪管理 emotion management of self-injury
自伤者对自身情绪的认知、调适、控制能力。常表现为情绪表达障碍、情绪调节困难和高情绪强度表达等方面的问题。

13.013 述情障碍 alexithymia
个体很难识别及表达自己情绪的一种情绪能力缺陷和人格特征。常伴有焦虑易感性、退缩和自我价值感低等表现。

13.014 情绪调节 emotion regulation
个体意识、理解、接受自己情绪体验及灵活运用策略做出适当行为的过程。

13.015 高情绪强度 high emotional intensity
个体对事物所产生的选择倾向性较高。包括情绪唤起阈低和情绪反应强度大。

13.016 自我贬损 self-depreciation
个体把消极结果归于自身的一种自我评价模式和过度自我防御。存在自我批评、低自尊、自我惩罚等低自我评价的特点。

13.017 冲动性 impulsivity
人格维度之一。个体反应快，但精确性差，面对问题总是急于求成，不能全面细致地分析问题，信息加工策略多为整体性加工策略。

13.018 自虐型人格 masochistic personality
以通过持久恒定地伤害自己引起他人的关注和爱，并且享受这一过程，从中获得乐趣和满足为特征的心理倾向。

13.019 关系型自虐 relational masochism
有强烈的情感依附倾向，通过体验痛苦来维持或连接某段关系的心理倾向。如通过不知疲倦地工作来引起别人关爱、关注自己。

13.020 道德型自虐 moral masochism
通过"受害者"形象来取得道德上的胜利，以此来攻击对方或者维持自尊的心理倾向。

13.02 自 杀 行 为

13.021 自杀行为 suicide behavior
个体在复杂心理活动作用下，蓄意或自愿采取各种手段结束自己生命的行为。

13.022 自杀意念 suicidal ideation
个体已有自杀的意愿，但尚未计划，没有自杀的前期准备，也没有实际自杀行为的心理状态。

13.023 自杀企图 suicidal attempt
萌发自杀念头，并开始了自杀准备（如蓄药、准备刀具或绳索等），但尚未付诸行动。

13.024 自杀姿态 suicide gesture
又称"类自杀（parasuicide）"。个体没有坚决结束自己生命的念头，甚至根本不想死，却出于某种目的采取自我伤害行为的现象。通常并不会造成死亡的结局。

13.025 自杀未遂 attempted suicide
出现自杀意念的个体已采取自杀行动，但未导致死亡的现象。

13.026　自杀死亡　committed suicide
有自杀意念和行为并导致死亡的现象。

13.027　冲动性自杀　impulsive suicide
又称"情绪性自杀（emotional suicide）"。个体在遭遇负面事件后出现悲观、压抑、狂躁等情绪后无限放大，采取极端的自杀行为来发泄和解脱。是个体在激情状态下出现的结束自己生命的行为。

13.028　理智性自杀　rational suicide
个体经过周密的计划、安排与深思熟虑后出现的结束自己生命的行为。

13.029　敏感性自杀　nervous suicide
个体在感受外界信息时过于敏感，对于自身的情绪活动同样过于敏感，因而出现结束自己生命的行为。

13.030　扩大性自杀　expanded suicide
自杀者在实施自杀前，为免除亲人痛苦和不幸，先将亲人杀死然后自杀的一种行为。

13.031　间接自杀　indirect suicide
又称"曲线自杀"。个体有强烈的自杀动机，不忍心自己动手杀死自己或是在多次自杀失败后，采取杀死他人以求获得死刑，达到自杀目的的一种行为。

13.032　集体自杀　mass suicide
两名及以上的个体共同通过自杀结束生命的行为。

13.033　丛集性自杀　clustering suicide
短时间内在同类群体中有多人采取同样或相似方式自杀死亡的现象。

13.034　自杀经典分类　classical classification of suicide
从社会和文化背景的角度将自杀分为利己性自杀、利他性自杀、失范性自杀、宿命性自杀等类型。由法国社会学家涂尔干（Durkheim）提出。

13.035　利己性自杀　egoistic suicide
又称"自我中心型自杀"。为了个人利益而自杀的现象。

13.036　利他性自杀　altruistic suicide
在社会习俗或群体压力下，或为追求某种目标而自杀的现象。这类自杀者的共同心理是死是有价值的，是唯一的选择。

13.037　失范性自杀　anomic suicide
在社会动荡时期，由于缺乏社会约束的调节，个人觉得失去改造社会和适应新社会要求的能力，又失去与原有社会联系而产生的自杀行为。是一种由社会混乱所导致的自杀。

13.038　宿命性自杀　fatalistic suicide
因种种原因个体受外界过分控制及指挥，感到命运完全非自己可以控制时出现的一种自杀。

13.039　自杀的心理因素　psychological factor of suicide
导致自杀的心理学方面的原因。是连接应激和自杀的桥梁。不同心理学流派对自杀的心理学缘由有不同的理论解释。

13.040　自杀心理学　psychology of suicide
研究自杀心理现象发生、发展和活动规律的学科。是心理学的一个分支学科。

13.041　生本能　life instinct
机体内一种生存、发展、爱欲的力量。代表

一种进取性、建设性和创造性的动机性内容，具有正向的、积极的、建设性的作用。是弗洛伊德精神分析理论中的概念。

13.042　死本能　death instinct
一种毁坏冲动、攻击或侵犯本能。是一种与生俱来的，要摧毁秩序、回到前生命状态的冲动。向外表现为暴力行为，向内表现为消极、自我放逐、自我惩戒、自虐甚至自杀。是弗洛伊德精神分析理论中的概念。

13.043　习得性无助　learned helplessness
当个体无法控制重复遭受消极事件时，对痛苦刺激被动接受、放弃一切求生努力的一种状态。

13.044　图式　schema
一种特殊的心理结构。是帮助人知觉、组织、获得和利用信息的认知结构。

13.045　同化　assimilation
个体运用已有图式解释外部世界的过程。

13.046　顺应　accommodation
不能同化客体时，引起图式的改变或创新，以适应环境的过程。

13.047　自杀的社会因素　sociological factor of suicide
导致自杀的社会学原因。包括社会文化、家庭因素、人际关系、社会生活事件、媒体报道、致死方法的可获得性等。

13.048　自杀率　suicide rate
又称"自杀死亡率"。通常以一年期间每10万人中自杀死亡的人数来表示。

13.049　自杀风险　suicide risk
自杀发生可能性的大小。

13.050　自杀风险评估　suicide risk assessment
对自杀发生的可能性及在生命、生活、财产等各个方面造成影响和损失的可能性进行的评价和判断。

13.051　危险–保护因素核查法　risk and protective factors checklist strategy, hazard protection factor verification method
在评估自杀危险因素和保护因素的基础上，对各因素进行综合分析，以准确有效地评估自杀风险的方法。

13.052　七因素甄选法　seven factors selection method
又称"BASIC ID法"。从行为特征、情感反应、躯体感觉、表象、认知、人际关系、药物和生理影响七个方面评估自杀风险的方法。主要用于群体自杀危险性的评估。

13.053　自杀临床评估　suicide clinical assessment
针对可能有自杀倾向的个体，采用访谈、行为观察等方法判断其自杀风险大小的方法。

13.054　自杀状况表格评估法　suicide status form assessment strategy
通过自杀状况表格（suicide status form, SSF）和相应的临床评估条目，从心理痛苦、内部压力、情绪低落、绝望、低自我评价和总的自杀危险等6个方面评估自杀风险的方法。由乔布斯（D. A. Jobes）等设计。

13.055　四阶段过程评估法　four stages process model assessment strategy
在三层次自杀危险因素的基础上，从首要危险因素、自杀现状、次级危险因素、环境性危险等方面分4个阶段对自杀风险进行评估的方法。可以区分出9个自杀危险等级。由马特·斯多尔伯（Matt Stoelb）等设计和推广。

13.056　自杀事件的编年体评估法　chrono-
logical assessment of suicide event，
CASE
采用逐步渐进的结构访谈方式，从探讨现
在的自杀事件、近期的（两个月内）自杀
事件、过去（两个月以前）的自杀事件、
即刻自杀事件四个阶段收集的被评估者的
信息，判断自杀风险的方法。由谢伊（S. C.
Shea）等提出。

13.057　自杀量表评估　suicide scale assessment
专业人员采用自杀风险评估量表对个体或
某类群体的自杀风险进行评估。

13.058　自杀预防　suicide prevention
针对存在自杀风险的个体或群体，积极采
取干预措施，防止自杀的出现，降低自杀
发生率。

13.059　自杀一级预防　primary prevention for
suicide
通过多种手段提高社会公众的心身健康水平，
减少引起自杀的危险因素，预防自杀的出现。

13.060　自杀二级预防　secondary prevention
for suicide
针对自杀边缘的人群，积极进行自杀危机干
预，帮助其渡过自杀危机。

13.061　自杀三级预防　tertiary prevention for
suicide
主动提供社会心理支持，帮助自杀未遂者发
现并解决导致自杀的危险因素，防止自杀再
次出现。

13.062　危机干预　crisis intervention
通过调动处于危机中的个体的自身潜能，重
新建立或恢复危机发生前心理平衡状态的
心理咨询和治疗技术。

13.063　心理危机　psychological crisis
面临重大事件或遭遇时，运用可调动的资源
和应对机制仍无法解决困难时心身失衡的
紧急状态。

13.064　心理健康急救　mental health first aid，
MHFA
简称"心理急救"。对遭遇精神心理问题或
正遭受心理健康危机的个体，在其获得专业
治疗或危机解除前，由家人、朋友、同事等
非专业人士提供的帮助和支持。

13.065　平衡模式　equilibrium model
通过稳定危机当事人的情绪，使其重新获得
心身平衡状态的一种干预模式。适用于早期
心理危机干预。

13.066　认知模式　cognitive model
通过校正错误的思维方式，帮助当事人达到
克服非理性与自我否定，增强自我控制的一
种干预模式。适用于危机稳定后的干预。

13.067　心理社会转变模式　psychosocial
transition model
在评估和确定与危机有关的内外部困难的
基础上，帮助当事人利用环境资源、寻求社
会支持，并调整自己的应付方式，获得对自
己生活自主控制的一种干预模式。

13.068　心理分析疗法　psychoanalytic therapy
又称"精神分析疗法"。通过心理分析使患
者重新认识并解除处于潜意识中冲突和痛
苦的心理治疗方法。

13.069　眼动脱敏与再加工　eye movement
desensitization and reprocessing，EMDR
一种整合的心理疗法。是借鉴控制论、精神
分析、行为、认知等多种学派的理论，建构
加速信息处理的干预模式。主要适用于减轻

创伤体验和帮助危机当事人的心理康复。

13.070　危机干预六步法　six-step model of crisis intervention
按照确定问题、保证当事人安全、帮助当事人建立心理支持、提出并验证有效的应对方式、制订计划、得到承诺六个步骤对当事人进行危机干预的一种方法。由吉利兰（B. E. Gilliland）和詹姆斯（R. K. James）提出。

13.071　危机事件压力管理　critical incident stress management，CISM
针对应急人员、受害者及其他需要心理支持的人员进行的一种综合性危机干预措施。

13.072　关键事件应激报告法　critical incident stress debriefing，CISD
通过介绍、发现事实、想法、反应、症状、指导、再进入等七个阶段对当事人进行干预，常在伤害事件24小时内进行，可有效减轻各类事故引起的心理创伤。由杰弗里·米切尔（Jeffrey Mitchell）于1983年提出。

13.073　消融干预　defusing intervention
一种针对紧急事件救护人员的危机干预方法。通过为救护人员提供表达思想和情感的机会，减轻其内疚感。包括接触、评估、收集事实、了解当事人思维活动、了解当事人情感体验、支持–保证–提供信息六个阶段。

13.074　灾难后心理卫生工作策略　disaster mental health work strategy
一种心理危机团体干预方法。包括执行任务前、执行任务时、任务结束后三个阶段分别针对性地进行危机干预，以预防创伤后应激障碍等问题的产生。

14.　攻击行为与暴力行为

14.01　攻　击　行　为

14.001　攻击行为　aggression behavior
任何形式的有意识、有目的地伤害对方，且对方所不愿、不能接受的行为。

14.002　敌意性攻击行为　hostile aggression behavior
又称"情绪性攻击行为（emotional aggression behavior）"。一种源于愤怒、意在造成被攻击对象痛苦和伤害的行为。

14.003　工具性攻击行为　instrumental aggression behavior
把攻击作为实现其他目标的手段或工具的行为。

14.004　亲社会攻击行为　prosocial aggression behavior
按照社会道德标准所接受的范围，以一种社会认可的方式所采取的攻击性行为。

14.005　反社会攻击行为　antisocial aggression behavior
违反社会准则，对他人或社会造成危害的攻击行为。如人身攻击、凶杀等。

14.006　被认可的攻击行为　approved

aggression behavior
介于亲社会攻击行为和反社会攻击行为之

间，合理合法且被社会所允许的攻击行为。
如自卫行为。

14.02 暴 力 行 为

14.007 暴力行为 violence behavior
蓄意运用躯体力量或权力，对自身、他人、群体或社会进行威胁或伤害，造成或极有可能造成损伤、死亡、精神伤害、发育障碍或权益被剥夺的行为。

14.008 自身暴力 self-directed violence
个体对自身实施的残暴行为。如自杀与自伤。

14.009 人际暴力 interpersonal violence
发生在人与人之间，由个体直接做出，对他人身体和（或）心理造成伤害的行为。

14.010 群体暴力 intergroup violence
由群体或团体实施的暴力行为。如种族清洗、恐怖主义、战争等。

14.011 暴力犯罪 violent crime
行为人以暴力或者以暴力胁迫手段侵害国家或人民生命、财产安全，造成严重后果，触犯刑法且应当受到刑罚处罚的犯罪行为。

14.012 家庭暴力 family violence
家庭成员之间以殴打、捆绑、残害、限制人身自由及经常性谩骂、恐吓等方式实施的身体、精神等侵害行为。

14.013 校园暴力 campus violence，school violence
发生在校园内外，主要针对教育者和被教育者，破坏教学秩序和校园安全的暴力行为。

14.014 校园欺凌 campus bullying
发生在校园内外、以学生为参与主体的一种

攻击性行为。

14.015 网络暴力 cyberbullying
网络技术风险与网下社会风险经由网络行为主体的交互行动而发生交叠，继而可能致使当事人的名誉权、隐私权等人格权益受损的一系列网络失范行为。

14.016 暴力行为成因 cause of violence
从生物、心理、社会等方面对暴力行为发生原因进行的理论分析。为暴力风险的识别和暴力行为的针对性干预提供理论依据。

14.017 挫折攻击理论 frustration attack theory
挫折会导致某种形式攻击行为的理论。修正后的理论认为挫折可导致侵犯，但也可导致其他行为后果，攻击或侵犯只是挫折引起的一种主要反应。由多拉德（J. Dollard）、米勒（N. E. Miller）等提出。

14.018 敌意性偏见 hostile bias
在情景不明的情况下，个体将对方的动机或意图视为有敌意的心理倾向。

14.019 激情 passion
一种强烈的、爆发式的、持续时间短暂的情绪状态。

14.020 生理性激情 physiological passion
又称"一般激情"。由对个人有重大意义的事件引起的一种激情状态。不伴有意识障碍。

14.021 病理性激情 pathological passion
一种突然发作、非常强烈而短暂的情感暴发

状态。常合并有冲动和破坏行为，可伴有意识障碍。

14.022 破窗理论 broken windows theory
认为环境中的不良现象如果被放任存在，会诱使人们仿效，甚至变本加厉的理论。是由詹姆斯·威尔逊（James Q. Wilson）及乔治·凯林（George L. Kelling）提出的一种犯罪学理论。

14.023 不同接触理论 differential association theory
又称"差别接触理论"。认为犯罪行为是否产生，取决于每个人对外在经验联结的方式的理论。当个体接触有利于犯罪的经验多于不利于犯罪的经验时，很可能产生犯罪行为。

14.024 模仿论 imitation theory
认为社会生活的重要行为与现象均是由模仿而引起的理论。包括距离法则、上至下法则、取代法则等。

14.025 暴力行为风险预测 risk assessment of violence
综合运用心理学、社会学、行为学等理论和方法，对暴力行为发生的可能性及各种相关因素做出评估和推断。是暴力行为预防与干预的基础。

14.026 减点攻击模式 point subtraction aggression paradigm，PSAP
一种通过受试者对挑衅行为的反应来评估攻击行为的工具。用于测量行为而不是态度。在计算机模拟的场景中，通过测量对虚构伙伴的"侵犯性"反应数量进行评估。

14.027 外显攻击行为量表 modified overt aggression scale，MOAS
一种常用的攻击行为筛查工具。包括言语攻击、对财产的攻击、自身攻击及体力攻击4个分量表，每项代表一类攻击行为，得分越高，攻击性越强。

14.028 暴力风险性评估指南 violence risk appraisal guide，VRAG
一种评估暴力罪犯再犯罪风险的工具。涉及人口学、犯罪历史及心理特征等，分数越高表明暴力再犯的风险越大。

14.029 暴力危险性分类 classification of violence risk，COVR
从攻击行为研究中发展而来的一个交互式软件程序。通过迭代分级树法评估中纳入的攻击行为的134个危险因素，预测社区精神障碍患者攻击行为的发生风险。评估通过病案回顾及简短的访谈完成。

14.030 暴力危险量表 violence risk scale，VRS
一种暴力风险评估工具。包括静态分量表（6个条目）与动态分量表（20个条目），得分越高，受试者的暴力危险性越高。

14.031 历史、临床、风险20项清单 historical，clinical and risk management factor-20，HCR-20
评估患者的历史因素（过去）、临床因素（现在）和风险控制因素（将来）三方面的测评工具。由3个分量表组成，用于患者的暴力风险评估。

14.032 暴力行为干预 intervention of violence
综合应用生物、心理、社会等多种方法介入并人为中断暴力行为发生、发展的自然过程。一种力图消除或改变暴力行为的干预方式。

14.033 道德内化 moral internalization
道德社会化的主体经过一定方式的社会学习，接受社会道德教化，将社会道德目标、价值观、道德规范和行为模式等，转化为自身稳定的道德人格特质和道德行为反应模式的过程。

14.034　刑事处罚　criminal punishment
简称"刑罚"。因违反刑法而受到国家机关依法实行的刑法制裁。

14.035　暴力行为的家庭干预　family intervention of violence
通过家庭干预及家庭心理治疗，帮助暴力行为个体与家庭成员之间真正地交流，使其认识到暴力行为给家庭带来的影响和伤害，同时使家庭做出适应性改变，消除不良家庭环境对暴力行为影响的过程。

14.036　习得性抑制　learned inhibition
条件性抑制刺激通过对抗条件刺激对非条件刺激记忆的激活来消除条件反射的过程。

14.037　暴力行为预防　prevention of violence
在研究暴力行为形成、发展和变化规律的基础上，提供暴力预防的建议，防范暴力行为的发生。

14.038　角色置换效应　role reversal effect
人们把交往双方的角色在心理上加以置换而产生的心理效应。

14.039　替罪羊效应　scapegoat effect
个体在遇到挫折或不愉快时，产生把攻击转向被厌恶的相对弱势群体的倾向。

14.040　宣泄　catharsis
引导个体通过合适的手段把过去在某个情景或某个时候受到的心理创伤、不幸遭遇和所感受到的情绪发泄出来，以达到缓解和消除消极情绪目的的过程。

15.　成瘾及成瘾相关障碍

15.01　成　瘾

15.001　精神活性物质　psychoactive substance
来自体外，能够影响人类情绪、行为，改变意识状态，并有致依赖作用的一类化学物质。

15.002　乙醇　ethanol
俗称"酒精（alcohol）"。一种有机化合物。化学式为C_2H_6O。为在常温常压下易燃、易挥发的无色透明液体，呈低毒性。纯液体不可直接饮用。

15.003　大麻　hemp, cannabis
一种桑科大麻属植物。成分复杂，主要包括类脂物、黄酮类化合物、萜烯、碳氢化合物、非环形大苯酚、生物碱、柠檬酸银和环形大麻酚等。含量视种类及具体植物部位而定。可作为毒品。

15.004　罂粟　opium poppy
（1）罂粟属近180种植物的通称。（2）特指鸦片罂粟。

15.005　合成大麻素　synthetic cannabinoid
一系列具有类似天然大麻素作用的人工合成物质。为精神活性物质的一种。

15.006　阿片类物质　opioid
从罂粟中提取的生物碱及衍生物。如吗啡、

海洛因、氢化吗啡、美沙酮、哌替啶等，为精神活性物质的一类。与中枢特异性受体相互作用，能缓解疼痛，产生欣快感。

15.007 苯丙胺 amphetamine
又称"苯基乙丙胺""安非他明"。精神活性物质的一种。化学式为$C_9H_{13}N$，为中枢神经兴奋剂。已被列为毒品。

15.008 甲基苯丙胺 methamphetamine
又称"甲基安非他明""去氧麻黄碱"。冰毒的主要成分。化学式为$C_{10}H_{15}N$。一种毒品。

15.009 甲卡西酮 methcathinone
一种苯丙胺类似物。化学式为$C_{10}H_{13}NO$。为精神活性物质的一种，可导致急性健康问题和毒品依赖。

15.010 合成卡西酮 synthetic cathinone
一系列具有类似卡西酮作用的人工合成物质。是一类精神活性物质的总称。可导致急性健康问题和毒品依赖。

15.011 咖啡因 caffeine
一种黄嘌呤生物碱化合物。化学式为$C_8H_{10}N_4O_2$。是一种中枢神经兴奋剂。

15.012 致幻剂 hallucinogen
一类天然或合成的精神活性物质。包括吲哚胺类、甲氧基苯乙胺类、四氢大麻酚类等。能够引起意识状态改变，类似急性精神病，并导致严重的行为紊乱。

15.013 挥发性吸入剂 volatile inhalant
具有挥发性的液体。如油漆、胶水、燃料和其他挥发性化合物。

15.014 摇头丸 ecstasy
一种人工合成毒品。以3, 4-亚甲基二氧甲基苯丙胺、4, 5-亚甲基二氧基苯丙胺、苯丙胺及甲基苯丙胺为主要有效成分。使用后导致大脑皮质兴奋。

15.015 氯胺酮 ketamine
又称"2-邻氯苯基-2-甲氨基环己酮"，俗称"K粉"。苯环己哌啶的衍生物。化学式为$C_{13}H_{16}ClNO$。为精神活性物质的一种，在临床工作中一般作为麻醉剂使用。

15.016 苯环己哌啶 phencyclidine
又称"普斯普剂"。具有麻醉作用的致幻类药物。化学式为$C_{17}H_{25}N$。一种精神活性物质。

15.017 可卡因 cocaine
又称"古柯碱"。古柯中的一种茄生物碱类物质。化学名称为苯甲基芽子碱。化学式为$C_{17}H_{21}NO_4$，多呈白色晶体状，无臭，味苦而麻。医疗工作中，被用作局部麻醉药或血管收缩药，麻醉效果好，穿透力强，主要用于表面麻醉。毒性强，不宜注射。同时可作为强烈的天然中枢兴奋剂，因对中枢神经系统的兴奋作用可能导致滥用。

15.018 尼古丁 nicotine
一种存在于茄科植物中的生物碱。化学式为$C_{10}H_{14}N_2$。为烟草中的主要精神活性物质，兼有兴奋和松弛作用。可使机体产生相当的耐受性和依赖性。

15.019 毒品 narcotic drug, narcotics drug
具有很强成瘾性并在社会上禁止使用的化学物质。在我国主要指阿片类、可卡因、大麻、兴奋剂类药物。

15.020 物质使用 substance use
使用一种或多种特定精神活性物质的状况。特定物质包括阿片类、大麻类、可卡因、致幻剂、烟草和挥发性吸入剂等。

15.021 物质滥用 substance abuse，drug abuse
对物质持续性或间歇性过度使用的状况。

15.022 滥用倾向 abuse liability
某一特定精神活性物质被滥用的倾向。

15.023 物质滥用治疗社区 treatment thera-peutic community for substance abuse
为促进康复而人为构造的环境。专门让患有物质使用障碍（substance use disorder）个人居住的社区。

15.024 非致依赖性物质滥用 abuse of non-dependence-producing substance
对众多处方药、成药、草药和民间偏方或验方中任意一种过度或不恰当使用的状况。

15.025 戒断综合征 withdrawal syndrome
停止使用物质、减少使用剂量或使用拮抗剂后所出现的特殊心理生理症状群。是由长期使用物质后突然停用而引起的适应性反跳。一般表现为与所使用物质的药理作用相反的症状。

15.026 迁延性戒断 protracted withdrawal
急性戒断症状减轻后数周或数月内出现的戒断综合征。一般较轻微，但令人非常不舒适，可表现为焦虑、激越、易激惹和抑郁。

15.027 躯体依赖 physical dependence
又称"生理依赖（physiological dependence）"。由反复使用物质所造成的一种病理性适应状态。主要表现为耐受性增加和戒断症状。

15.028 心理依赖 psychological dependence
又称"精神依赖（spiritual dependence）"。物质令使用者产生一种愉快满足或欣快的感觉，驱使使用者为寻求这种感觉而反复使用物质的状态。

15.029 渴求 craving
为产生愉快满足或欣快感觉而期望再次使用精神活性物质的状态。

15.030 强迫性觅药 compulsive drug-seeking
使用者不顾一切后果冲动性使用物质。是一种自我失去控制的表现。

15.031 依赖倾向 dependence potential
物质对生理或心理发挥药理效应，导致个体对其产生依赖的倾向。

15.032 交叉依赖 cross dependence
某一物质具有抑制另一种或另一类物质停药反应的作用，从而维持躯体的依赖状态。

15.033 依赖综合征 dependence syndrome
反复使用物质后发生的一组行为、认知和生理现象。典型表现包括强烈渴望使用该物质，难以对其控制使用，不顾有害性后果坚持使用。

15.034 耐受 tolerance
物质使用者必须增加使用剂量和（或）频率才能获得所需效果，或使用原来的剂量达不到预期效果的一种状态。

15.035 急性耐受 acute tolerance
单次剂量后对物质效应产生的快速暂时性适应。导致之后对该物质的反应下降，需要增加剂量才能达到原剂量所产生的效应。

15.036 交叉耐受 cross tolerance
作为急性或慢性使用某物质的结果，个体对以往从未接触过的另一种物质产生耐受性的现象。两种物质通常具有类似的药理学效应。

15.037 逆向耐受 reversed tolerance

一种对以往可以耐受、不会引起中毒效应的剂量，现在却变得敏感的状态。

15.038　酒精使用　alcohol use
个体或社会群体饮用酒精饮品的状况。

15.039　血液酒精水平　blood alcohol level
酒精在血液中的浓度。通常以单位体积中的质量来表示。

15.040　酒精化　alcoholization
又称"积习性饮酒（inveterate drinking）""乙醇化"。频繁、大量地饮用酒精饮料，以维持高浓度血液酒精水平的表现。同时也是不断增加饮酒频度的过程。

15.041　酒瘾者　alcoholic
罹患酒精依赖症的人。

15.042　匿名戒酒小组　Al-Anon family group
由酒精依赖者亲属和朋友组成的团体。旨在帮助酒精依赖者戒酒并保持不再饮酒。

15.043　匿名戒酒者协会　Alcoholics Anonymous，AA
以彻底戒酒为共同目标的自助团体。要求其成员经常参加协会的活动，互相帮助，达到戒酒并保持不再饮酒的目标。

15.044　十二步骤小组　twelve-step group
按照匿名戒酒者协会的十二步骤方案或该方案修改版组织起来的互助小组。组织原则是"十二惯例"，要求匿名、采取非政治立场和非等级性的组织结构。

15.045　酒精管制　alcohol control
（1）以法规的形式限制或控制酒精饮料的生产和销售。通常由专门的国家机关来管理。（2）政府对酒精饮料市场干预的总体规则。（3）在总体上与酒精有关的预防和治疗政策。

15.046　醒酒剂　amethystic agent
用于逆转或中和酒精中毒效应的物质。

15.047　双硫仑　disulfiram
又称"戒酒硫"。一种典型的酒精致敏剂。化学式为$C_{10}H_{20}N_2S_4$。可抑制乙醛脱氢酶的活性，用于帮助和巩固戒酒效果。若体内存在酒精，则会导致乙醛蓄积及不愉快的面红反应，伴有恶心、头晕和心悸。

15.048　纳洛酮　naloxone
一种阿片受体拮抗剂。化学式为$C_{19}H_{21}NO_4$。口服无效，注射给药起效很快。主要用于逆转阿片类物质的作用，如促醒和解除呼吸抑制。

15.02　成瘾相关障碍

15.049　成瘾相关障碍　addiction related disorder
反复出现使用某些物质的强烈欲望，对物质使用的控制能力丧失或减弱的躯体或心理障碍。常常不考虑物质使用的有害后果。

15.050　物质使用所致障碍　disorder due to substance use
与使用精神活性物质（包括药物）相关的一组认知、行为和生理异常症状群。

15.051　物质单次有害性使用　single episode of harmful substance use
单次使用物质，对个体的躯体或精神健康造成损害或出现导致伤害他人健康的行为问题。

15.052 物质有害性使用模式 pattern of harmful substance use
一种长期使用物质的模式。对个体躯体或精神健康造成损害，或使用后导致行为问题，对他人的健康造成伤害。

15.053 物质依赖 substance dependence
反复或持续性使用物质所致的使用失控。对使用物质存在强烈的内在驱动力，导致控制使用的能力受损。常伴随主观上对使用物质强烈的渴望或渴求，也可出现躯体依赖。

15.054 物质中毒 substance intoxication
由于过量使用某种物质（使用期间或使用后）而出现的中毒状态。表现为短暂性的意识、认知、感知觉、情感、行为或协调性紊乱。

15.055 物质戒断 substance withdrawal
停止或减少使用物质后一组显著的临床症状、行为和生理特征异常的现象。发生于有物质依赖的个体、长期/大量使用物质的个体。

15.056 物质所致谵妄 substance-induced delirium
过量使用某种物质所致的谵妄状态。表现为急性注意或意识状态紊乱，伴有谵妄的特征性表现。

15.057 谵妄 delirium
意识清晰度降低，出现大量幻觉、错觉，定向力部分或全部丧失的一种意识障碍。是一种暂时性、波动性的意识障碍状态。

15.058 物质所致精神病性障碍 substance-induced psychotic disorder
在物质戒断、物质中毒期间或其后出现，以精神病性表现（如错觉、幻觉、思维、行为紊乱）为特征的症状群。症状的严重程度和持续时间超出物质过量中毒或戒断的症状表现。

15.059 物质所致心境障碍 substance-induced mood disorder
在物质过量中毒、戒断期间或其后出现的情感和心境障碍（如抑郁心境或情感高涨、精力充沛或减退）。症状的严重程度和持续时间超出物质过量中毒或戒断的症状表现。

15.060 物质所致焦虑障碍 substance-induced anxiety disorder
在物质过量中毒、戒断期间或其后出现的焦虑症状（如忧虑或担心、恐惧、过度自我觉察、回避行为）。症状的严重程度和持续时间超出物质过量中毒或戒断的症状表现。

15.061 物质所致强迫及相关障碍 substance-induced obsessive-compulsive or related disorder
在物质过量中毒、戒断期间或其后出现的一种强迫及相关障碍。表现为反复的侵入性思维或先占观念，通常合并焦虑，伴随反应性的重复行为（强迫行为）或针对躯体的习惯行为。症状的严重程度和持续时间超出物质过量中毒或戒断的症状表现。

15.062 物质所致冲动控制障碍 substance-induced impulse control disorder
在物质过量中毒、戒断期间或其后发生，由个体无法抵抗冲动、驱动力或渴望去做某个至少短期内带来奖励的事情，导致的反复而持续的行为。症状的严重程度和持续时间超出物质过量中毒或戒断的症状表现。

15.063 酒精使用所致障碍 disorder due to use of alcohol
与使用酒精相关的一组认知、行为和生理异

常症状群。

15.064 酒精单次有害性使用 single episode of harmful use of alcohol
单次使用酒精饮料，对个体躯体或精神健康造成损害，或出现导致伤害他人健康的行为问题。

15.065 酒精有害性使用模式 harmful pattern of use of alcohol
一种长期使用酒精的模式。对个体的躯体或精神健康造成损害，或饮酒所致行为问题对他人的健康造成伤害。

15.066 酒精依赖[症] alcohol dependence
反复或持续性饮酒所致的酒精失控性使用。对酒精使用有强烈内在渴望，控制使用的能力受损，可出现躯体依赖。

15.067 固定饮酒方式 narrowing of the drinking repertoire
饮酒方式比较固定（如晨起饮酒），在不应该饮酒的时间、场合饮酒。目的是维持体内酒精浓度，以免出现戒断症状。

15.068 特征性寻求饮酒行为 salience of drinking-seeking behaviour
酒精依赖者把饮酒作为第一需要，为了饮酒可以不顾一切，明知继续饮酒的严重后果，仍然难以控制饮酒行为。

15.069 酒精中毒 alcoholism
一种短暂性躯体或心理障碍。发生于酒精使用期间或使用后不久，表现为短暂性的意识、认知、感知觉、情感、行为或协调性紊乱，严重时可出现昏迷。

15.070 复杂性急性醉酒 complicated acute intoxication
饮酒后几分钟到1小时左右出现不能用躯体障碍解释的攻击或暴力行为。事后常有遗忘。

15.071 病理性醉酒 pathological alcohol intoxication
又称"特发性醉酒（idiopathic alcohol intoxication）"。饮酒量少，不足以使常人发生醉酒，而个体却出现明显躯体症状、异常行为和心理改变的醉酒状态。表现为带有攻击和暴力特点的极度兴奋。持续时间为数小时。一般对发作期完全性遗忘。

15.072 宿醉 hangover
由过多饮用酒精饮料直接导致的醉酒后状态。躯体表现包括疲劳、头痛、眩晕、恶心、呕吐、血压升高或降低。精神症状包括急性焦虑、罪感、抑郁、易激惹和极度敏感。

15.073 酒精戒断 alcohol withdrawal
发生于酒精依赖或长期/大量使用酒精的个体，停止或减少使用酒精后的一组症状、行为和（或）生理异常症状群。

15.074 酒精所致谵妄 alcohol-induced delirium
在酒精中毒、戒断期间出现或之后出现的症状群。伴有意识受损、定向障碍、生动的幻觉和错觉、失眠、妄想及酒精戒断的生理异常症状。

15.075 震颤性谵妄 delirium tremens
酒精依赖个体在戒酒期出现的急性精神病状态。特征是意识错乱、定向力丧失、妄想、幻觉、注意易转移、震颤（有时是粗大震颤）、心动过速及高血压等。

15.076 酒精所致精神病性障碍 alcohol-induced psychotic disorder
在酒精戒断、中毒期间或其后出现，以精神

病性表现（如错觉、幻觉、思维、行为紊乱）为特征的症状群。症状的强度或持续时间超出酒精过量中毒或戒断相关的症状。

15.077　酒精所致心境障碍　alcohol-induced mood disorder
在酒精戒断、中毒期间或其后出现的情感症状（如抑郁心境或情感高涨、精力充沛或减退）。症状的严重程度和持续时间超出酒精中毒或戒断相关的症状。

15.078　酒精所致焦虑障碍　alcohol-induced anxiety disorder
在酒精戒断、中毒期间或其后出现的焦虑症状（如忧虑或担心、恐惧、过度自我觉察、回避行为）。症状的严重程度和持续时间超出酒精中毒或戒断相关的症状。

15.079　成瘾行为所致障碍　disorder due to addictive behavior
反复出现实施某种行为的强烈欲望，对行为实施的控制能力丧失或减弱的心境障碍。常常不考虑行为实施的有害后果。

15.080　赌博障碍　gambling disorder
持续而反复的赌博行为模式。包括在线上（互联网上进行的）或线下的（面对面进行的），可表现出失控性赌博行为。社会功能显著受损。

15.081　游戏障碍　gaming disorder
持续的失控性游戏行为（包括网络游戏、离线游戏等）。对游戏存在心理渴求，尽管明知会出现不良后果仍然继续玩游戏的行为，导致社会功能受损。

16.　其他神经行为障碍

16.01　异常行为症状

16.001　异常行为症状　abnormal behavior symptom
偏离行为常态、社会规范，影响个体社会功能的一组行为表现。

16.002　注意障碍　attention deficit disorder, ADD
精神活动在一段时间内过度集中或不能集中指向某一事物的过程。常见的有注意增强、注意减退、随境转移、注意范围缩小等。

16.003　注意增强　hyperprosexia
特别注意某些事物的精神现象。注意的紧张性和稳定性都增强，转移困难。包括指向外界和指向自身两种。

16.004　注意减退　hypoprosexia, attentional decline
又称"注意松懈""注意迟钝"。主动或被动注意均表现减弱的精神状态。

16.005　注意涣散　divergence of attention
又称"注意不集中"。主动注意明显减弱的精神状态。难以将注意力专注并保持在一定的对象上，易于分散。

16.006　注意狭窄　narrowing of attention
注意范围显著缩小、主动注意减弱的精神状

态。多见于痴呆和处于朦胧状态。

16.007　注意转移　transference of attention, shifting of attention
被动注意的兴奋性增强但不持久，注意对象不断转换的精神状态。

16.008　随境转移　distractibility
思维奔逸的延伸症状。外界环境的变化使受检者的注意不断发生转移。

16.009　记忆障碍　memory disturbance
记忆过程中出现的任何缺损。分为遗忘和记忆错误两大类。如各种遗忘、错构、虚构、记忆增强等。

16.010　遗忘症　amnesia
记忆丧失的精神病理状态。可由器质性或心理因素造成。

16.011　顺行性遗忘　anterograde amnesia
对于意识丧失发生之后所发生的事情和经历（体验）不能回忆的精神病理状态。

16.012　逆行性遗忘　retrograde amnesia
对意识丧失发生之前的事情和经历丧失记忆的精神病理状态。

16.013　选择性遗忘　selective amnesia
心因性记忆丧失的一种形式。遗忘只限于与心理诱因有关的事物。

16.014　遗忘综合征　amnestic syndrome
又称"科尔萨科夫综合征（Korsakoff syndrome）"，曾称"遗忘–虚构综合征"。近期和远期记忆显著受损，即时记忆仍保留，学习新事物的能力下降并有时间定向障碍的综合征。虚构症可能为其明显特点，个体知觉和其他认知功能包括智能通常不受损

害。由俄国神经科学家谢尔盖·科尔萨科夫（Sergei Korsakoff）最先发现并命名。

16.015　记忆广度缩窄　reduction of memory span
在记忆广度测验中受检者能够正确复述的数目较常人减少的病理状态。

16.016　记忆错构　paramnesia
又称"记忆倒错"。将过去生活中经历过的某段时间并未发生的事件，说成是当时发生的，并坚信是事实的一种记忆错误。除了上述时间误置，还可以包含地点、人物的误置。

16.017　虚构　confabulation
将实际上未发生的事或经历，说成确有其事的一种记忆障碍。

16.018　智能障碍　disorder of intelligence
以智能低下和社会适应困难为特征的精神障碍。认识客观事物并运用知识解决实际问题的能力异常。记忆、认识（如概括、计算、判断等）、语言、视空间功能和人格等至少3项受损。

16.019　语义性痴呆　semantic dementia
通常表现为进行性加重的命名不能和语义理解障碍。自发言语表达流利，没有发音和语法错误，复述能力保留，朗读及书写流畅。

16.020　假性痴呆　pseudodementia
伴随意识障碍出现的暂时性脑功能障碍。并非真正的智能缺损。受检者主诉记忆力差，注意力不集中及出现某些自主神经症状。

16.021　近似回答综合征　symptom of approximate answer
曾称"甘塞综合征（Ganser syndrome）"。对简单问题给予近似的、不确切回答的精神

综合征。回答虽不确切但反映出能理解问题的本质。

16.022　病理性收集　pathological hoarding
又称"病理性囤积症"。收集那些并非生活必需或毫无收藏价值废旧物品的病理状态。

16.023　病理性赘述　circumstantiality
叙述一件事情的过程中联想枝节过多，对不必要的细节过分详尽地描述，无法简要叙述，一定要按自己的方式讲述的病理状态。

16.024　意志障碍　disorder of volition
自觉地确定目的并支配其行动以实现预定目标的心理过程异常。包括意志增强、意志减弱、意志缺乏、矛盾意向和易暗示性。

16.025　意志减退　avolition
逐渐出现和进行性加重启动与保持既定目标性活动能力减退的现象。存在动机和目的的不足，如工作、持续的脑力劳动、自我照顾等能力减退。

16.026　意向倒错　parabulia
意向要求与常情相悖的精神病理状态。多见于精神分裂症受检者。

16.027　意志增强　hyperbulia
在病态动机和目的支配下意志活动增多及意志力增强的精神病理状态。见于躁狂状态、偏执狂、疑病等情况。

16.028　思维形式障碍　thought form disorder
思维进程本身出现紊乱的精神病理状态。如思维过慢、过快、停滞、重复和联想松弛等，也包括受检者自觉思维主体被改变。

16.029　刻板言语　stereotype of speech
毫无意义地重复自己的语句或一部分语词

的精神病理状态。主要见于精神分裂症。

16.030　持续言语　perseveration
受检者单调地重复某一概念，或对于某些不同的问题，总是持续重复第一次回答，思维联想在某一概念上停滞不前的精神病理状态。

16.031　重复言语　palilalia
受检者重复自己所说一句话的最末几个字或词，不能随环境变化而改变话题的一种思维联想活动形式障碍。

16.032　言语痉挛　logospasm
反复讲一些杂乱无章词语的精神病理状态。

16.033　语尾阵挛　logoclonia
又称"词尾重复症"。在讲话的末尾，反复讲一些杂乱无章词语的精神病理状态。

16.034　言语贫乏　poverty of speech
以言语量减少、自发言语及对问题的回答从简单到根本没有应答为特点的精神病理状态。回答多模糊，缺乏实际内容，空洞。

16.035　乱语症　aculalia
又称"语词杂拌"。有明显理解困难的无意义语言，且言语凌乱的精神病理状态。

16.036　模仿言语　echolalia
鹦鹉学舌般地重复述说听到的语言或词汇的精神病理状态。具有重复性和持续性，声调经常呈模仿性、喃喃自语或者断断续续的特点。

16.037　语素不全　ellipsis
说话的方式缺乏一个或多个关键成分，使听者费解的精神病理状态。

16.038　语词新作　neologism
进行概念的融合、浓缩及无关概念的拼凑，

自创一些新词、符号、图形或语言来代表某些特殊的概念，却无法被他人所理解的精神症状。包括自创文字和自创言语。

16.039 音联 clang association
后面话语开头的发音与前面话语结尾的发音接近，但缺乏主题联系或受检者常变换主题的精神病理状态。

16.040 意联 content association
后面的言语与前面的言语意义接近，但整体上缺乏主题或内容杂乱的精神病理状态。

16.041 具体化思维 concrete thinking
思维来自即刻体验和具体的形象，而不是抽象思维的精神病理状态。

16.042 过分包涵 over-inclusiveness
精神分裂症和分裂状态下的一种特征性思维和言语障碍。不能保持概念界限，导致加入无关或关系较远的东西，从而使思维变得没有条理。

16.043 思维脱轨 thought derailment
思考历程不按条理及不合逻辑，从一个观念忽然转到另一个毫无关联观念的精神病理状态。

16.044 思维迟缓 retardation of thought
思维活动显著缓慢、联想困难、思考问题吃力、反应迟钝的精神病理状态。

16.045 思维贫乏 poverty of thought
思想内容明显少、缺乏概念和词汇的精神病理状态。

16.046 联想松弛 loosening of association
一种思维形式障碍。表现为联想紊乱。按严重程度分为思维松弛和思维破裂。

16.047 思维松弛 loosening of thinking
程度较轻的联想松弛。轻度者，说话时无故地从一个话题转到另一个话题，在上一段与下一段之间缺乏有意义的联系。中等程度者，在上一句与下一句之间没有任何联系。

16.048 接触性离题 tangentiality
以一种模糊不清的方式漫谈，开始时似乎有个中心，后逐渐离题越来越远的一种思维松弛表现。从总的谈话来看是联想松弛，但从一个片段来看似乎在正常范围之内。

16.049 思维破裂 splitting of thought
严重的联想松弛状态。语言表达上下语词之间没有任何联系。

16.050 妄想性读心症 delusion of thought being read
解释性妄想的一种表现。当受检者认为别人洞悉自己的活动和思维时，可能出现的精神病理状态。常伴发于关系妄想。

16.051 强制性思维 forced thought
感到自己头脑中有一些思想不属于自己、不是自己发动的一种思维形式障碍。

16.052 思维中断 thought blocking
在无意识障碍，又无外界干扰等状况下，思维过程突然中断的精神病理状态。说话时突然停顿，片刻之后又重新说话，但所说内容不是原来的话题。

16.053 思维被夺 thought deprivation
思维被某种外力抽走的感觉。常与客观观察到的思维中断同时发生。

16.054 思维奔逸 flight of idea, flight of thought
联想速度加快、数量增多，内容丰富生动的

一种思维紊乱类型。表达可能远跟不上思维，严重时导致言语不连贯。常见音联、意联，随境转移。

16.055 病理性象征性思维 pathological symbolic thinking
对普通事物、概念赋予特殊象征性意义，不能为同一文化或亚文化所理解的精神病理状态。具体概念与抽象概念间仍存在某种表面上的联系，可能有字音、字形、意义或形体上的某些相关。

16.056 诡辩性思维 sophistic thinking
又称"诡辩症（queralism）"。思维形式障碍的一种。表面上受检者沉溺于思辨，但进行的思维活动既缺乏实际意义，又没有系统性，表现空洞、松散、似是而非，给人以诡辩印象。

16.057 逻辑倒错性思维 paralogic thinking
思维联想过程中存在明显的逻辑错误，推理过程明显不符合逻辑的一种思维形式障碍。推理显得离奇古怪、不可理解，甚至因果倒置。

16.058 思维内容障碍 thought content disorder
思维形式保持正常而思维内容明显异常的精神病理状态。

16.059 妄想 delusion
患者对歪曲信念、病理推断或判断坚信不疑，无法被说服，也不能通过自身的体验和经历加以纠正的心理现象。

16.060 原发性妄想 primary delusion
在没有任何精神症状情况下突然出现的妄想。所蕴含的体验、知觉、思维活动和妄想性坚信同时发生，无法用心理活动规律来理解。

16.061 继发性妄想 secondary delusion
继发于其他精神病理状态的妄想。是对其他原发障碍的推理和解释。

16.062 妄想气氛 delusional atmosphere
处于某一境地时突然感到整个气氛异乎寻常，但究竟有何不同，受检者则描述不具体，却确信"肯定要出事"，并且为此而紧张不安的精神病理状态。

16.063 妄想观念 delusional idea
又称"自生观念（autochthonous idea）"。无故产生并充分形成的一种错误牢固信念。产生前既无恐惧气氛，又无恐惧情绪，与当时的知觉内容也无联系。

16.064 妄想心境 delusional mood
突然产生的一种病理情绪。如紧张、恐惧、焦虑等情绪，同时坚信周围发生了某些与自身有关的情况。

16.065 妄想知觉 delusional perception
从知觉中异常地直接体验到特殊目的或意义（一般为启示性、神秘或威胁性）的精神病理状态。

16.066 妄想记忆 delusional memory
对记忆中的事件出现妄想性信念的情况。

16.067 妄想性虚构 delusional confabulation
与妄想内容有联系的错误记忆。对既往没有发生过的事件，受检者却感到有清晰的记忆，并做出妄想性解释。

16.068 夸大妄想 delusion of grandeur
自负、伟大或优越的病态信念。常伴有其他幻想性妄想观念。

16.069 被害妄想 delusion of persecution

坚信自己受到某人或若干人迫害的妄想。

16.070　被控制妄想　delusion of control
坚信自己的意志被一些外界力量或势力的意志所取代的妄想。

16.071　自动症　automatism
行动不是本人意志支配的精神病理状态。在受检者并没有觉察的情况下，动作和言语不断重复出现。

16.072　多形性妄想　delusion of polymorphic nature
多种不协调、内容各式各样的妄想同时出现，在本质上缺乏合乎逻辑和组织核心的精神病理状态。

16.073　受孕妄想　delusion of pregnancy
确信自己已经怀孕的妄想。尽管其处境清晰地表明受检者不可能怀孕，如患者是男性、绝经者、处女或绝育者。具备许多疑病妄想的特征。

16.074　外貌变形妄想　delusion of appearance chance
确信其外形有改变的精神病理状态。内容涉及身体外表或功能变化，或存在某些缺陷或疾病。

16.075　系统化妄想　systemized delusion
有共同的主题且彼此之间有密切联系的各种妄想。

16.076　幻想性妄想　fantastic delusion
在物理性和社会性方面都不存在、不可能的妄想。

16.077　妄想性曲解　delusional misinterpretation
牵连观念/妄想进一步发展到不仅涉及其他

人，还将受检者自己用其本人的思维方式牵涉进整个情景中的精神病理状态。

16.078　物理影响妄想　delusion of physical explanation
对任何异常体验以物理现象进行演绎和解释的妄想。如将思想被插入、被播散及被害体验等解释为通过物理过程做到的。

16.079　妄想性误认　delusional misidentification
将周围的人以符合自己想法的方式纳入自己妄想系统的精神病理状态。

16.080　心因性妄想　delusion due to psychological cause
一种原因和内容与受检者的心理社会应激源密切相关的妄想。

16.081　嫉妒妄想　delusion of jealousy
坚信配偶或同居性伴侣不忠，但缺乏依据或依受检者所说令人难以置信的妄想。与病理性嫉妒的鉴别困难。

16.082　自罪妄想　delusion of guilt
患者毫无根据地坚信自己有不可宽恕的罪恶的一种妄想性思维障碍。存在妄想性坚信，坚信自己罪大恶极，或者犯了可怕的罪行。

16.083　科塔尔综合征　Cotard syndrome
虚无妄想达到极致的精神病理状态。受检者感到自己已经不复存在，或是一个没有内脏的空虚躯壳，并认为其他人甚至整个世界都不存在了。由法国神经学家朱尔斯·科塔尔（Jules Cotard）在1880年首次提出而得名。

16.084　虚无妄想　nihilistic delusion, nihilism
坚信自身或者自身的某些部分不存在，或者外部现实世界的某些东西不存在的妄想。

16.085　弗雷戈利综合征　Fregoli syndrome
受检者认为日常生活中遇到的许多人都是由同一个人伪装的一种妄想性精神病理现象。

16.086　冒充者综合征　impostor syndrome
又称"卡普格拉综合征（Capgras syndrome）"。受检者认为生活中的某个人（一般是关系密切的亲人）已经被替代的一种妄想。

16.087　非血统妄想　delusion of non-blood relation，delusion of non-consanguinity
确信自己是由父母之外的人生育的，其父母不是现在血缘关系父母的妄想。

16.088　钟情妄想　delusion of being loved
又称"克莱朗博综合征（de Clérambault syndrome）"。在缺乏事实根据的情况下坚信别人深爱着自己的精神病理状态。

16.089　妄想性超常解释　delusional para-normal explanation
对任何异常体验超出合理性的演绎和解释的现象。

16.090　牵连观念　ideas of reference
将无关的外界现象病态地解释为与本人有关系，而且往往是恶意的精神病理状态。

16.091　超价观念　over-valued idea
一种直接涉及自我的、缺乏合理性的信念。见于偏执型人格障碍、疑病障碍等。

16.092　疑病观念　hypochondriac preoccupa-tion，hypochondriac idea
在获知缺乏医学证据或证据相反的情况下，受检者仍将躯体症状归因于某种疾病的精神病理状态。

16.093　疑病妄想　hypochondriac delusion
以罹患某种疾病为内容的妄想。往往有躯体疾病情况下不可能感受到的内脏不适或其他病理性体验。

16.094　双重定向　double orientation
受检者对时间、地点、人物有正确的认知，但同时又有妄想性解释的精神病理状态。

16.095　动作和行为障碍　disorder of behavior and movement
由认知、情感和意志等活动障碍导致的动作和行为异常。包括精神运动性兴奋、精神运动性抑制、本能行为异常等。

16.096　蜡样屈曲　waxy flexibility
肢体肌张力均匀增高，可任人随意摆布，即使摆在一个极不舒服的姿势，也可保持很久而不变动的精神病理状态体征。个体意识一般清晰。

16.097　紧张症　catatonia
又称"畸张症"。一组精神运动和意志的紊乱状态。包括作态、僵住、模仿动作、刻板动作、缄默症、违拗症、自动症和冲动行为等。这些现象可在运动过多、过少或运动不能的背景下出现。

16.098　违拗症　negativism
对别人提出的要求无目的地不予反应（被动违拗）或予以抗拒（主动违拗）的精神病理状态。

16.099　被动服从　passive obedience
不加质疑地服从他人任何指令的精神病理状态。典型表现为服从毫无意义或令人尴尬的指令而不表现出自己的态度。

16.100　刻板动作　stereotyped act
重复、单调地做没有指向性和没有意义动作

的精神病理状态。

16.101 模仿动作 echopraxia
无意义地模仿他人动作的精神病理状态。主观感觉上通常有不随意性。

16.102 强制动作 forced act
将自己的动作体验为不随意的，感到无法抵抗的精神病理状态。

16.103 强制性哭笑 forced laughing and crying
在没有情绪刺激的情况下，突然出现不随意哭笑的精神病理状态。缺乏相应体验，也无法解释其来由。

16.104 矛盾意向 ambitendency
对同一事物同时产生对立的、相互矛盾的意志活动，受检者对此毫无自觉，也谈不上加以纠正的精神病理状态。

16.105 精神运动性迟滞 psychomotor retardation
生理和心理反应全面迟缓的精神病理状态。多见于抑郁症。常表现为行动迟缓和目光呆滞，伴有注意力和记忆力下降及工作效率下降。

16.106 精神运动性兴奋 psychomotor excitement
没有明显目的的活动过多、不安、吵闹，并伴有过度警觉与过度反应的精神病理状态。过度兴奋与抑制的状态可以迅速转换。

16.107 情感障碍 affective disorder
情感活动异常，波动幅度过长、时间过长，反应与刺激的性质不协调的现象。可分为情感性质改变、情感波动性改变和情感协调性改变。

16.108 情感不稳 liability of affect
心境表达失控、不稳或异常波动的情绪状态。与外界刺激相关，虽然刺激微弱，但引起的反应强烈。

16.109 情感迟钝 affective blunting
对外界刺激的内心情感体验强度和情感反应强度下降的情绪状态。

16.110 情感平淡 affective flattening
对外界刺激缺乏相应情感体验或情感反应的精神病理状态。外在表现为音调平淡、面部表情或肢体语言缺乏变化或呆板。

16.111 情感淡漠 apathy
对外界刺激缺乏情感反应，内心体验贫乏，表现为对外界漠不关心的精神病理状态。

16.112 欣快 euphoria
无端地从身体上和情绪上自我感觉良好的精神病理状态。伴有精神活动明显减少，莫名的兴奋（快乐）。可见于脑器质性精神障碍、中毒或由物质所致。

16.113 亢奋 exaltation
一种超乎寻常的病理情绪状态。通常过于欢乐或过于兴奋。

16.114 情感高涨 hyperthymia, elation
一段时间内情绪持续增高的情感状态。表现为不同程度的病态性喜悦。当程度强烈并与生活环境不一致时，常是躁狂和轻躁狂的主要症状。

16.115 激越 agitation
有明显的坐立不安和过多的肢体活动，并伴有焦虑或其他痛苦体验的精神病理状态。

16.116 快感缺失 anhedonia

感受快乐的能力不足或缺如的精神病理状态。

16.117 心境低落 depressed mood
心境异常消沉，难以体验到快乐、意趣和意义的精神病理状态。伴有无望、自责、无助等负性体验。

16.118 情感暴发 emotional outburst
突然发生的、强烈的情绪反应。

16.119 情感不协调 incongruity of affect
情感表达不一定减弱（甚至可以增强），但情感表达与预期不一致的情感症状。

16.120 情感倒错 parathymia
情感反应与思维内容严重不协调甚至明显对立的情感症状。

16.121 易激惹 irritability
一种不适当的、易反应过度的精神病理状态。包括烦恼、急躁或愤怒。

16.122 焦虑 anxiety
对未来或可能的风险过分担心和害怕的情绪状态。伴有运动性不安及自主神经症状。

16.123 预期焦虑 anticipatory anxiety
提前、过分担心现实生活中可能发生某种事情的情绪状态。不仅担心和烦恼的程度与现实很不相称，而且提前担心。

16.124 游离性焦虑 free-floating anxiety
一种表现为既无确定对象，又无具体内容的不安和忧虑的情绪状态。个体惶惶不可终日，做事心烦意乱，没有耐心，坐卧不宁。

16.125 类抑郁行为 depressive-like behavior
高等动物表现出的能够模拟人类抑郁症状的行为反应。如退缩、拒食等。

16.126 类焦虑行为 anxiety-like behavior
高等动物表现出的能够模拟人类焦虑症状的行为反应。如抑制、逃避等。

16.127 惊恐发作 panic attack
迅速而强烈的焦虑发作。往往有强烈的自主神经症状，且没有固定的发作先兆，可在几分钟内达到高峰。

16.128 自我意识障碍 disorder of self-consciousness
对自身精神状况和躯体状况的认识异常。包括人格解体、双重人格、自我界限障碍和自知力缺乏等。

16.129 人格解体 depersonalization
一种自我觉察紊乱。表现为自我关注增强，但自我的全部或部分似乎是不真实的、遥远的或者虚假的。发生于感觉系统正常且情绪表达能力完整的情况下，一般能保留自知力。

16.130 双重人格 double personality
在不同的时间体验到两种完全不同的心理活动，有着两种截然不同精神生活的一种精神病理状态。是自我单一性的障碍。

16.131 多重人格 multiple personality
在一个人身上明确地存在两个或多个彼此不同或独立人格的精神病理状态。在某一时间这些人格中只有一个显现出来。

16.132 自我界限障碍 self-boundary disorder
不能将自我与周围世界区别开来，感到精神活动不再属于自己所有，自己的思维即使不说出来，他人也会知道的思维障碍。思维被洞悉或思维播散或有被控制感。

16.133　自知力缺乏　lack of insight
又称"内省力缺乏（lack of introspection）"。

对自身疾病的判断和认识的能力缺乏。包括"无自知力"和"有部分自知力"。

16.02　焦虑及恐惧相关障碍

16.134　旷场恐惧症　agoraphobia
一组害怕处于特定场所的恐惧症。常表现为在其恐惧的场所有惊恐发作。

16.135　社交焦虑障碍　social anxiety disorder
又称"社交恐惧症（social phobia）"。害怕被别人审视，导致对社交场合回避的精神障碍。往往伴有自卑和害怕批评。

16.136　特定恐惧症　specific phobia
又称"单一恐惧（isolated phobia）"。局限于对特定目标的病态恐惧。如高处、动物等。

16.137　惊恐障碍　panic disorder
又称"间歇性阵发焦虑（episodic paroxysmal

anxiety）"。以反复出现严重急性焦虑发作（惊恐发作）为基本特征的精神障碍。发作并不限于特定场合或环境，不可预测。

16.138　广泛性焦虑症　generalized anxiety disorder
以持续、显著的紧张不安，伴有自主神经功能亢进和过分警觉为特征的一种慢性焦虑障碍。并不局限于甚至并不特别突出地表现于任何一种特殊的环境或情况。

16.139　分离焦虑障碍　separation anxiety disorder
与特定的依恋对象分离感到显著、过度的恐惧或焦虑的一种精神障碍。

16.03　强迫相关障碍

16.140　强迫症　obsessive-compulsive disorder
以反复出现的强迫思维或强迫动作为主要症状的精神障碍。

16.141　强迫思维　obsessional thought
又称"强迫观念（obsessive idea）"。反复、持续地出现一些无法自控的观念和概念的精神病理现象。常伴有被强迫感和痛苦感。

16.142　强迫性穷思竭虑　obsessional rumination
反复思考毫无意义的问题、刨根问底，明知不必要，却不能停止的精神病理现象。

16.143　强迫怀疑　obsessional doubt
对自己已做事情不确定，产生不必要的疑虑，或担心做了不恰当的事情，要反复核实的精神病理现象。

16.144　强迫性对立思维　obsessional opposite though
两种对立的词句或概念反复在头脑中相继出现，自知毫无意义，却无法摆脱的精神病理现象。常感到非常痛苦。

16.145　强迫回忆　obsessional reminiscence
对既往的经历或做过的事情反复回忆，明知没有必要但无法摆脱的精神病理现象。

16.146　强迫联想 obsessional association
反复联想一系列事件或概念，虽明知不必要却无法克制的精神病理现象。常引发焦虑情绪。

16.147　强迫表象 obsessional image
头脑中无法控制地反复出现过去体验过的画面、表情、声音等内容，并常引起不悦情绪的精神病理现象。

16.148　强迫意向 obsessional urge
又称"强迫冲动（obsessional impulsion）"。无法自控地反复出现似乎要做出某种具有不良后果行为的欲望。虽然从不表现出具体行动，但使患者感到紧张害怕。

16.149　强迫行为 compulsion
明知不必要，却难以克制地去重复做某个动作的行为异常。如果不去重复，患者会产生严重的焦虑不安。

16.150　强迫[性]清洗 compulsive washing
表现为反复清洗（如洗手、洗涤衣物等）的强迫行为。明知过分，但无法自控。

16.151　强迫[性]核对 compulsive checking
表现为反复检查（如门是否锁紧、煤气是否关好、账目是否有错等）的强迫行为。个体明知没必要，但无法自控。

16.152　强迫[性]计数 compulsive counting
表现为不可控制地计数（如数台阶、电线杆、门窗、地板砖数等）的强迫行为。有时表现为做固定次数的特定动作，否则会感到不安，若怀疑遗漏，要重新数起。

16.153　强迫[性]仪式动作 compulsive ritual
刻板地按照特定的顺序重复某些动作的强迫行为。

16.154　躯体变形障碍 body dysmorphic disorder
认为外表存在一处或多处缺陷或瑕疵的先占观念导致强烈痛苦的精神障碍。个体有过度自我关注体验和牵连观念，常伴有反复而过度的抵消行为，如试图遮盖、改变这些缺陷或明显回避社交情境。

16.155　嗅觉牵连障碍 olfactory reference disorder
认为自己发出他人觉察得到的臭味，如侵袭性的体臭或难闻的口臭（呼吸）等先占观念导致强烈痛苦的精神障碍。个体通常存在牵连观念，有反复而过度的抵消行为，如试图去遮盖或预防这种觉察得到的体臭或明显回避社交情境。

16.156　疑病症 hypochondriasis
在没有明确医学根据的情况下，受检者认定自己患有某种特定疾病的精神病理状态。合理的医学解释及躯体检查或实验室检查阴性均不能打消受检者的顾虑。病理核心是疑病性超价观念。

16.157　囤积障碍 hoarding disorder
无论其实际价值如何，过度获取或难以丢弃而积攒物品的精神障碍。

16.158　拔毛症 trichotillomania
反复拔除毛发的精神障碍。可导致显著的脱发，伴有试图减少或阻止此行为的徒劳尝试。

16.159　抠皮障碍 excoriation disorder
反复抓抓皮肤导致皮损的精神障碍。伴有试图减少或阻止此行为的徒劳尝试。

16.160　分离性障碍　dissociative disorder
在感知、记忆、情感、行为、自我（身份）意识及环境意识等方面无法统一的精神障碍。表现为不自主、间断地失去部分或全部生理–心理整合能力。

16.161　分离性神经症状障碍　dissociative neurological symptom disorder
运动、感觉或认知功能正常整合的中断或不连续的精神障碍。与目前已知的神经系统疾病、其他的精神行为障碍或健康情况不一致。

16.162　分离性运动异常　dissociative motor disturbance
没有器质性损伤，表现出一个或数个肢体的活动能力全部或部分丧失的心因性精神症状。

16.163　分离性抽搐　dissociative convulsion
又称"游离性抽搐"。以抽搐为主要表现的心因性精神症状。没有意识丧失，但可代之以木僵或出神状态。

16.164　分离性感觉缺失　dissociative anaes-thesia
以感觉缺失为主要表现的心因性精神症状。并非源于器质性感觉损伤。

16.165　分离性视觉异常　dissociative visual disturbance
没有视觉系统器质性损伤情况下，表现出各种视觉症状，如盲、视野狭窄、视觉扭曲或视幻觉症状的心因性精神症状。不能由已知的神经系统疾病和其他精神行为障碍解释。

16.166　分离性听觉异常　dissociative audi-tory disturbance
没有听觉系统器质性损伤情况下，表现出各种听觉症状（如听力减退、听幻觉）的心因性精神症状。不能由已知的神经系统疾病和其他精神行为障碍解释。

16.167　分离性眩晕　dissociative dizziness
在静止情况下仍有旋转感或目眩感觉的心因性精神症状。不能由已知的神经系统疾病和其他精神行为障碍解释。

16.168　分离性言语异常　dissociative speech disturbance
没有可见的器质性损伤情况下，表现出发音困难、失音症或构音困难症的心因性精神症状。不能由已知的神经系统疾病和其他精神行为障碍解释。

16.169　分离性瘫痪　dissociative paralysis
意向性移动躯体部位或运动协调异常或失能的心因性精神症状。不能由已知的神经系统疾病和其他精神行为障碍解释。

16.170　分离性步态异常　dissociative gait disturbance
影响行走能力或行走方式的心因性精神症状。包括共济失调步态、不借助帮助无法站立等。不能由已知的神经系统疾病和其他精神行为障碍解释。

16.171　分离性舞蹈症　dissociative chorea
表现为不规律、非反复性、短暂、忽动忽停的流畅动作的心因性精神症状。动作随机地从躯体的一个部位出现，随后转移到躯体的其他部位。不能由已知的神经系统疾病和其他精神行为障碍解释。

16.172　分离性震颤　dissociative tremor
表现为躯体部位非自主性振动的心因性精

神症状。不能由已知的神经系统疾病和其他精神行为障碍解释。

16.173 分离性肌张力障碍 dissociative dystonia
表现为持久的肌组织收缩，经常引起动作扭曲、重复或姿势异常的心因性精神症状。不能由已知的神经系统疾病和其他精神行为障碍解释。

16.174 分离性帕金森综合征 dissociative Parkinson syndrome
又称"分离性震颤麻痹（dissociative paralysis agitans）"。一种心因性精神症状。常起病急骤，表现为双侧的抖动或运动迟缓，进行重复性运动时动作幅度不递减，对被动运动自主性抵抗且不伴齿轮样肌张力增高、口吃、步态怪异等。不能由已知的神经系统疾病和其他精神行为障碍解释。

16.175 分离性认知异常 dissociative cognitive disturbance
一种记忆、语言或其他认知领域损害的心因性精神症状。不能由已知的神经系统疾病和其他精神行为障碍解释。

16.176 分离性漫游[症] dissociative fugue
又称"游离性漫游"。由分离性遗忘和超出一般日常范围的有目的旅行构成的精神病理状态。

16.177 分离性木僵 dissociative stupor
又称"游离性木僵"。表现为随意运动明显减少或缺乏，但对外界简单刺激如光、噪声及接触的反应继续保持的一种心因性精神症状。

16.178 出神障碍 trance disorder
个人意识状态显著改变或无法识别原有身份的精神障碍。个体的即刻环境意识变窄、选择性地关注环境刺激，动作、姿势、言语的范围缩减，有不受自我控制的体验。不能由已知的神经系统疾病和其他精神行为障碍解释。

16.179 附体出神障碍 possession trance disorder
个体意识状态明显改变，个体习惯性身份被外界"附体"身份所取代的精神障碍。个体的行为或动作被以体验为由的"附体"控制。

16.180 分离性身份障碍 dissociative identity disorder
个体身份中断，同时具有两个以上相对独特并相互分开的人格特征。至少有两种独立的人格状态反复控制自身意识的现象。常常与他人和环境交流执行控制权。

16.181 部分分离性身份障碍 partial dissociative identity disorder
个体身份瓦解，同时具有两个或更多相互独立的人格状态。伴明显的自我感及主体感的中断。一种人格状态占主导地位，行使正常日常生活功能，但会被另一种或更多的非主导性人格侵入。

16.182 人格解体障碍 depersonalization disorder
一种认为自己是"陌生的""不真实的"或感到"脱离身体"，或作为"旁观者"从体外观察自己的思维、情感、感觉、身体或行动的精神障碍。

16.183 现实解体障碍 derealization disorder
表现为感到他人、物体或世界是"陌生的""不真实的"或感到"脱离了自己身处环境"的精神障碍。不能由已知的神经系统疾病和其他精神行为障碍解释。

16.05　躯体痛苦及躯体体验障碍

16.184　躯体痛苦及躯体体验障碍　disorder of bodily distress and bodily experience
个体对自身躯体体验的紊乱。包含躯体痛苦障碍和躯体完整性烦恼。

16.185　躯体痛苦障碍　bodily distress disorder
涉及各种使个体感到痛苦不适的躯体症状，同时个体对这些症状过度或超出限度关注的精神障碍。

16.186　躯体完整性烦恼　body integrity dysphoria
有持续成为某种残疾的意愿，伴持续的不舒适感或对自己目前非残疾的身体外形有强烈不适的感觉。

16.06　饮食行为障碍

16.187　饮食行为障碍　dietary behavior disorder
异常的进食或喂养行为。不是生长发育过程中适当的行为，是不被社会文化所认可的饮食行为。

16.188　饮食行为　dietary behavior
摄食活动。包括食物的选择与购买，进食频率、数量及方式，进食场所等。

16.189　进食障碍　eating disorder
进食行为异常。包括进食过程、频率、方式、场所或数量等异常。并非继发于躯体器质性疾病或精神异常。

16.190　神经性贪食　bulimia nervosa
以反复发作的、不可控制的冲动性暴食，继之采用自我诱吐、导泻、利尿、禁食或过度运动来抵消体重增加为特征的一组进食障碍。

16.191　厌食　anorexia

食欲减退或消失、进食量显著减少的现象。

16.192　神经性厌食　anorexia nervosa
又称"厌食症"。个体强加给自己一个低体重阈值，通过节食、拒食、导吐、导泻等方式，故意造成并刻意维持体重下降的精神病理状态。伴有惧怕肥胖和惧怕体型松弛的持续侵入性超价观念。通常造成不同程度的营养不良、继发性内分泌和代谢改变，以及躯体功能失调，如闭经。

16.193　暴食　binge eating
阵发性、无法控制的短时间内快速大量进食的现象。

16.194　异食症　pica
又称"异食癖"。表现为反复进食无营养的非食品物质，或进食未经加工的食物原料的精神障碍。症状持续或严重，可导致健康损害、功能受损。

16.07　病　耻　感

16.195　病耻感　stigma
患病后所表现出的一种负性情绪体验。往往

和自我污名化产生联系。

17. 相关行为疾病

17.01 神经系统相关行为疾病

17.01.01 神经系统常见症状

17.001 神经系统常见症状 common symptom of nervous system
在神经系统疾病中经常出现的症状。包括意识障碍、感觉障碍、运动障碍等多种临床表现。

17.002 头痛 headache
局限于头颅上半部，包括眉弓、耳轮上缘和枕外隆突连线以上部位的疼痛。包括原发性和继发性两类。

17.003 偏头痛 migraine
以发作性、多为偏侧、中重度、搏动样头痛为特征的原发性头痛。一般持续4～72小时，可伴有恶心、呕吐。光、声刺激或日常活动均可加重头痛。

17.004 丛集性头痛 cluster headache
一种原发性神经血管性头痛。表现为一侧眼眶周围发作性剧烈疼痛，有反复密集发作的特点，伴有同侧眼结膜充血、流泪、瞳孔缩小、眼睑下垂，以及头面部出汗等自主神经症状。

17.005 紧张性头痛 tension headache
双侧枕部或全头部的紧缩性或压迫性头痛。

17.006 药物过度使用性头痛 medication-overuse headache
头痛患者在发作期过度使用急性对症药物（通常超过3个月），促使原有的头痛（如偏头痛或紧张性头痛）转为慢性，头痛往往较为严重。

17.007 低颅压性头痛 intracranial hypotension headache, low cerebrospinal fluid pressure headache
脑脊液压力降低（<60mmH$_2$O）导致的头痛。多为体位性。患者常在直立15分钟内出现头痛或者头痛明显加重，卧位后头痛缓解或消失。

17.008 神经性头痛 neurological headache
临床工作中对紧张性头痛、功能性头痛及血管神经性头痛的统称。多由精神因素引起。为持续性的头部闷痛、压迫感、沉重感或头部有"紧箍"感。

17.009 血管性头痛 vascular headache
头部血管舒缩功能障碍及大脑皮质功能失调，或某些体液物质暂时性改变所引起的临床综合征。以一侧或双侧阵发性搏动性跳痛、胀痛或钻痛为特点，可伴有视幻觉、畏光、偏盲、恶心呕吐等症状。

17.010 经期头痛 menstrual headache
女性在月经前后及月经期发生的头痛。

17.011 意识障碍 consciousness disorder
个体对周围环境及自身状态的感知能力发生障碍。包括觉醒度下降和意识内容变化等。

17.012 昏睡 lethargy, sopor
处于沉睡状态的意识障碍。正常的外界刺激不能使其觉醒，须经高声呼唤或其他较强烈刺激方可唤醒，对言语的反应能力尚未完全丧失，可做含糊、简单而不完全的答话，停止刺激后又很快入睡。

17.013 昏迷 coma
意识完全丧失的一种严重意识障碍。各种强刺激不能使其觉醒，有目的的自主活动消失，不能自发睁眼。按严重程度可分为三级：浅昏迷、中昏迷、深昏迷。

17.014 浅昏迷 superficial coma, light coma
程度较轻的昏迷状态。意识完全丧失，有较少的无意识自发动作。对周围事物及声、光等刺激无反应，对强烈刺激如疼痛刺激可有回避动作及痛苦表情，但不能觉醒。生命体征无明显改变。

17.015 中昏迷 moderate coma
程度较重的昏迷状态。意识完全丧失，对外界的正常刺激全无反应，自发动作很少。对强刺激的防御反射、角膜反射和瞳孔对光反射减弱，大小便潴留或失禁。生命体征已有改变。

17.016 深昏迷 deep coma
重度的昏迷状态。对外界任何刺激均无反应，全身肌肉松弛，无任何自主运动。眼球固定，瞳孔散大，各种反射消失，大小便多失禁。生命体征改变明显。

17.017 意识改变状态 altered state of consciousness
对各种急慢性意识障碍的一种非特异性统称。包括认知功能、注意力、思维活动及意识清醒程度的损害。

17.018 意识混浊 clouding of consciousness
一种意识受损的状态。由完全清醒到昏迷这一连续过程的中间意识障碍阶段，存在觉察、定向和感知障碍。

17.019 梦样状态 dream-like state, oneiroid state
意识清醒程度降低的一种梦境及幻想体验。

17.020 朦胧状态 twilight state
一种意识受损的病理状态。意识范围缩小或狭窄，可发生复杂非理性行为，事后完全不能回忆。

17.021 病理性半醒状态 pathological semi-awakening state
一种睡眠和清醒之间的移行状态。在深睡到不完全清醒的不同阶段，出现意识混浊、知觉障碍、恐惧情绪、运动性兴奋，或可有暴力行为。生理和心理因素具有促发作用。

17.022 定向 orientation
个体对时间、地点及人物，以及对自己本身状态的认识能力。

17.023 定向障碍 disorientation
对环境或自身状况的认识能力受损或认识错误。

17.024 认知障碍 cognitive impairment
认知的缺陷或异常。包括感知障碍、记忆障碍和思维障碍。

17.025 视空间障碍 visuospatial disorder
患者因不能准确地判断自身及物品的位置而出现的功能障碍。

17.026 执行功能障碍 executive dysfunction
确立目标、制订和修正计划、实施计划，从而进行有目的活动的能力（执行功能）发生障碍。

17.027 失语[症] aphasia
在神志清楚、意识正常、发音和构音没有损害的情况下，大脑皮质语言功能区病变导致的言语交流能力障碍。

17.028 失用[症] apraxia
在意识清醒、语言理解功能、运动和感觉功能正常的情况下，患者丧失有目的的复杂或精细活动能力的病理状态。

17.029 失认[症] agnosia
患者没有视觉、听觉和躯体感觉障碍，在意识正常情况下，不能辨认以往熟悉事物的现象。

17.030 轻度认知障碍 mild cognitive impairment
又称"轻度认知损害"。患者存在轻度认知功能减退，但日常生活能力没有受到明显影响，介于正常衰老和痴呆之间的一种中间状态。

17.031 智力落后 mental retardation
又称"精神发育迟滞""智力低下（hypophrenia）"。由遗传或其他有害因素造成胎儿或婴幼儿的大脑不能正常发育或发育不完全，使智力活动的发育停留在比较低阶段的现象。

17.032 染色体异常 chromosome abnormality
染色体在形态结构、数量或功能上的不正常。

17.033 唐氏综合征 Down syndrome
又称"21-三体综合征（trisomy 21 syndrome）"，俗称"先天愚型（congenital stupidity）"。由染色体异常（多了一条21号染色体）导致的疾病。部分患儿在胎内早期即流产，存活者有明显的智力落后、特殊面容、生长发育障碍和多发畸形。

17.034 性染色体异常 sex chromosome abnormality
性染色体（X或Y染色体）的数目异常或结构畸变。

17.035 学习障碍 learning disability
智力正常的儿童在同等教育条件下，出现学习技能的获得与发展障碍。

17.036 阅读障碍 dyslexia
大脑综合处理视觉和听觉信息不能、不协调造成的一种阅读和拼写障碍。不能以智能障碍、不充足的教育解释，也不是视觉、听力、神经系统器质性损伤的结果。

17.037 获得性阅读障碍 acquired dyslexia
先天或后天的脑损伤及相应视听觉障碍造成的阅读困难。

17.038 发展性阅读障碍 developmental dyslexia
智力正常儿童在发展过程中没有明显的神经或器质性损伤，阅读水平却显著落后于其相应智力水平或生理年龄的发育障碍。

17.039 计算障碍 mathematics disorder
又称"计算不能"。患者对数学符号的认识和运用障碍、失常。不能用精神发育迟滞或明显的教育不当来解释。

17.040 书面表达障碍 disorder of written expression
又称"书写障碍"。在拼写、语法、写作表达的清晰度及条理性方面存在障碍。

17.041 交流障碍 communication disorder
在沟通交流方面存在显著困难或障碍。

17.042 语言表达障碍 expressive language disorder
又称"表达性语言障碍"。发音、语言理解

或语言表达能力发育的延迟和异常。

17.043 痴呆 dementia
一组慢性获得性、进行性智能障碍综合征。以缓慢出现的智力减退为临床特征。

17.044 阿尔茨海默病 Alzheimer disease，AD
一种起病隐匿、进行性发展的神经系统退行性疾病。临床上以记忆障碍、失认、失用、失语、执行功能降低、人格和行为改变等全面性痴呆表现为特征。最早由神经病理学家阿洛伊斯·阿尔茨海默（Alois Alzheimer）诊断而得名。

17.045 β-淀粉样蛋白 amyloid β-protein
由β-淀粉样前体蛋白水解形成的代谢产物。由细胞分泌，在细胞基质沉淀积聚后具有神经毒性作用。

17.046 神经原纤维缠结 neurofibrillary tangles
由过度磷酸化的tau蛋白在神经元内高度螺旋化形成，光镜下神经元内染色的神经原纤维聚集。含有神经原纤维缠结的神经元细胞通常已呈退行性改变。

17.047 多发性梗死性痴呆 multiple infarct dementia
脑外部动脉硬化斑微栓子或缺血引起大脑白质散在多发性小梗死灶所致的痴呆综合征。

17.048 头晕 dizziness
一种运动性或位置性的错觉，造成人与周围环境空间关系在大脑皮质中反映失真，从而产生旋转、倾倒的感觉。一种常见的脑功能性障碍。

17.049 痉挛 spasm
肌肉组织突然的不随意挛缩、紧张。突感剧痛，肌肉运动不协调。

17.01.02 脑血管系统疾病

17.050 脑血管系统疾病 cerebrovascular disease
脑血管系统病变导致脑功能障碍的一类疾病。

17.051 脑梗死 cerebral infarction
又称"缺血性脑卒中（ischemic stroke）"。各种原因所致脑部血液供应障碍，导致局部脑组织缺血、缺氧性坏死，引起相应神经功能损伤的一类临床综合征。

17.052 脑血栓形成 cerebral thrombosis
脑动脉主干或皮质小动脉内多种致病因素导致的血管增厚、管腔狭窄闭塞和（或）血栓形成。引起脑局部血流减少或供血中断。

17.053 脑栓塞 cerebral embolism
各种栓子随着血流进入了颅内动脉，使颅内血管腔急性闭塞或严重狭窄，引起相应供血区脑组织发生缺血坏死及功能障碍的一组临床综合征。

17.054 腔隙性脑梗死 lacunar infarction
长期高血压引起脑深部白质及小动脉病变、闭塞，导致脑组织缺血性微梗死、坏死和液化，脑组织被吞噬细胞移走形成小腔隙的脑血管疾病。

17.055 短暂性脑缺血发作 transient ischemic attack
由颈动脉、椎基底动脉系统发生短暂性血液供应不足，引起局灶性脑缺血，导致突发、短暂、可逆的神经功能障碍性疾病。

17.056 脑出血 intracerebral hemorrhage

非外伤性脑实质内血管破裂引起的出血。

17.057 蛛网膜下腔出血 subarachnoid hemorrhage
颅内血管破裂，血液流入蛛网膜下腔引起的一组临床综合征。

17.058 脑静脉血栓形成 cerebral venous thrombosis
各种原因导致颅内静脉及静脉窦内形成血栓，引起脑静脉系统回流障碍后出现的相应临床症状群。

17.059 血管性认知障碍 vascular cognitive impairment
由各类脑血管疾病危险因素（如高血压、糖尿病和高脂血症等）和脑血管疾病（如脑梗死、脑出血等）引起的从轻度认知障碍到痴呆的一类临床综合征。

17.060 血管性痴呆 vascular dementia
由脑血管疾病导致的严重认知功能障碍综合征。

17.061 卒中 stroke
全称"脑卒中（cerebral stroke）"，俗称"中风"。一种急性脑血管疾病。脑血管突发破裂或血管阻塞引起脑组织损伤的一组疾病。包括缺血性脑卒中和出血性脑卒中。

17.062 混合性卒中 mixed stroke
既有出血灶又有梗死灶（两者可先后或同时发生）的脑卒中。

17.063 卒中后抑郁 post-stroke depression
脑卒中后表现出一系列抑郁症状和相应躯体症状的临床综合征。

17.01.03 神经系统变性疾病

17.064 神经系统变性疾病 neurodegenerative disease
一组原因不明的慢性进行性损害神经组织结构和功能的疾病。组织器官在衍化、发育、成熟、衰老等过程中出现的一系列复杂的结构和功能障碍性疾病。

17.065 运动神经元病 motor neuron disease
上运动神经元和下运动神经元损伤后的慢性进行性神经系统变性疾病。表现为肌无力和肌萎缩。

17.066 额颞[叶]痴呆 frontotemporal dementia
一组与额颞叶变性有关的非阿尔茨海默病痴呆综合征。包括以人格和行为改变为主的行为异常性痴呆和以言语功能隐匿性下降为主的原发性进行性失语。

17.067 路易体痴呆 dementia with Lewy body
一种以路易体（Lewy body）为病理特征的神经变性疾病。主要临床表现为波动性认知功能障碍、帕金森综合征和以视幻觉为突出代表的精神症状。

17.068 多系统萎缩 multiple system atrophy
一组累及锥体外系、锥体系、小脑、自主神经系统等多部位的神经系统变性病。

17.01.04 中枢神经系统脱髓鞘疾病

17.069 中枢神经系统脱髓鞘疾病 central nervous system demyelinating disease
一组以脑和脊髓髓鞘破坏或髓鞘脱失为主要特征的神经系统疾病。脱髓鞘是其病理过程中具有的特征性表现。包括遗传性和获得性两大类。

17.070　多发性硬化　multiple sclerosis
一种免疫介导的中枢神经系统慢性炎症性脱髓鞘性疾病。病变具有空间多发和时间多发的特点。

17.071　视神经脊髓炎　neuromyelitis optica，optical neuromyelitis
免疫介导的主要累及视神经和脊髓的原发性中枢神经系统炎症性脱髓鞘性疾病。

17.072　急性播散性脑脊髓炎　acute disseminated encephalomyelitis
广泛累及脑和脊髓白质的急性炎症性脱髓鞘性疾病。通常发生在感染后、出疹后或者疫苗接种以后。病理特征为多灶性弥散性髓鞘脱失。

17.073　弥漫性硬化　diffuse sclerosis
又称"希尔德病（Schilder disease）"。一种以脑白质弥漫性髓鞘脱失为病理特征的炎症性脱髓鞘性疾病。多发生于儿童。

17.074　同心圆性硬化　concentric sclerosis
又称"巴洛病（Balo disease）"。大脑白质脱髓鞘性疾病。病理特点为病灶内髓鞘脱失带与髓鞘保存带呈同心圆层状交互排列，形成树木年轮状改变。

17.075　脑白质营养不良　leukodystrophy
一组由遗传因素导致髓鞘形成缺陷，不能完成正常发育的神经系统疾病。

17.076　脑桥中央髓鞘溶解［症］　central pontine myelinolysis
以脑桥基底部出现对称性脱髓鞘为病理特征的脱髓鞘性疾病。

17.01.05　运动障碍性疾病

17.077　运动障碍性疾病　dyskinesia disease，movement disorder
曾称"锥体外系疾病（extrapyramidal disease）"。一组以随意运动迟缓、不自主运动、肌张力异常、姿势步态障碍等运动症状为主要表现的神经系统疾病。

17.078　帕金森病　Parkinson disease
又称"震颤麻痹（tremor paralysis）"。常见于中老年人的神经系统变性疾病。临床上以静止性震颤、运动迟缓、肌强直和姿势平衡障碍为主要特征。是最早由英国医生詹姆斯·帕金森（James Parkinson）首先报道并命名的神经系统综合征。

17.079　肝豆状核变性　hepatolenticular degeneration
又称"威尔逊病（Wilson disease，WD）"。一种常染色体隐性遗传的铜代谢障碍所致的肝硬化和以基底节为主的脑部变性疾病。临床表现为进行性加重的锥体外系症状、肝硬化、精神症状、肾功能损害及角膜色素环（K-F环）。

17.080　风湿性舞蹈症　rheumatic chorea
曾称"小舞蹈病（chorea minor）"。风湿热在神经系统的常见表现。临床特征为舞蹈样动作、肌张力降低、肌力减退和（或）精神症状。

17.081　亨廷顿病　Huntington disease
又称"遗传性舞蹈症（hereditary chorea）""大舞蹈病（chorea major）"。常染色体显性遗传的基底核和大脑皮质变性疾病。以隐匿起病、缓慢进展的舞蹈症、精神异常和痴呆为特征。最早由美国医生乔治·亨廷顿（George Huntington）首先报道并命名。

17.082　肌张力障碍　dystonia
一种不自主性、持续性肌肉收缩引起的扭曲、重复运动或者姿势异常综合征。

17.083　原发性震颤　essential tremor
又称"特发性震颤（idiopathic tremor）"。一种常染色体显性遗传的以震颤为唯一表现的运动障碍疾病。

17.084　迟发性运动障碍　tardive dyskinesia
又称"迟发性多动症（tardive hyperactivity）"。一种持续、异常、不自主的运动障碍。常见于长期（1年以上）系统抗精神病药（多巴胺受体拮抗剂）治疗的精神病患者。

17.01.06　癫　痫

17.085　癫痫　epilepsy
多种原因导致的脑部神经元高度同步化异常放电的临床综合征。临床表现为发作性、短暂性、重复性、刻板性特点。

17.086　癫痫部分性发作　partial seizuresofepilepticus
大脑半球局部神经元异常放电的临床综合征。包括简单部分性发作、复杂部分性发作、部分性继发全面性发作三类。

17.087　[癫痫]简单部分性发作　simple partial [epileptic] seizure
癫痫发作持续时间较短，不伴有意识障碍，起始与结束均较突然。包括部分运动性发作、部分感觉性发作、自主神经性发作、精神性发作等类型。

17.088　[癫痫]复杂部分性发作　complex partial [epileptic] seizure
又称"颞叶癫痫（temporal lobe epilepsy）""精神运动性发作（psychomotor seizure）"。起源于大脑颞叶或额叶内侧的癫痫发作。表现为部分性发作伴不同程度意识障碍。临床表现差异较大。

17.089　全身[癫痫]发作　generalized [epileptic] seizure
起源于双侧大脑半球的癫痫发作。多在发作初期有意识障碍，运动症状为双侧；发作期脑电图最初为双侧大脑半球广泛性癫痫样放电。

17.090　失神发作　absence seizure
以意识障碍为主，没有任何先兆的突然发作。患者正在进行着的动作突然中断，发呆，可伴有短暂的双眼上翻。

17.091　强直[性]发作　tonic seizure
弥漫性脑损害儿童全身或部分肌肉持续的强直性收缩，不伴阵挛期。伴短暂意识丧失，以及面部青紫、呼吸暂停和瞳孔散大等。

17.092　阵挛[性]发作　clonic seizure
以全身肌肉重复阵发抽动而没有强直为特征的癫痫发作。往往开始即有意识障碍和肌张力松弛导致跌倒。

17.093　肌阵挛发作　myoclonic seizure
以快速、短暂、触电样肌肉收缩为特征的癫痫发作。可遍及全身，也可限于某个肌群，常成簇发生。

17.094　失张力发作　atonic seizure
患者全身或个别肌群的肌张力短暂性降低或消失以致不能保持正常姿势，出现下颌松弛、头下垂或全身肌张力丧失而倒地。

17.095 癫痫性头痛 headache epilepsy

呈剧烈搏动性痛或炸裂痛，发作和终止均突然，持续数秒至数十分钟的头痛。发作时脑电图检查常有癫痫脑电波形。

17.096 癫痫[性]人格 epileptoid personality

癫痫患者经过长期、反复的癫痫发作以后，引起的进行性人格改变。表现为思维黏滞、言语啰唆、行为刻板、难以适应新环境等。

17.097 癫痫性精神障碍 epileptic psychosis

癫痫反复发作导致的精神障碍。分为发作性和非发作性精神障碍。

17.01.07 周围神经病

17.098 周围神经病 peripheral nervous system disease

原发于周围神经系统的结构或功能损害性疾病。

17.099 脑神经疾病 cranial nerve disease, cerebral nerve disease

嗅神经、视神经以外脑神经出现的结构或功能损害性疾病。

17.100 三叉神经痛 trigeminal neuralgia

三叉神经分布区内短暂的反复发作性剧痛。

17.101 特发性面神经麻痹 idiopathic facial palsy

又称"面神经炎（facial neuritis）""贝尔麻痹（Bell palsy）"。茎乳孔内面神经非特异性炎症所致的周围性面瘫。

17.102 面肌痉挛 facial spasm

患者一侧面部肌肉间断性不自主阵挛性抽动或无痛性强直。

17.103 多发性脑神经损害 multiple cranial nerve damage

各种原因所致单侧或双侧脑神经病变损害。常由肿瘤、血管病、感染及外伤等引起。

17.104 脊神经疾病 spinal nerve disease

脊神经出现的结构或功能损害性疾病。

17.105 单神经病 mononeuropathy

单一神经受损产生的与该神经支配范围一致的运动、感觉功能缺失症状及体征。

17.106 神经痛 neuralgia

受损神经分布区疼痛。

17.107 多发[性]神经病 polyneuropathy

又称"末梢神经病（peripheral neuropathy）"多发性神经炎。肢体远端多发性神经损害。表现为四肢远端对称性运动感觉功能障碍和自主神经功能障碍。

17.108 急性炎症性脱髓鞘性多发性神经病 acute inflammatory demyelinating polyneuropathy，AIDP

又称"吉兰-巴雷综合征（Guillain-Barré syndrome）"，曾称"格林-巴利综合征"。以周围神经和神经根脱髓鞘病变及小血管炎症细胞浸润为病理特点的自身免疫性周围神经病。

17.109 慢性炎症性脱髓鞘性多发性神经病 chronic inflammatory demyelinating polyneuropathy，CIDP

以周围神经近端慢性脱髓鞘为主要病变的自身免疫性运动感觉性周围神经病。属于慢性获得性脱髓鞘性多发性神经病的一种常见类型。

17.110　雷诺病　Raynaud disease
又称"肢端动脉痉挛症（artery spasm symptom of limb）"。以阵发性肢端小动脉痉挛引起的肢端局部缺血为特征的疾病。由莫里斯·雷诺（Maurice Raynaud）于1862年首先报道而得名。

17.111　红斑性肢痛症　erythromelalgia
一种以原因不明的肢体远端皮肤阵发性皮温升高，皮肤潮红、肿胀、产生剧烈灼痛为特征的自主神经系统疾病。

17.112　面部偏侧萎缩症　facial hemiatrophy
一种进行性单侧面部组织营养障碍性疾病。以一侧颜面部进行性萎缩为主要临床特征。病变有时累及颈、肩、背及躯干。

17.113　家族性自主神经功能障碍　familial dysautonomia
一种以神经功能障碍，尤其是自主神经失调为特征的先天性疾病。是少见的家族性常染色体隐性遗传病。

17.114　神经血管性水肿　angioneurotic edema，neurovascular edema
又称"血管性水肿"。以发作性局限性皮肤或黏膜水肿、无疼痛亦无瘙痒及皮色改变为主要临床特征的疾病。

17.115　进行性脂肪营养不良　progressive lipodystrophy
以脂肪组织代谢障碍为特征的自主神经系统疾病。临床特点为缓慢进行性双侧分布基本对称，边界清楚的皮下脂肪组织萎缩或消失。

17.01.09　神经-肌肉接头和肌肉疾病

17.116　神经-肌肉接头疾病　nerve-muscle joints and muscle disease
神经-肌肉接头间传递功能或结构障碍所引起的疾病。

17.117　重症肌无力　myasthenia gravis
由神经-肌肉接头处传递功能障碍所引起的自身免疫性疾病。主要临床表现为部分或全身骨骼肌无力和易疲劳。

17.118　周期性瘫痪　periodic paralysis
一组以反复发作的骨骼肌弛缓性瘫痪为特征的疾病。与钾代谢异常有关。

17.119　多发性肌炎　polymyositis
以肌无力、肌痛为主要表现的自身免疫性疾病。是以对称性四肢近端、颈肌、咽部肌肉无力，肌肉压痛，血清酶增高为特征的弥漫性肌肉炎症性疾病。

17.120　皮肌炎　dermatomyositis
一种主要累及横纹肌，以淋巴细胞浸润为主的非化脓性炎症性病变。可伴有或不伴有多种皮肤损害。

17.121　进行性肌营养不良［症］　progressive muscular dystrophy
一组遗传性肌肉变性疾病。以骨骼肌纤维变性、坏死为主要特点。临床表现为缓慢进行性加重的对称性肌无力和肌肉萎缩，无感觉障碍。

17.122　强直性肌病　myotonic myopathy
以骨骼肌在随意收缩或受物理刺激收缩后

不易立即舒张；电刺激、机械刺激时肌肉兴奋性增高；重复收缩或重复电刺激后骨骼肌舒张，症状消失；寒冷环境中强直加重；肌电图检查呈现连续的高频放电现象为特征的一组肌肉组织疾病。

17.123　强直性肌营养不良［症］　myotonic dystrophy

一组以肌无力、肌强直和肌萎缩为特点的多系统受累的常染色体显性遗传病。

17.124　先天性肌强直症　myotonia congenita, congenital myotonia

一种以骨骼肌用力收缩后舒张困难为临床特征的常染色体显性遗传病。

17.01.10　神经系统遗传性疾病

17.125　神经系统遗传性疾病　nervous system hereditary disease

以神经系统功能缺损为主要临床表现的遗传性疾病。

17.126　遗传性共济失调　hereditary ataxia

一组以慢性进行性共济失调为特征的神经系统遗传性疾病。

17.127　弗里德赖希型共济失调　Friedreich ataxia

一种家族性常染色体隐性遗传病。主要累及脊髓后索及小脑的退行性病变。始发于青少年期。1963年由德国医生弗里德赖希（Friedreich）首先报道而得名。

17.128　脊髓小脑性共济失调　spinocerebellar ataxia

一种常染色体显性遗传性疾病。临床表现除小脑性共济失调外，还可伴有眼球运动障碍、视神经萎缩、锥体束征、锥体外系征、肌萎缩、周围神经病和痴呆等。

17.129　遗传性痉挛性截瘫　hereditary spastic paraplegia

又称"家族性痉挛性截瘫"。一种神经退行性疾病。以双下肢进行性肌张力增高、病理反射阳性和剪刀步态为特征。

17.130　腓骨肌萎缩症　peroneal muscular atrophy，Chart-Marie-Tooth disease

又称"遗传性运动感觉神经病（hereditary motor sensory neuropathy）"。一组临床表型相同的遗传性周围神经病。患者对称性、缓慢进行性的四肢周围神经髓鞘脱失和轴索变性，造成肢体远端肌肉的萎缩和无力。

17.131　神经皮肤综合征　neurocutaneous syndrome

胚胎发育过程中，一种神经系统、皮肤和眼组织器官同时发育异常的综合征。以神经系统、皮肤和眼部等多器官或多系统病变为主要特征。

17.132　神经纤维瘤病　neurofibromatosis

起源于周围神经内膜结缔组织的一种常染色体显性遗传的良性周围神经病。

17.133　结节性硬化症　tuberous sclerosis

又称"伯恩维尔病（Bourneville disease）"。一种常染色体显性遗传的神经–皮肤综合征。以皮肤损害、癫痫发作和智力减退为主要临床特征。

17.134　脑面血管瘤病　encephalofacial angiomatosis

又称"斯特奇–韦伯综合征（Sturge-Weber

syndrome）"。一种脑三叉神经血管瘤病。以一侧面部三叉神经分布区不规则血管痣、

对侧偏瘫、偏身萎缩、青光眼、癫痫发作和智力减退为特征的先天性疾病。

17.01.11 神经系统发育异常性疾病

17.135 脑性瘫痪 cerebral palsy
简称"脑瘫"。婴儿出生前到出生后一个月内，由各种原因导致的一种非进行性脑损害综合征。主要表现为先天性运动障碍及姿势异常，可伴有不同程度的智力低下、语言障碍及精神、行为异常等。

17.136 先天性脑积水 congenital hydro-cephalus
又称"婴儿脑积水（infantile hydrocephalus）"。出生时即存在的脑积水。脑脊液分泌过多、循环受阻或吸收障碍，在脑室系统和蛛网膜下腔内不断积聚增长，继发脑室扩张、颅内压增高和脑实质萎缩等。

17.02 内科相关行为疾病

17.137 体重指数 body mass index，BMI
常用于衡量人体胖瘦程度和健康的标准。BMI=体重（kg）÷身高^2（m^2）。

17.138 超重 overweight
介于正常和肥胖间的身体状态。通常以体重指数（25kg/m^2≤BMI＜30kg/m^2）作为判断标准。

17.139 单纯性肥胖 simple obesity
人体摄入的热量超过其消耗的热量，导致脂肪成分在体内积累过多形成的肥胖。

17.140 肥胖低通气综合征 obesity hypoven-tilation syndrome
患者明显肥胖（体重指数＞30kg/m^2）、清醒时二氧化碳潴留（动脉血二氧化碳分压＞45mmHg），同时存在睡眠呼吸疾病的一种临床综合征。

17.141 高尿酸血症 hyperuricemia
机体尿酸生成过多和（或）排泄减少，使血清尿酸水平升高（男性高于420mmol/L，女性高于360mmol/L）的病理状态。为嘌呤代

谢紊乱所致的慢性代谢紊乱性疾病。

17.142 痛风 gout
嘌呤代谢障碍，血清尿酸过多，尿酸盐结晶沉积在关节和脏器引起的常见病。

17.143 甲状腺功能亢进 hyperthyroidism
甲状腺激素合成和分泌增加，导致基础代谢增强和交感神经系统兴奋性提高，甲状腺呈现高功能状态的一组神经内分泌系统疾病。

17.144 奥迪括约肌功能障碍 Oddi sphincter dysfunction，SOD
胆管或胰管括约肌持续狭窄或张力异常增高引起括约肌良性、非结石性、阻塞性失调的一组功能性疾病。

17.145 肠易激综合征 irritable bowel syn-drome
一组以腹痛、腹胀或大便习惯改变为主要特征，并伴大便性状异常，持续存在或间歇发作，同时缺乏形态学和生物化学异常改变等，不能用器质性疾病解释的临床症状。

17.146 反流性食管炎 reflux esophagitis
胃内容物（有时包括十二指肠内容物）反流到食管引起的食管黏膜损伤性炎症。

17.147 反胃 regurgitation
以脘腹痞胀，朝食暮吐，暮食朝吐，甚或食入不久即吐为主要表现的病症。为中医学病症名称。

17.148 肝炎后综合征 posthepatitic syndrome
又称"恢复期肝炎综合征（convalescent hepatitis syndrome）"。由病毒性肝炎愈合后所出现的以自主神经功能紊乱为特点的综合征。

17.149 功能性胃肠病 functional gastrointestinal disorder
又称"胃肠道功能紊乱（gastrointestinal dysfunction）"。一组胃肠综合征的总称。多伴有精神和心理因素，以胃肠道运动功能紊乱为主，并排除器质性病因。

17.150 功能性消化不良 functional dyspepsia
具有上腹痛、上腹胀、早饱、嗳气、食欲缺乏、恶心、呕吐等上腹不适症状，经检查排除引起这些症状的器质性疾病的一组临床综合征。

17.151 类风湿[性]关节炎 rheumatoid arthritis
一种慢性、全身性自身免疫性疾病。主要侵犯全身各处关节，呈多发性和对称性弥漫增生性滑膜炎，引起关节软骨和关节囊的破坏，最后导致关节强直畸形。

17.152 胃食管反流 gastroesophageal reflux
食管下括约肌弛缓或经常处于松弛状态等功能障碍，引起胃内酸性内容物反流入食管的状态。

17.153 习惯性便秘 habitual constipation
长期、慢性功能性便秘。

17.154 消化性溃疡 peptic ulcer
胃肠道黏膜被胃酸和胃蛋白酶等自身消化而发生的溃疡。

17.155 哮喘 asthma
一般指支气管哮喘（bronchial asthma）。由多种细胞（如嗜酸性粒细胞、肥大细胞、T淋巴细胞、中性粒细胞、气道上皮细胞等）和细胞组分参与的气道慢性非特异性炎症性疾病。

17.156 癔球症 globus hystericus
主观上有说不清楚的东西或团块在咽底部环状软骨水平处引起胀满、受压或阻塞等不适感的病症。

17.157 热痉挛 heat cramp，heat spasm
一种高温中暑现象。高热环境下出汗过多，盐分大量丢失，引起肌肉组织兴奋性升高而继发的肌肉疼痛和痉挛。

17.158 心因性障碍 psychogenic disorder
个体遇到强烈、严重的生活事件刺激后，表现出的一系列与刺激因素有关的精神症状。

17.159 心因性阳痿 psychogenic impotence
由心理因素引起的中枢神经系统调控失衡，不能建立起正常的性反应机制。表现为阴茎不能勃起，或勃起时间太短，不足以维持正常性交需要。

17.160 心因性麻痹 psychogenic paralysis
在精神心理因素作用下出现的肢体不能活动的现象。包括单瘫、偏瘫、截瘫和四肢瘫痪，神经系统检查并无器质性疾病。

17.161 心因性幻觉 psychogenic hallucination

在强烈心理因素影响下出现的幻觉。幻觉内容与心理因素有密切联系。

17.162　心因性瘙痒　psychogenic pruritus
由心理因素引起的仅有皮肤瘙痒而无原发性皮肤损害的疾病。

17.163　体位性低血压　postural hypotension
由突然体位改变（如从平卧位突然直立）或长时间直立，造成脑供血不足引起的低血压。

17.03　妇科相关行为疾病

17.164　闭经　amenorrhea
多种原因导致女性体内病理生理改变造成的一种临床症状。表现为月经来潮后3个月及以上未再来月经。分为生理性闭经和病理性闭经，后者包括下丘脑性闭经、垂体性闭经、卵巢性闭经、子宫性闭经和生殖道发育异常性闭经。

17.165　女性不孕症　female infertility
由女性自身原因导致的不孕症状。通常为未采取避孕措施、正常同居2年以上、有正常性生活而未妊娠的症状。

17.166　产后抑郁　postnatal depression
分娩后出现的以抑郁为主的短暂情感紊乱。表现为从短暂的心境低落到伴有焦虑和恐惧的严重抑郁。

17.167　产褥期精神障碍　postpartum psychosis
女性在产褥期各种有害因素作用下产生的各种精神障碍。

17.168　经前期综合征　premenstrual syndrome
女性反复在黄体期周期性出现躯体、精神及行为方面的不适症状。月经来潮后，症状自然消失。

17.169　乳腺增生　hyperplasia of mammary gland
乳腺组织的增生及退行性改变。与内分泌功能紊乱有关。

17.170　痛经　dysmenorrhea
月经期前后或月经期出现的下腹部疼痛、坠胀等不适感。

17.171　围绝经期综合征　perimenopausal syndrome
女性在围绝经期由性激素波动或体内激素水平降低所致的内分泌、躯体和心理变化引起的一系列以自主神经功能紊乱为主的症候群。常伴有神经心理症状。

17.172　月经失调　menoxenia
又称"月经不调"。月经周期和（或）经血量的异常。可伴月经前、月经期的腹痛及全身症状。多发生于生育期女性。

17.173　宫颈癌　cervical cancer
位于子宫颈部的恶性肿瘤。以白带及月经过多，不规则阴道出血，性交后出血，腰腹痛及贫血、严重消瘦等全身衰竭症状为主要表现。

17.174　外阴瘙痒　pruritus vulvae
由外阴不同病变引起的一种发痒症状。

17.04　皮肤科相关行为疾病

17.175　斑秃　alopecia areata
突然发生的无自觉症状的局限性斑状脱发。

患处皮肤正常。

性、炎症性皮肤病。属于多基因缺陷病。

17.176　荨麻疹　urticaria
皮肤受刺激，小血管反应性扩张及渗透性增加而引起的变态反应性损害。一种局限性水肿反应。可呈风团样。

17.178　瘙痒症　pruritus
一种仅有皮肤瘙痒而无原发性皮肤损害的皮肤病症状。

17.179　神经性皮炎　neurodermatitis
又称"慢性单纯性苔藓（chronic simple lichen）"。以阵发性皮肤瘙痒和皮肤苔藓化为特征的慢性皮肤病。

17.177　银屑病　psoriasis
俗称"牛皮癣"。以大小不等的丘疹、红斑、表面覆盖银白色鳞屑为特征的慢性、复发

17.05　耳鼻喉科相关行为疾病

17.180　睡眠呼吸暂停综合征　sleep apnea syndrome，SAS
由气道阻塞等原因导致睡眠时频发呼吸暂停及低通气量，非睡眠时表现为倦怠、工作效率下降的综合征。

又称"过敏性鼻炎"。个体接触变应原后由免疫球蛋白E抗体参与的以肥大细胞释放介质（如组胺等）为开端，由多种免疫活性细胞和细胞因子等共同作用的鼻黏膜慢性炎症反应。

17.181　耳鸣　tinnitus
无外界声音刺激的情况下，主观听到持续声响的症状。由听觉感受器及其传导路径的病理性刺激或听觉中枢病变所致。

17.183　梅尼埃病　Ménière's disease
曾称"美尼尔病"。以膜迷路积水为主要病理特征的内耳疾病。以反复发作性旋转性眩晕、波动性耳聋和耳鸣为主要症状。由法国医生普罗斯珀梅尼埃（Prosper Ménière）于1861年首先报道并得名。

17.182　变应性鼻炎　allergic rhinitis

17.06　口腔科相关行为疾病

17.184　自发性味觉减退　idiopathic hypogeusia
没有明确原因导致的对所有食物都没有味觉的临床征象。

17.187　牙科恐惧　dental phobia
一组与牙科诊疗相关的异常心理、生理及行为状态。表现为患者在治疗前、治疗期间紧张、焦虑、恐惧、不能自控的情绪和行为等。

17.185　味觉敏感　taste acuity
味蕾对不同味道的敏感程度增强的现象。

17.188　颞下颌关节紊乱综合征　temporo-mandibular joint disorder syndrome
颌关节功能失调的病理现象。以关节区酸胀疼痛、运动时弹响、张口运动障碍为临床表现。

17.186　口腔护理　oral care
根据患者病情和口腔卫生状况，指导或协助患者每日进行的常规口腔清洁和护理。

17.189　视疲劳　asthenopia
以久视后出现眼胀、眼涩、头痛、头晕、眼眶胀痛等自觉症状为主要表现的常见眼病。

17.190　色盲　color blindness
不能分辨自然光谱中各种颜色或某种颜色的色觉障碍。

17.191　干眼症　xerophthalmia
又称"角结膜干燥症（keratoconjunctivitis sicca）"。以眼睛干涩为主要症状的泪腺分泌障碍性眼病。常伴有双眼痒感、异物感、

畏光、视物模糊等表现。

17.192　癔症性盲　hysteria blindness
又称"癔病性黑矇（hysterical amaurosis）""癔症性失明"。强烈精神刺激作用下，大脑皮质视觉投射区抑制引起的双眼完全失明。为主观视觉障碍且无相应的客观病理基础，常与精神、心理损伤或疾病有关。

17.193　飞蚊症　muscae volitantes
由玻璃体变性引起的一种自然老化现象。

17.194　骨质疏松　osteoporosis
多种原因造成的骨密度和骨质量下降，骨微结构破坏造成骨脆性增大，容易发生骨折的全身性代谢性骨病。

17.195　关节炎　arthritis
各种理化、生物因素引起的关节腔及其组成部分的炎症性病变。

17.196　肌肉萎缩　muscular atrophy
多种因素引起的横纹肌营养不良、肌肉缩小、肌纤维变细甚至消失的临床症状。

17.197　痉挛性斜颈　spasmodic torticollis
一种累及颈部肌群的肌张力障碍。由胸锁乳突肌、斜方肌等颈部肌群异常不自主收缩引

起头扭转、倾斜、屈曲、伸展或以上动作不同程度的组合。

17.198　腰椎侧弯　lumbar scoliosis
椎体发育异常，腰椎的某一段持久地偏离身体中线、向侧方凸出的畸形。

17.199　腰椎退行性病变　disc degenerative change
腰椎自然老化、退化的病理生理过程。

17.200　失用性萎缩　disuse atrophy
又称"废用性萎缩"。机体组织尤其肌肉组织长时间缺乏运动、缺少锻炼，造成组织萎缩和功能减退的现象。

18.　儿童行为及其障碍

18.01　儿　童　行　为

18.001　儿童行为　childhood behavior

在自身生长发育成熟的基础上，儿童接受外

来刺激不断习得、发展的行为。发生和发展具有连续性、阶段性和依赖性等特征。

18.002　儿童社交行为　childhood social behavior
儿童个体之间相互交流、往来进行精神或物质交往的社会活动。包括受欢迎型、一般型、被拒绝型和被忽视型等。

18.003　儿童习惯性行为　childhood habitual behavior
儿童特有的自动化的行为方式。如吸吮拇指、撞头、憋气发作等是婴儿时期最常见的习惯性行为。儿童通过习惯性行为来缓解压力或焦虑，也可借此表达愤怒、挫折或无聊。

18.004　儿童亲社会行为　childhood prosocial behavior
儿童符合社会期待的积极行为。

18.005　儿童适应性行为　childhood adaptive behavior
儿童适应生长、学习等外界环境的能力和行为反应。

18.006　儿童依恋行为　childhood attachment behavior
儿童与对其有重要影响的人（如抚养者）之间情感联系相关的各种行为。

18.007　儿童竞争性行为　childhood competitive behavior
儿童为获得更多利益产生的一种心理需要和竞争性活动。

18.008　儿童冲动行为　childhood impulsive behavior
儿童不能抑制、完全不受控制或不受限制的突然性活动和行为。

18.009　儿童攻击行为　childhood aggressive behavior
儿童敌意地伤害他人或破坏物体的行为。包括身体侵犯和言语攻击。

18.010　儿童适应性攻击行为　childhood adaptive aggressive behavior
儿童通过观察习得的攻击性行为。

18.011　儿童语言攻击行为　childhood verbally aggressive behavior
儿童出现的诅咒、骂人、恐吓、威胁、攻击等语言行为。

18.012　儿童躯体攻击行为　childhood physically aggressive behavior
儿童敌意地用身体伤害他人或物品的过程。包括踢人、推人、抓人、咬人、打人等身体接触行为。

18.02　儿童行为障碍

18.013　儿童行为障碍　childhood behavior disorder
儿童时期发生的与其所处社会情境及社会评价不相符，显著违反同龄儿童常态的行为异常，并且影响到其正常社会生活的一类心理障碍。

18.014　注意缺陷多动障碍　attention deficit hyperactivity disorder
又称"儿童多动症(hyperkinetic syndrome)"。多发于儿童时期的神经和精神障碍。主要表现为注意力集中困难、注意广度缩小、不分场合的活动过度和行为冲动等特点，常伴有认知障碍和学习困难，往往其智力基本正常。

18.015　活动过度　hyperactivity
精神活动不正常所致的肌肉活动异常增多或不停顿。运动速度较快。是儿童发育过程中出现的一种心理功能障碍。多见于学龄期儿童，且男性多于女性。

18.016　注意集中困难　difficulty of concentrating
注意兴奋性地集中困难和缓慢。

18.017　任性　willful
为满足自己的欲望或达到不正当目的，听凭秉性行事，无所顾忌、恣意放纵的行为。

18.018　抽动障碍　tic disorder
一种起病于儿童和青少年期，以快速、不自主、突发、重复、非节律性、刻板、单一或多部位肌肉抽动和（或）发声抽动为特点的复杂的慢性神经精神障碍。

18.019　短暂性抽动障碍　transient tic disorder
又称"一过性抽动障碍"。儿童期突然的、重复刻板的一种或多种运动性抽动或发声性抽动。

18.020　慢性运动或发声抽动障碍　chronic motor or vocal tic disorder
以限于一组肌肉或两组肌肉群发生运动或发声抽动（两者不并存）为特征的儿童抽动障碍。

18.021　发声和多种运动联合抽动障碍　combined vocal and multiple motor tic disorder
又称"抽动症（tic syndrome）""抽动秽语综合征（multiple ticscoprolalia syndrome）"。以多发性、复合运动性的运动抽动和发声抽动、发出无意义的字句、不适当的词语、重复语言等为特征的抽动障碍。

18.022　品行障碍　conduct disorder
儿童或青少年（18周岁以下）反复出现持久的、违反其年龄段相应行为规范，侵犯他人或公共利益的行为障碍。包括反社会性、攻击性或对立违抗行为。

18.023　反社会行为　antisocial behavior
一种敌意或非敌意，不顾他人感受、不符合社会道德规范和行为准则，可能对社会造成危害的行为。

18.024　未社会化品行障碍　unsocialized conduct disorder
一种持久的社交不良或攻击行为，同时伴有其他明显而普遍性关系异常的儿童品行障碍。

18.025　社会化品行障碍　socialized conduct disorder
又称"群体违法行为（group delinquency）"。个体持久的社交不良或攻击行为，但个体一般与同辈群体整合良好的一种儿童品行障碍。

18.026　抑郁性品行障碍　depressive conduct disorder
品行障碍与持久而明显的心境抑郁相结合的精神障碍。

18.027　家庭品行障碍　conduct disorder confined to the family context
儿童社交不良（如对立、挑衅、扰乱行为）或攻击行为等完全或几乎完全局限于家庭，存在于核心家庭成员或亲近的家人关系之间的品行障碍。

18.028　儿童孤独症　childhood autism，CA
又称"孤独障碍（autistic disorder，AD）"

"自闭症"。一种广泛性发育障碍。表现为不同程度的社会交往障碍、言语发育障碍、兴趣狭窄和行为方式刻板等。是起病于婴幼儿期的一种严重精神障碍。

18.029　儿童社交功能受损　childhood impaired social functioning
孤独症的核心症状之一。患儿缺乏交往意愿，不愿与外界接触，对周围环境或其他外在事物缺少必要的兴趣，似乎只生活在自己的世界里。

18.030　儿童言语沟通障碍　childhood communication disorder
儿童言语发展极其缓慢，语言表达能力低下，不主动与他人交流，没有表情配合，对言语的理解存在困难的情感障碍。通常缄默或说话呈模仿言语。

18.031　儿童兴趣狭窄　childhood narrow interest
对一般儿童的游戏和玩具不感兴趣，即使是对玩具感兴趣，也和正常儿童的关注点不同的情感障碍。关注的是玩具的非主要、非主体特征。

18.032　儿童刻板行为　childhood stereotypic behavior
一种随意、反复、无意义的（常为节律性）活动习性。表现为摇摆躯体、摇摆头颅、拔毛、捻发、咬指甲、吮拇指或挖鼻孔等。

18.033　非典型孤独症　atypical autism
又称"非典型自闭症"。3岁以后出现的弥漫性发育障碍。表现为社交能力、沟通能力、兴趣和行为模式障碍。

18.034　阿斯伯格综合征　Asperger syndrome
又称"童年分裂样障碍（schizoid disorder of childhood）"。与典型孤独症有同样类型的社交活动异常，同时以伴有兴趣与活动内容局限、刻板和重复为特征的儿童精神障碍。没有语言或认知发育的一般性延迟或迟滞，常伴有明显的笨拙。1944年由儿科医生汉斯·阿斯伯格（Hans Asperger）首先报道而得名。

18.035　雷特综合征　Rett syndrome
一种女孩特有的广泛性遗传性神经发育障碍性疾病。呈进行性智力下降，孤独症行为，手脚失用，刻板动作及共济失调。1966年由奥地利医生安德烈亚斯·雷特（Andreas Rett）首次提出而得名。

18.036　童年瓦解性障碍　childhood disintegrative disorder
又称"婴儿痴呆（dementia infantilis）""黑勒综合征（Heller syndrome）"。儿童原来已经获得的正常生活能力、社会功能、言语功能迅速衰退甚至丧失的一种广泛发育障碍性精神疾病。

18.037　对立违抗性障碍　oppositional defiant disorder
童年早期发育过程中反复出现的抗拒，公然反抗，不服从、敌视师长等行为障碍。以违抗、敌意、对立、挑衅、粗野、破坏行为等为特征。

18.038　儿童饮食障碍　childhood eating disorder
儿童的进食行为异常，以厌食、贪食、偏食为特征的综合征。

18.039　儿童肥胖　childhood obesity
儿童体内脂肪组织积聚过多，体重超过同性别、同年龄健康儿童或同身高健康儿童平均体重的2个标准差，或超过同年龄、同性别儿童平均体重20%的现象。

18.040　儿童异食癖　childhood pica
婴幼儿和童年期的一种进食障碍。是由味觉异常或饮食管理不当引起的代谢性疾病综合征。特点为进食不可作为食物的物质。

18.041　儿童排便障碍　childhood excretion disorder
没有器质性病变，4岁以上儿童不能正常排尿或排泄粪便的现象。包括功能性遗尿症和功能性遗粪症。

18.042　儿童功能性遗尿症　childhood functional enuresis
又称"非器质性遗尿"，俗称"尿床"。儿童单纯持续性不能自主控制排尿的临床现象。躯体无器质性病变。

18.043　儿童功能性遗粪症　childhood functional encopresis
又称"功能性大便失禁"。4岁及以上儿童，由非器质性因素或非躯体疾病所引起的排便障碍。经常反复在不适当的时间和地方解大便，而大便形状正常。是一种慢性功能性行为障碍。

18.044　儿童睡眠障碍　childhood sleeping disorder
儿童睡眠-觉醒过程中的各种功能障碍。以入睡困难、睡眠维持困难、过度睡眠、睡眠-觉醒周期紊乱或者睡眠行为异常等为表现。

18.045　儿童夜醒　childhood night waking
儿童在夜间睡眠时常常醒来，不能持续整晚的睡眠，没有形成正常睡眠节律。

18.046　儿童磨牙症　childhood teeth grinding
儿童睡眠时或无意识状态下牙齿咬合，咀嚼肌持续性收缩，下颌做一定节律性运动或表现出较大运动倾向的现象。

18.047　儿童梦魇　childhood nightmare
儿童睡眠时，因梦中受惊吓而喊叫，或感觉有东西压在身上，不能活动。

18.048　儿童夜惊症　childhood night terror
一种常见的儿童睡眠障碍。夜间睡眠中反复出现极度恐惧和惊恐的动作，伴有强烈的语言、运动形式和自主神经系统的高度兴奋。

18.049　儿童睡眠-觉醒节律障碍　childhood sleep-waking rhythm disorder
2～12岁儿童出现的因睡眠-觉醒节律与常规不符引起的睡眠紊乱。睡眠过程中出现各种影响睡眠的异常表现。

18.050　新生儿原发性中枢性睡眠呼吸暂停　neonate primary central sleep apnea
新生儿由呼吸中枢发育不全所致的呼吸暂停。

18.051　早产儿原发性中枢性睡眠呼吸暂停　primary central sleep apnea of prematurity
早产儿尤其是极低出生体重早产儿呼吸中枢和呼吸系统发育不全造成的呼吸暂停。

18.052　良性新生儿睡眠肌阵挛　benign sleep myoclonus of infancy
新生儿快波睡眠期间由外界因素诱发的呼吸肌群抽动。肌阵挛可涉及手、前臂、面部、躯干或腹部肌肉。

18.053　婴儿猝死综合征　sudden infant death syndrome，SIDS
通过彻底检查，包括完全的尸解、死亡背景调查及病史回顾不能解释原因的婴幼儿突然死亡。

18.054 儿童性行为障碍 sexual behavior disorder in children

儿童时期性心理和行为紊乱的现象。包括性识别障碍、露阴障碍、窥阴障碍、恋物障碍等性变态行为。

18.055 性识别障碍 gender recognition disorder

儿童对自身性别认识与实际生理性别特征相反，持续存在改变本人性别特征强烈愿望的认知障碍。

18.056 儿童重复行为 childhood repetitive behavior

儿童无明显社会意义或很少具有社会意义的一系列重复、不间断的行为。

18.057 吮吸手指 finger sucking

婴幼儿、少年儿童将手指放入口中反复吮吸的行为。

18.058 咬指甲症 nail biting

反复咬指甲的行为。

18.059 发脾气 temper tantrum

儿童受到挫折后哭叫吵闹的现象。幼儿期和学龄前期儿童常见。

18.060 儿童拔毛癖 childhood trichotillomania

儿童反复地、不能克制地拔除自己毛发的冲动行为。

18.061 习惯性擦腿［动作］ habitual rubbing thigh

又称"习惯性阴部摩擦"。儿童经常反复地双下肢交叉内收或互相紧贴、上下摩擦的动作。

18.062 屏气发作 breath holding spell, breath hold attack

又称"儿童愤怒惊厥（anger convulsion in children）"。儿童癔症的一种表现形式。各种精神刺激因素下，小儿突然出现憋气、四肢不动、不语等发作现象。

18.063 口吃 stuttering

音素、音节或单词频繁重复或拖长声，或频繁犹豫或停顿，以致破坏正常语流节奏的言语障碍。

18.064 儿童心因性尿频 psychogenic frequent micturition in children

又称"小儿心因性尿频"。没有躯体或物理原因，由心理刺激引起的儿童尿频。

18.065 神经性呕吐 nervous vomiting

一组自发或故意诱发反复呕吐的精神障碍。呕吐物为刚摄入的食物。

18.066 儿童学习障碍 childhood learning disorder

智力正常儿童在阅读、书写、拼字、表达、流畅度、计算等方面出现一种或一种以上学习困难的状态。

18.067 儿童恐怖障碍 childhood phobic disorder

儿童对日常生活客观事物、情境产生的焦虑、恐惧达到异常程度的情感障碍。

18.068 儿童焦虑障碍 childhood anxiety disorder

儿童期以恐惧不安为主的一组情感障碍。表现为发作性紧张和外显的不安行为，伴有自主神经功能紊乱，儿童社会功能受损。

18.069 儿童特定恐惧症 childhood specific phobia

儿童局限于特定目标的病态恐惧。如高处、

乘飞机、动物等。

18.070　儿童社交恐惧症　childhood social phobia
儿童遇到新异、陌生或有社交挑战性的处境时，对陌生人警惕，对社交提心吊胆或异常焦虑的精神障碍。

18.071　选择性缄默症　selective mutism
在某些特定需要言语交流的场合，持久地"拒绝"讲话，在其他场合言语正常的临床综合征。

18.072　儿童抑郁障碍　childhood depression disorder
起病于儿童或青少年时期，以情绪低落为主要表现的一类精神障碍。

18.073　儿童破坏性心境失调障碍　childhood disruptive mood dysregulation disorder
多发于学龄期儿童，可由负性生活事件诱发的一类精神障碍。核心症状是慢性、严重而持续性的易激惹或不愉快的心境，伴有严重、反复的脾气爆发，平均每周至少发作3次，与发育阶段不一致。

18.074　儿童重型抑郁障碍　childhood major depressive disorder
一种儿童期以重度情绪低落为主要表现的反复发作性精神障碍。特征为持续、弥漫性悲伤、不快乐，日常活动的愉快感丧失，易激惹，负性思维，精力缺乏，注意力不集中，食欲下降及睡眠障碍等相关症状。

18.075　儿童器质性精神障碍　childhood organic mental disorder
儿童由脑部疾病或躯体疾病引起的精神障碍。

18.076　青少年适应不良　adolescent maladaptation，adolescent maladjustment
儿童或青少年不能顺应环境变化、不能与环境保持和谐关系的表现。

18.077　感觉统合失调　sensory integration dysfunction
外部感觉刺激信息无法在儿童神经系统进行有效的整合，躯体活动不和谐，形成多种形式障碍。

18.078　儿童虐待　child abuse
采用忽视、故意剥削或伤害等方式对待儿童的行为。

18.079　儿童躯体虐待　child physical abuse
对儿童身体施加暴力，导致全身或局部并非意外的伤害。

18.080　儿童忽视　child neglect
父母或照看者未能给儿童提供足够的照料和监督。包括忽略必需物品供给，忽略对儿童的医疗、安全、情绪、教育或躯体等方面的照护。

18.081　儿童性虐待　child sex abuse
对儿童施以性刺激以满足加害者性冲动的行为。包括身体接触和非身体接触。

18.03　儿童行为评定

18.082　儿童行为评定　behavior assessment for children
应用行为学理论和多种行为测量方法获得信息，对儿童个体行为现象做全面、系统、客观描述、评价、鉴定、诊断的过程。

18.083　美国智力低下协会适应行为量表
American Association on Mental Deficiency-adaptive behavior scale，AAMD-ABS
美国智力低下协会（AAMD）于1969年主持编制的一种适应行为量表。分两种，一种适用于13岁以下儿童，另一种适用于13岁以上的人。

18.084　文兰适应行为量表　Vineland adaptive behavior scale
一种广泛使用的儿童适应行为测试工具。由文兰社会成熟量表修订而来，适用于18岁以下青少年的行为评估。有3个版本，学校版本由教师作答，另外两个访谈版本由家长或养育人回答。

18.085　阿肯巴克儿童行为量表　Achenbach child behavior checklist
用于筛查儿童社交能力和行为问题的行为评估量表。适用于4～16岁儿童，由熟悉儿童情况的家长填写。

18.086　拉特儿童行为问卷　Rutter behavioral questionnaire on school children
由英国学者迈克尔·拉特（Michael Rutter）于1967年编制完成的一种儿童行为问题分析问卷。包括父母问卷和教师问卷两种。评定学龄儿童在学校的健康问题和行为问题。问卷内容包括一般健康问题和行为问题两方面。行为问题分为两大类：①A行为（antisocial behavior），违纪行为或反社会行为；②N行为（neurotic behavior），神经症行为。

19.　行为心理评估

19.01　行为心理计量学

19.001　行为心理计量学　behavioral psychometrics
利用心理学、脑科学、数学、统计学的方法，剖析人的行为和心理现象的学科。是行为心理测量和统计方法学的交叉学科。

19.02　行为心理测量学

19.002　行为心理测量学　behavioral psychological testing
依据心理学理论，使用特定操作程序给心理行为确定出数量化价值的交叉学科。研究重点是测量理论的构建和测量工具的编制、应用。

19.02.01　测　　量

19.003　测量　measurement
依据特定法则用数字对事物特征加以定性和定量描述的过程。

19.004　测量要素　measurement element
测量过程需要的基本单元或必要的最小单位。须具备测量对象、测量参照点、测量单位和量表等要素。

19.005　测量参照点　measurement reference point

测量工作必须具有的测量原始起点。分为绝对零点和人为指定参照点。心理测量中采用人为指定参照点。

19.006　测量单位　measurement unit

又称"计量单位"。为定量或表示同种量大小而约定的定义和采用的特定量。

19.007　常模　norm

供比较的标准量数。通常由标准化样本测试结果计算得出标准数量，作为比较和解释测验结果时的参照分数标准。

19.008　常模样本　norm sample

又称"常模群体"。由某种共同特征样本组成、应用于特定测验的标准样本。

19.009　常模分数　norm score

依据常模标准，将测验原始分数转换为具有明确意义的导出分数。测验结果为原始分数，需要与常模样本（或一个标准）比较后，将原始分数转化成常模分数，才能用于测验结果的分析和解释。

19.010　信度　reliability

测验的可靠程度。反映测量结果的一致性、再现性和稳定性。大小用信度系数衡量，反映在多大程度上可以保证测量工具本身的精确性。

19.011　分半信度　split-half reliability

将测验的项目分为相等的两半，这两部分所得分数的相关程度。测验项目进行分半时，可按奇数项目、偶数项目折半，或可按其他的标准分半。

19.012　复本信度　alternate-form reliability

又称"正副本相关信度（positive replica correlation reliability）""等值信度（equivalent reliability）"。同时编制两份在形式、内容、难度等方面等同的量表，受测者接受两份量表的测验，两次测验得分的相关程度。

19.013　重测信度　test-retest reliability

用一个量表对同一个样本实施两次测量，两次分数的相关程度。

19.014　内部一致性信度　internal consistency reliability

又称"同质系数（homogeneity coefficient）"。测验内部所有题目间的一致性程度。题目间一致性的含义是所有题目都测得为同一种心理特质；所有题目得分之间都具有较高的正相关。

19.015　评定者信度　inter-rater reliability

多个评分者给同一受测者评分的一致性程度。用于测量不同评分者之间的评定误差。

19.016　效度　validity

测量工具或手段能够准确测出所需测量事物的程度。

19.017　内容效度　content validity

又称"逻辑效度"。测量项目反映测量内容的程度。反映测量内容的适当性和相符性。

19.018　校标[关联]效度　criterion validity

一个或一组测量指标与其他有效测量指标的关联程度。表示测量工具的效度。

19.019　结构效度　construct validity

又称"构念效度"。用于衡量某个特定测度与其他测度之间的关系符合理论假设关系的程度。

19.020　标准化　standardization
实行整体统一的标准。测验标准化既包括对测量对象、工具的统一要求，也包括测量结果描述、解释、应用的标准化。

19.021　行为样本　behavior sample
从总体测量行为中抽取出来，能够反映个体特定心理特质、直接测量的对象。

19.022　标准情境　standard situation
要求受测者处于所要观察分析心理现象的最佳时期，用同样刺激方法引起的反应。测验要求对行为样本、测验方法、测验程序、实施评分者等均应有标准化设计。

19.023　量化描述　quantitative description
对测验的结果进行数量化描述。包括数量化和划分范畴。

19.02.02　测 量 方 法

19.024　测量方法　measurement method
获得测量结果的方式。包括测量时所采用的测量原理、计量器具和测量条件等。

19.025　自我报告法　self-report method
又称"自述法（readme method）"。受测者通过口述、书面形式报告既往健康状况、生活经历、心理行为发展情况和社会功能情况等的测量方法。包括结构式自我报告和非结构式自我报告。

19.026　收集档案法　collecting archives method
对特定个体既往医疗、工作及生活中的记录进行收集、整理和分析，以便发现与疾病、健康有关联资料的测量方法。学生日记、学生档案、工作日志、工作档案、司法记录等都属于获取资料的范围。

19.027　观察法　observational method
评估者根据评估目的、评估提纲或观察表，通过感官和辅助工具直接观察受测者心理行为表现，获得资料的测量方法。应体现评估的目的性、计划性、系统性和可重复性。包括自然观察和标准情境观察两种。

19.028　访谈法　interview method
又称"晤谈法"。面谈者和受谈者之间通过言语交谈和非言语交流，获取受谈者心理行为有关信息的方法。

19.029　心理测验法　psychological test method
应用标准化的测验工具（如量表），通过一定的方法描绘、量化和质化受测者心理现象或心理品质的方法。

19.030　生物医学检查　biomedical examination
测量生物体的形态、生理功能及其他状态变化的生理参数。包括体格检查和实验室检测。

19.031　仪器测量法　instrumental measurement method
依据认知神经科学、心理测量学技术，使用特殊仪器对内隐行为及反映心理行为功能的生理指标进行测量，评估心理状态或者外显行为特征的方法。

19.032　综合分析法　comprehensive analysis method
综合应用多种行为和心理评估方法，力求全面获取受测者的行为心理信息，应用科学分析方法得出可靠结论的方法。

19.03.01 心理测验与测评

19.033 心理评估 psychological assessment
应用心理学理论和多种心理测量方法获得信息，对个体心理现象做全面、系统、客观描述、评价、鉴定、诊断的过程。

19.034 认知测验 cognitive test
又称"认知能力测验（cognitive ability test）"。从认知的角度对个体能力进行的测验。属于能力测验的一个子集。包括智力测验、能力倾向测验、成就测验等。

19.035 智力测验 intelligence test
对感觉与思维等各种认知能力的测验。是有关普通心智功能测验的总称。

19.036 智力分数 intelligence score
智力测验中，受测者对智力测验项目做出反应，得出受测者正确回答项目的原始分数，再将原始分转换成可评定的分数。反映受测者智力水平的高低。

19.037 比率智商 ratio intelligence quotient
智力分数的一种表示方法，反映个体智力发展的相对水平，即智力相对于实足年龄的水平。计算公式：比率智商=智力年龄（MA）/实足年龄（CA）×100。

19.038 离差智商 deviation intelligence quotient, DIQ
智商的一种形式，一种智力发展水平的测试指标。以某一年龄段全体智力分布为正态分布，以该年龄段的平均智商为参照点，以标准差为单位求得个体在智力测验中的标准分数。

19.039 比奈-西蒙量表 Binet-Simon scale
法国学者比奈·阿尔弗雷德（Binet Alfred）和西奥多·西蒙（Theodore Simon）于1905年编制的世界上第一个智力量表。用于测验儿童智力的表现，用智力年龄评估个体的智力水平。

19.040 韦克斯勒智力量表 Wechsler intelligence scale
美国心理学家戴维·韦克斯勒（David Wechsler）于1955年编制，对儿童和成人进行智力诊断的系列智力测验量表。包含言语量表和操作量表，反映个体智力高低和不同智力方面的差异。

19.041 考夫曼儿童成套评价测验 Kaufman assessment battery for children, K-ABC
美国学者艾伦·S. 考夫曼（Alan S. Kaufman）于1983年编制的儿童认知测量量表。从认知心理学和神经心理学角度测试智力，区分既得事实知识与解决新问题的能力，用于评价2.5～12.5岁儿童的智力和学业成就水平。

19.042 瑞文标准推理测验 Raven standard progressive matrices, SPM
简称"瑞文测验"。英国学者约翰·C. 瑞文（John C. Raven）于1938年编制的推理测验量表。一种非文字的图形智力测验。共60道题目，测验个体的观察力及清晰思维能力，用于智力测验和筛选。

19.043 丹佛发展筛查测验 Denver development screen test, DDST
美国丹佛大学医生威廉·K. 弗兰肯伯格

（William K. Frankenburg）等于1967年编制，评定0~6岁儿童发育状况的他评量表。评估个人–社交、精细动作–适应性、语言、大运动4个方面。共105个项目，用于判断儿童发育是否正常。

19.044　格塞尔发育量表　Gesell develop-mental schedule，GDS

美国儿童心理学家阿诺德·格塞尔（Arnold Gesell）于1940年编制的婴幼儿发育量表。量表从大动作、精细动作、应物能力、言语能力、应人能力5个方面检查发育状况，以发育商表示发育结果，适用于4周至3岁的婴幼儿。

19.045　长谷川痴呆量表　Hasegawa dementia scale，HDS

日本学者长谷川合夫于1974年编制的老年痴呆检查量表。共11项问题，总分32.5分。考察患者定向、注意、记忆及计算功能，痴呆分界值因文化程度而异。重点考察瞬时、近期及远期记忆功能，适用于早期痴呆患者的筛查。

19.046　简易智力状态检查量表　mini-mental state examination，MMSE

又称"简易精神状态检查表"。美国医学家马歇尔·F.福尔斯坦（Marshal F. Folstein）等于1975年编制的智力检查量表。共19个项目，对定向、记忆、语言、计算和注意等能力做简单评定，反映受测者智力状态及认知功能受损程度。

19.047　能力倾向测验　aptitude test

又称"性向测验"。测量个体目前能力倾向性的心理测验。包含知识、技能和一定行为模式等个体特质状态，并据此推测其潜在能力，预测将来经过进一步训练和实践锻炼后可能取得的成就。

19.048　一般能力倾向成套测验　general aptitude test battery，GATB

美国联邦劳工部于20世纪40年代编制的成套能力测验。是对多数职业领域能力倾向的测定。包括纸笔测验和操作测验。测定一般智力、言语、数理、书写知觉、空间关系理解、形状知觉、运动协调、手指灵巧性、手腕灵巧性9种能力倾向。

19.049　区分能力倾向测验　differential apti-tude test，DAT

又称"差别能力倾向测验"。美国学者G.肯布尔·本纳特（G. Kemble Bennett）等于1947年编制的一种多重能力倾向测验。用多种性质不同的测验，测量能力的不同方面，以考察受试者能力结构的轮廓。用于8~12年级学生的教育和职业咨询。

19.050　学习能力倾向测验　scholastic apti-tude test，SAT

简称"学能测验"。美国大学入学考试委员会于1926年编制的一种测量工具。测量高中生言语推理能力和数学推理能力，评估是否具备大学学习能力、预测倾向的专业领域。

19.051　特殊能力倾向测验　special aptitude test

一种测定智能特殊能力的测验方法。对从事某种专业活动能力（如运动能力、机械能力、音乐和艺术能力、飞行能力等）的测量，具有诊断和预测职能。用于判断个体能力，测定其所从事活动中适应和成功的可能性。

19.052　成就测验　achievement test

能力测验的一种。对经过教育或训练后获得的知识、技能运用于实际工作中的表现进行评定，以认定学习和训练成效。个体在测验上获得的分数代表成就高低。常见的有学业成就测验和职业成就测验。

19.053 斯坦福成就测验 Stanford achievement test，SAT

美国心理学家刘易斯·M. 特曼（Lewis M. Terman）等于1923年编制的成就测验。分词汇、阅读理解、拼字、听理解、词汇学习、语言、数学概念、数学计算、数学应用、社会科学常识、自然科学常识11个科目，是适合1～6年级学生使用的常模参照性测验。

19.054 韦克斯勒个人成就测验 Wechsler individual achievement test，WIAT

美国学者戴维·韦克斯勒（David Wechsler）于1992年编制的成就测验。由基础阅读、数学推理、拼写、阅读理解、数字运算、听力理解、口头表达和书面表达8个分测验组成。适用于幼儿园到12年级儿童。

19.055 关键数学算术诊断测验 key math diagnostic arithmetic test

美国学者奥斯汀·J. 康诺利（Austin J. Connolly）等于1971年编制的成就测验。测验分内容、运算和应用三大块，从总体水平、分块水平、分测验水平和项目水平4个层次对受测者进行数学技能诊断。适用于6年级前的学生。

19.03.02 人 格 测 验

19.056 人格测验 personality test

又称"个性测验""人格测量"。采用心理学方法测量个体在一定情境下经常表现出来的典型行为与反应方式，预测个体将来可能的行为反应的测验。是心理测验中的一大门类。

19.057 客观性测验 objective test

测验项目由客观题组成的一类测验。采用一系列问题调查表，让受测者按要求选择符合实际情况的答案并做出反应，结果一般可以参照常模做出解释。

19.058 明尼苏达多相人格调查表 Minnesota multiphasic personality inventory，MMPI

美国明尼苏达大学学者斯塔克·R. 哈撒韦（Starke R. Hathaway）和约翰·C. 麦金利（John C. Mckinley）于1941年编制的测量受测者个人和社会适应有关人格特质的量表。共550项条目，对影响个人社会适应的人格特质予以客观评价。适用于16岁以上青年及成人。

19.059 卡特尔16项人格因素问卷 Cattell sixteen personality factors questionnaire，16PF

美国伊利诺伊州立大学学者雷蒙德·B. 卡特尔（Raymond B. Cattell）于1949年编制的用于人格检测的问卷。以人群总体平均心理水平为参照点，分析个体心理水平在总体水平中所处位置，区分正常人16种人格因素及各种次级人格因素水平。

19.060 艾森克人格问卷 Eysenck personality questionnaire，EPQ

英国心理学家汉斯·J. 艾森克（Hans J. Eysenck）于1975年编制的人格测量问卷。分为成人问卷和儿童问卷。包括4个分量表：内外倾向量表、神经质量表、精神质量表和测谎量表。

19.061 迈尔斯–布里格斯人格类型测验 Myers-Briggs type indicator，MBTI

美国学者伊莎贝尔·B. 迈尔斯（Isabel B. Myers）和凯瑟琳·C. 布里格斯（Katherine C. Briggs）于1944年共同编制的用于职业规划和个性测评等方面的专业鉴别工具。包含外向–内向、感觉–直觉、思考–情感与判断–感知4个维度，共97题。

**19.062　中国人个性测量表　Chinese persona-
　　　　lity assessment inventory，CPAI**
香港中文大学张妙清（Fanny M. Cheung）与
中国科学院心理研究所宋维真等联合编制
的中国人个性测评量表。由个性量表、临床
量表和效度量表组成。

**19.063　大五人格量表　big five personality
　　　　scale**
美国学者保尔·科斯塔（Paul Costa）和罗伯
特·麦克雷（Robert McCrae）于1987年基于
大五人格理论编制的人格量表。用于描述人
格和预测行为。量表将人格因素分为内–外
向性、宜人性、谨慎性、神经质（情绪稳定
性）、对经验的开放性五类。

19.064　投射性测验　projective test
利用没有明确结构和固定意义、易引发多种
反应的刺激进行的测验。鼓励受测者暴露出
隐藏在潜意识中的思想、情感、欲望、动机
等，分析推断其人格结构。

**19.065　罗夏墨迹测验　Rorschach inkblot
　　　　test，RIT**
瑞士精神病学家赫尔曼·罗夏（Hermann
Rorschach）于1921年研制的人格测验方法。
依次出示10张对称的墨迹图片，记录受测者
对每张卡片的反应及其他偶然行为，凭直觉
对测验结果的解释和推理，评估受测者投射

出来的个性特征。

**19.066　主题统觉测验　thematic apperception
　　　　test，TAT**
美国学者亨利·A. 默瑞（Henry A. Murray）
和克里斯蒂娜·D. 摩根（Christina D.
Morgan）于1935年编制的人格测量测验。由
30张黑白图片组合成4套卡片，受测者根据
图片内容编成故事，依据描述和结局，评定
需要变量、情绪变量和压力变量的分数，评
估受测者的个性特征。

**19.067　句子完成测验　sentence completion
　　　　test，SCT**
又称"语句完成测验"。德国学者赫尔曼·埃
宾豪斯（Hermann Ebbinghaus）于1897年
编制的用于智力测验中的联想能力测查。
从20世纪初开始用于人格测量。由若干未
完成句子组成，受测者将其补充完整，依
据补充内容推断受测者态度、情感和内心
冲突。

19.068　画人测验　draw-a-person test，DAP
又称"绘人测验"。美国学者哈里斯·古迪
纳夫（Harris Goodenough）于1926年编制的
非文字智力测验。用于筛查智力落后儿童。
受测者画出两种不同性格的人，根据所画讲
一个故事。用临床直觉的方法解释测验结
果，反映人格特征或心理病理特性。

19.03.03　症状评定量表

**19.069　应激感受量表　perceived stress scale，
　　　　PSS**
又称"知觉压力量表"。美国学者谢尔登·科
恩（Sheldon Cohen）等于1983年编制的用于
评估受测者感受到生活中难以控制、预测或
超负荷情况的量表。包含10个条目，采用五
级评分，总分分值越高，提示感受压力水平

越高。

**19.070　患者健康问卷　patient health ques-
　　　　tionnaire，PHQ-9**
又称"抑郁筛查量表"。按照美国精神医
学学会制定的《精神疾病诊断与统计手册》
抑郁症诊断标准，由罗伯特·L. 斯皮策

（Robert L. Spitzer）等于1999年编制的9条目自评工具。用于评估抑郁严重程度。采用四级评分，总分分值越高，症状越严重。

19.071　广泛性焦虑量表　generalized anxiety disorder, GAD-7

美国学者罗伯特·L. 斯皮策（Robert L. Spitzer）等于2006年编制的用于评估广泛性焦虑症的自评量表。受测者回答过去两周有无以持续紧张不安和过度焦虑为核心的症状。共7个条目，采用四级评分，总分分值越高，症状越严重。

19.072　90项症状自评量表　symptom checklist 90, SCL-90

又称"90项症状清单"。美国心理学家伦纳德·R. 德若伽提斯（Leonard R. Derogatis）于1975年编制的精神障碍和心理疾病自查量表。共90个项目，检查10个心理症状因子，采用五级评分，反映心理症状情况。

19.073　青少年自评量表　youth self report for ages 11～18, YSR

美国学者托马斯·M. 阿肯巴克（Thomas M. Achenbach）于1991年编制的用于11～18岁青少年评定自己行为和情绪问题的量表。由功能项目和问题项目组成，反映青少年遭遇心理应激后出现的心理问题，一般与父母评定问卷结合使用。

19.074　焦虑自评量表　self-rating anxiety scale, SAS

美国杜克大学教授威廉·W. K. 庄（William W. K. Zung）于1965年编制的评估焦虑患者主观感受的自评量表。共20个项目，采用四级评分，主要评定项目所定义症状出现的频度。分值越高，表明焦虑程度越高。

19.075　汉密尔顿焦虑量表　Hamilton anxiety scale, HAMA

美国学者马克斯·汉密尔顿（Max Hamilton）于1959年编制的评估焦虑症状及其严重程度的他评式临床量表。共14项条目，前13项为患者口述，第14项需结合观察，结果以总分和因子分表示。分值越高，症状越严重。

19.076　抑郁自评量表　self-rating depression scale, SDS

美国杜克大学教授威廉·W. K. 庄（William W. K. Zung）于1965年编制的评估抑郁程度及其在治疗后变化情况的自评量表。共20个项目，采用四级评分，评定时间跨度为最近一周。适用于有抑郁症状的成人，也可用于流行病学调查等。

19.077　贝克抑郁问卷　Beck depression inventory, BDI

又称"贝克抑郁量表"，曾称"白氏抑郁量表"。美国心理学家贝克（Aron T. Beck）于1961年编制的用于调查个体抑郁症状的自评量表。由21项抑郁症状和态度构成，依总分高低评定抑郁严重程度。

19.078　贝克焦虑问卷　Beck anxiety inventory, BAI

又称"贝克焦虑量表"。美国心理学家阿伦·T. 贝克（Aron T. Beck）于1985年编制的用于测量主观感受焦虑程度的自评量表。共21个项目，采用四级评分，得分越高，焦虑程度越严重。

19.079　贝克绝望量表　Beck hopelessness scale, BHS

美国心理学家阿伦·T. 贝克（Aron T. Beck）于1974年编制的用于测试个体对未来的感受，确定企图自杀可能性的自评量表。共20个项目，有对未来的感觉、动机的丧失、对未来的期望3项因子分。采用二级评分，分值越高，抑郁情况和自杀倾向越重。

19.080　流调用抑郁自评量表　center for epidemiological survey-depression scale，CES-D

美国学者莉诺·S. 拉德洛夫（Lenore S. Radloff）于1977年编制的评定抑郁症状程度的自评量表。共20个项目，评定受测者过去一周内出现相应情况或感觉的频度。分值越高，抑郁情况越严重。

19.081　生活事件量表　life events scale，LES

用于16岁以上个体所受精神刺激的自评量表。由48条生活事件组成，包括家庭生活、工作学习、社交及其他三部分内容。生活事件刺激量越高，反映个体承受的精神压力越大。

19.082　特质应对方式问卷　trait coping style questionnaire，TCSQ

反映个体与人格特质有关的、相对稳定的应对策略。共20个项目，分消极应对和积极应对两部分。采用五级评分，两部分单独计分，分值越高，对应的消极或积极的应对特征越明显。

19.083　状态–特质焦虑问卷　state-trait anxiety inventory，STAI

美国学者查尔斯·D. 斯皮尔伯格（Charles D. Spielberger）等于1970年编制的自我评价问卷。共40项条目，前20项为状态焦虑量表，评定受测者应激状态下的焦虑严重程度；后20项为特质焦虑量表，评定受测者平时的焦虑情况。

19.084　美容心理状态自评量表　cosmetic mental state self-scale，CMSS

用于评定受测者的体象心理问题、体象障碍程度、与体象相关的心理障碍乃至神经系统

和精神疾病的自评量表。由4个分量表组成，通过分级评定反映受测者的心理状态。

19.085　运动员心理症状自评量表　inventory of psychology symptom self-rating scale for athletes，IPSSSA-71

用于评定运动员是否具有某种行为心理障碍及其严重程度的自评量表。共71个项目，按各项目反映的心理状况编入10个领域。采用五级评分，评分越高，症状越严重。

19.086　生活质量综合评定问卷　generic quality of life inventory-74，GQOLI-74

评定社区普通人群或特定人群生活质量的综合性自评式问卷。共74个条目，从躯体功能、心理功能、社会功能、物质生活状态4个维度来评定与健康相关的生活质量。评分越高，生活质量越好。

19.087　精神病患者生存质量问卷　quality of life questionnaire for psychiatric patient，QOL-P

评定精神病患者生存质量的自评式问卷。分为生理、心理、社会和症状4个维度。各维度与总量表分别以累计得分法计算，采用五级评分，评分越低，生存质量越高。

19.088　社会适应不良量表　social maladjustment，SOC

1966年美国学者杰里·S. 威金斯（Jerry S. Wiggins）根据明尼苏达多相个性测查表中反映与缺乏社会交往技能有关的同质性条目编制的测量个体社交技能和自我态度、与异性交往能力的量表。共27个条目，高分者缺乏社会交往技能，低分者专注社会活动。

19.089　运动认知特质焦虑量表　competitive cognitive trait anxiety inventory，CCTAI

美国学者雷纳·马滕斯（Rainer Martens）等

于1990年编制的用于测量运动认知特质焦虑的量表。共33个项目，从社会评价焦虑、比赛准备焦虑、竞技水平发挥焦虑、失败焦虑、对方实力焦虑、受伤焦虑6个因素考察运动员的认知焦虑水平。

19.090　功能失调性态度问卷　dysfunctional attitudes scale, DAS
美国学者阿琳·韦斯曼（Arlene Weissman）于1978年编制的评估个体不良生活态度或信念的测量工具。可评估抑郁症患者的易患因素，有40个项目。以正常人群获得的均数为标准分数，分值越高，表明受测者歪曲认知越多。

19.091　正性负性情绪量表　positive and negative affect scale, PANAS
美国学者戴维·沃森（David Watson）等于1988年编制的评定个体心理健康状况的量表。由20个反映情绪的词组成，包含正性和负性情绪因子。正性情绪分高表示个体全神贯注和快乐的情绪状况，负性情绪分高表示个体困惑和痛苦的情绪状况。

19.092　男性化–女性化量表　masculinity-femininity scale
美国学者斯塔克·R. 海瑟薇（Starke R. Hathaway）和约翰·C. 麦金利（John C. McKinley）于1943年编制的，用于评估男性是否具有女子气和女性是否具有男子气的双向功能量表。有60个条目，内容上存在异质性，包括职业和习惯，审美的主动性、被动性和个人敏感性。不能区分是否是同性恋。

19.093　病态性心理量表　sexual morbidity, SexM
美国学者弗雷德·卡特（Fred Cutter）于1960年编制的反映性认同和性适应冲突等问题的量表。共27个条目，高分提示受测者存在性幻想、现实的性冲突等。

19.094　自杀意念自评量表　self-rating idea of suicide scale, SIOSS
用于快速筛查个体自杀意念的自评量表。共26个条目，包括绝望因子、乐观因子、睡眠因子、掩饰因子。自杀意念总分由前三个因子得分相加组成。掩饰因子用以检测测试的可靠性。

19.095　自杀风险综合评估护理量表　nurses global assessment of suicide risk, NGASR
美国学者约翰·R. 卡特克利夫（John R. Cutcliffe）和菲尔·巴克（Phil Barker）于2004年编制的用于评估精神科住院患者自杀风险的他评工具。共15个条目，量表总分0～25分，分数越高代表自杀的风险越高。

19.096　匹兹堡睡眠质量指数量表　Pittsburgh sleep quality index, PSQI
美国匹兹堡大学精神科医生丹尼尔·J. 拜瑟（Daniel J. Buysse）等于1993年编制的用于评定受测者最近一个月睡眠质量的量表。由19个自评问题和5个他评问题组成。仅将19个自评问题积分，得分越高，表示睡眠质量越差。

19.097　密歇根酒精依赖调查表　Michigan alcoholism screening test, MAST
美国密歇根大学梅尔文·L. 塞尔泽（Melvin L. Selzer）博士于1971年编制的用于测量、筛选、诊断由饮酒导致的身体、人际、社会等危害的量表。有自我或他人所认识到的饮酒问题、工作和社会问题、因饮酒问题寻求帮助、婚姻和家庭问题、肝脏疾病5个分量表。

19.098　简明精神病量表　brief psychiatric rating scale, BPRS
美国学者约翰·奥弗拉尔（John Overall）和唐纳德·戈尔曼（Donald Gorman）于1962

年编制的用于评定精神病性症状严重程度的他评量表。共18个项目，根据患者口述和对患者的观察，依据症状定义和临床经验，采用七级评分，总分越高，病情越严重。

19.04　行　为　评　估

19.099　行为心理评估　behavioral and psychological assessment
应用行为学理论和行为测量学方法所获得的信息，对个体行为和心理现象进行全面、系统、客观描述、评价、鉴定、诊断，以判断个体行为和心理状况差异的过程。

19.04.01　功能性行为评估

19.100　功能性行为评估　functional behavior assessment，FBA
收集与分析问题行为的前奏事件、行为、行为结果方面的资料，确定问题行为产生的原因，制定干预措施和指导个体适当的积极行为。评估需经过行为信息收集、建立假设、验证假设等基本环节。

19.101　行为访谈　behavioral [event] interview
通过访谈的方法收集行为问题的有关资料，了解目前行为及其发生前后的条件、过去的行为表现及控制情况等。收集与行为相关的一般性信息和特殊信息，考察受测者言语和非言语变化及其与治疗的关系。

19.102　行为自我报告　behavioral self-report
受测者自我报告行为状况的方法。收集汇总受测者的生理、行为反应材料及受测者关于行为反应的经验或者体验。

19.103　行为核对表　behavior checklist
事先建立问题行为的假设，根据假设编制问题核对表，让受测者或其密切相关人员做出回答，围绕可能出现的行为问题进行有效的测评。属于间接评估方法。

19.104　行为自我监控　behavior self-monitoring
对自己出现的某些行为反应予以记录，进行直接观察和控制的方法。可了解受测者基线反应水平、最初阶段的监控水平，有助于了解问题行为的情况，也用来收集干预计划成功与否的信息。

19.105　行为情境模拟法　behavioral situation simulation
通过模拟、控制特定情境评估行为反应的方法。在一定程度上控制自然环境中许多不确定变量因素干扰评估的效果，用于评价在自然环境中无法监控的行为，将复杂问题简化，分离和操纵特殊变量，更准确地评估行为反应。

19.106　行为直接观察　direct observation of behavior
对行为出现的频率、持续时间、严重性或等级水平（行为质量）、发生条件（刺激控制）等进行直接记录、监控、描述和分类的方法。

19.04.02　神经行为功能综合评定

19.107　霍尔斯特德–瑞坦神经心理成套测验　Halstead-Retain neuropsychological test battery，HRNB
美国芝加哥大学教授沃德·C. 霍尔斯特德（Ward C. Halstead）于1935年编制，后经拉尔夫·M. 瑞坦（Ralph M. Reitan）博士修正和扩展，用于评价脑损伤和疾病的成套心理学测验工具。共10个分测验，分成人、少年、幼儿三套版本。

19.108　世界卫生组织神经行为核心测试组合　WHO neurobehavioral core test battery，WHO-NCTB

世界卫生组织（WHO）和美国国家职业安全与健康研究所（NIOSH）于1985年编制，用于评价职业人群接触毒物对神经系统影响的测验。由情绪状态问卷、简单反应时测试、数字跨度测试、手敏捷度测试、数字译码测试、视觉保留记忆测试、目标追踪测试组成。

19.109　世界卫生组织老年认知功能评价成套神经心理测验　WHO battery of cognitive assessment instrument，WHO-BCAI

世界卫生组织于1990年初编制，用于评定60岁以上老年人认知功能的心理测验。由听觉词汇学习测验、注销测验、语言测验、运动测验、视觉辨认功能测验、结构测验和数字连线测验组成。

19.110　布里斯托尔最新神经心理成套量表　new psychometric test battery used in the Bristol memory disorder clinic，BMDC-NPTB

英国布里斯托尔大学提供的用于评价老年及老年前期认知功能的量表。由简易精神状态检查、WAIS-R（数字广度、相似性、完成图画）、记忆、视空间能力、语言和中枢功能、速度六个部分组成。

19.111　卢里亚-内布拉斯加神经心理成套测验　Luria-Nebraska neuropsychological battery test，LNNB

美国内布拉斯加大学的查尔斯·J. 戈尔登（Charles J. Golden）等根据苏联卢里亚（Luria）编制的一套神经心理测验修订而成，用于评估有无脑损伤并给损伤定性的测验。由11个分测验组成。共269个项目，每项原始计分，分别表示正常、边缘状态、异常。

19.112　洛文斯顿作业疗法认知评定成套测验　Loewenstein occupational therapy cognitive assessment，LOTCA

由以色列希伯来大学和洛文斯顿康复医院于1989年联合编制，用于作业疗法中评定脑损伤患者基本认知能力的成套测验。共22项分测验，由定向力、知觉、视运动组织及思维运作四类检查组成。

19.04.03　行为类型评定

19.113　A 型行为类型问卷　type A behavior pattern scale，TABP

美国学者迈耶·弗里德曼（Meyer Friedman）和雷·H. 罗斯曼（Ray H. Roseman）于1950年提出的用于鉴别被测行为类型的问卷。有3个分量表：TH部分表示时间匆忙感等特征，CH部分表示竞争性、敌意情绪等特征，I部分是测谎题。分值越高，A型行为越明显。

19.114　C 型行为量表　type C behavior scale

德国学者汉斯·J. F. 巴尔特鲁施（Hans J. F. Baltrusch）于1988年提出的量表。共97个题目，用于焦虑、抑郁、愤怒、愤怒内向、愤怒外向、理智、控制、乐观、社会支持等项目的测量。

19.115　D 型人格量表　type D personality scale

荷兰学者约翰·德诺雷（Johan Denollet）于1996年提出的D型人格（又称"忧伤型人格"）观察测评量表。共14个条目，用于含消极情感和社交抑制2个维度特质的测量。

19.116 神经影像学检查 neuroimaging exami-
nation

利用计算机等多学科技术，借助影像学手段
研究大脑结构和功能，探究大脑认知、信息
处理等机制，探索大脑在病理状态下改变情
况的检查方法。

19.117 计算机体层扫描 computed tomog-
raphy，CT

用X线光束从多个方向对人体检查部位进行
一定厚度的层面扫描，由探测器接收透过该
层面的X线，转变为可见光后，由光电转换
器变为电信号，再经模拟/数字转换器转换为
数字，并输入计算机进行处理的技术。

19.118 磁共振成像 magnetic resonance
imaging，MRI

利用原子核在磁场内共振所产生的信号经重
建后成像的一种影像技术。

19.119 脑磁图 magnetoencephalography，
MEG

利用超导量子干涉仪的磁通转换器，探测由
脑电活动产生的磁场变化，再将微弱的磁信
号（脑磁波）转化为电信号进行分析，用记
录装置记录下来形成图形的技术。

19.120 正电子发射体层成像 positron emis-
sion tomography，PET

又称"正电子发射断层成像"。采用湮没辐射
和正电子准直技术，从体外无损伤、定量、动
态地测定显像剂在活体内的空间分布、数量及
动态变化，从分子水平上获得活体内显像剂与
靶点相互作用产生的生化、生理及功能代谢变
化的影像信息学技术。

19.121 眼动追踪技术 eye tracking technology

计算机通过图像捕捉或扫描，可对眼球及其
周边特征变化或者根据虹膜角度的变化，实
时追踪并预测受测者的状态和需求，并进行
响应的技术。

19.122 脑电图 electroencephalogram，EEG

在头皮上通过电极记录脑细胞群的自发性、
节律性的电活动，将生物电位放大记录并获
得图形的技术。分为常规脑电图、动态脑电
图、视频脑电图等。

19.123 诱发电位 evoked potential，EP

给予神经系统（从感应器到大脑皮质）某一
部位适宜刺激或使大脑对刺激的信息进行
加工，在神经系统或脑的相应部位产生可检
测到的与刺激有固定时间间隔和特定位相
的生物电反应。

19.124 事件相关电位 event-related poten-
tial，ERP

外加一种特定的刺激，作用于感觉系统或脑
的某一部位，给予刺激或撤销刺激时，在脑
区的电位变化。是大脑对刺激带来信息的反
应。反映认知过程中大脑的神经电生理改变。

19.125 躯体感觉诱发电位 somatosensory
evoked potential，SEP

又称"体感诱发电位"。当感觉器官、感觉
神经或感觉传导途径上任何一点受刺激时，
在中枢神经系统引导出的电位变化。在一定
程度上反映特异性躯体感觉传导通路、脑干
网状结构及脑皮质的功能状态。

19.126 脑干听觉诱发电位 brainstem audi-
tory evoked potential，BAEP

简称"听觉诱发电位"。由声刺激引起的神
经冲动在脑干听觉传导通路上的电位活动。

反映耳蜗至脑干相关结构的功能状况。

19.127 视觉诱发电位 visual evoked potential，VEP
大脑皮质枕叶区对视觉刺激产生的电反应。视网膜接受刺激，经视觉通路传导至枕叶皮质引起的电位变化。是一种视觉通路功能完整性检测技术。

19.128 功能磁共振成像 functional magnetic resonance imaging，fMRI
一种检测和分析细胞和分子水平代谢、生理功能状态的磁共振成像方法。包括血氧水平依赖的脑功能成像、扩散成像、灌注成像和磁共振波谱分析等。具有时间和空间分辨率高的特点。

19.129 功能性近红外光谱技术 functional near-infrared spectroscopy，fNIRS
基于血液中血红蛋白对600～900nm近红外光良好的散射性，获得大脑活动时氧合血红蛋白和脱氧血红蛋白的变化情况，以研究认知活动过程中神经系统功能活动的技术。成像装置由光源、光源探测器、数据采集器等组成。

20. 行为干预与治疗

20.01 行为分析

20.001 行为分析 behavior analysis
客观描述、理解、预测、控制机体外显行为的过程。包括概念行为分析、实验行为分析和应用行为分析。

20.002 微观行为分析 micro behavior analysis
针对一次具体行为细节的研究和分析。

20.003 宏观行为分析 macro behavior analysis
对行为发生的背景、所带来的后果进行规律、系统的总体性分析。

20.004 行为背景分析 behavioral background analysis
行为治疗过程中，对引发问题行为的起因进行分析和评估。

20.005 行为功能分析 behavioral function analysis
对引发问题行为所带来的后果进行的收集、分析和评估。

20.006 应用行为分析 applied behavior analysis，ABA
又称"行为训练法"。研究和分析行为、行为变化及影响因素，将所得结果应用于实践，以理解行为和环境之间功能关系的一种诊疗方法。

20.007 行为聚焦 behavior focus
对个体或群体一系列症状和问题行为的分析。以找到发挥关键作用的靶行为，通过改变靶行为来治疗异常行为或问题行为。

20.008 焦点行为的功能分析 functional analysis of focusing behavior
对焦点行为带来的后果进行信息收集、分析和评估的方法。

20.02 行 为 干 预

20.009 行为干预 behavior intervention
介入并人为中断某行为发生、发展的自然过程，力图消除或改变该行为的外部干预方式。

20.010 行为干预模式 behavioral intervention model
以行为主义基本原则为指导思想的一种干预模式。

20.011 行为干预技术 behavior interference method
针对个体行为实施干预的具体措施。包括理性情绪疗法、放松训练、应激免疫训练等技术和方法。

20.012 行为改变 behavior change
个体接受外界传媒信息或接受干预后的行为变化。

20.013 行为改变技术 behavior change method
促使个体发生行为改变的一类技术。如认知治疗、认知行为治疗、放松训练、脱敏治疗、生物反馈治疗、音乐治疗等。

20.03 行 为 治 疗

20.014 行为治疗 behavior therapy
又称"行为疗法"。基于现代行为医学理论，对个体反复引导、反复训练以矫正不良行为的一类临床治疗技术。

20.015 行为矫正治疗 behavior modification therapy
利用生物反馈、模仿学习、厌恶条件、交互抑制等方法来矫正个体不良行为，形成新的健康行为的方法。

20.016 强化疗法 reinforcement therapy
系统地利用临床强化手段建立健康行为，减弱或消除不良行为的治疗方法。

20.017 惩罚 punishment
基于操作性条件反射原理，施予痛苦或剥夺利益，使个体不再从事问题行为的治疗方法。

20.018 正惩罚 positive punishment
在环境中增加令人厌恶的刺激，以减少或消除不良行为的方法。

20.019 负惩罚 negative punishment
问题行为发生后，将环境中的正向刺激减少，以减少或消除不良行为的方法。

20.020 代币疗法 token economy
将具有交换价值的象征物（代币）与真实强化物建立关联，以强化所期望行为的一种治疗方法。

20.021 行为塑造 behavior shaping
通过强化手段，产生新的操作性条件反射，使个体的行为逐渐建立和形成健康促进行为模式的治疗方法。

20.022 行为消退疗法 behavior extinction
在出现某种不良行为后给予惩罚，以减少该反应频率的治疗方法。

20.023 厌恶疗法 aversive therapy

将个体的不良行为或症状与不愉快或者惩罚性的刺激结合起来，使不良行为或症状得以减少或消除的治疗方法。

20.024　电击厌恶疗法　shock aversive therapy
将个体的不良行为或症状与电击联系在一起，不良行为出现便予以电击，从而使该行为逐渐消失的治疗方法。

20.025　药物厌恶疗法　drug aversive therapy
个体出现不良行为或症状时，让其服用催吐药，产生呕吐反应，从而使该行为逐渐消失的治疗方法。

20.026　橡皮圈厌恶疗法　rubber band aversive therapy
个体出现不良行为或症状时，拉弹预先套在其手腕上的橡皮圈，作为非条件性的厌恶刺激，从而使不良行为或症状逐渐消失的治疗方法。

20.027　想象厌恶疗法　imaginative aversive therapy
将个体的不良行为或症状与想象中的厌恶刺激联系在一起，从而使该行为逐渐消失的治疗方法。

20.028　暴露疗法　exposure therapy
让个体暴露在某种刺激性情境之中，使之逐渐耐受并能适应的治疗方法。

20.029　系统脱敏疗法　systematic desensitization therapy
使用去条件作用逐步减少与特定刺激相关的焦虑和恐惧的治疗方法。

20.030　主观不适感觉单位　subjective unit of disturbance
系统脱敏疗法中，找出使个体感到恐怖或焦虑的事件，报告每一事件感到恐怖或焦虑的主观程度，采用主观感觉尺度来度量的评分单位。

20.031　脱敏　desensitization
利用去条件作用等方法，减少或消除个体对某种刺激在情绪或身体上的反应。

20.032　逐级暴露　step-by-step exposure
向个体由弱至强渐进性地呈现刺激，控制暴露时长和频率的技术。

20.033　满灌疗法　flooding therapy
又称"冲击疗法"。个体直接暴露于想象或真实引发最大强度的焦虑刺激中，在暴露期间不做任何减轻或避免焦虑或恐惧的尝试，以减少或消除对恐惧情境不良反应的治疗方法。

20.034　消退性抑制　extinctive inhibition
条件反射形成后，如果反复应用条件刺激而不给予非条件刺激强化，已形成的条件反射就会逐渐减弱直至消失的现象。

20.035　习得模式　learned pattern
将条件刺激与无条件刺激多次结合呈现，可以获得条件反应和加强条件反应，使个体学习获得的行为模式。

20.036　虚拟现实暴露　virtual reality exposure
虚拟现实整合即时计算机图形学、躯体感觉传感、视觉成像等技术，为个体提供近似真实的、沉浸式和可交互的虚拟环境，使个体暴露于与其症状相关的特定刺激之中的技术。

20.037　行为契约法　behavioral contract
双方或多方签订协议，规定其中一方或多方需要执行的行为及具体强化和惩罚方式的方法。

20.038　单方契约　unilateral contract
契约人与契约管理人之间的单方协议。契约人确定要矫正的靶行为，契约管理人负责实施契约中规定的强化或惩罚措施。

20.039　双方契约　bilateral contract
为改变双方的靶行为，双方签订契约，确定期待对方改变的靶行为，以及将要实施的强化或惩罚措施。

20.040　行为激活　behavioral activation
通过设定具有指导性的目标，促进个体参与生活中有价值的活动，从而改善认知、情绪和生活质量的方法。

20.041　刺激触发反应回避模式　stimulus triggered response avoidance mode
行为激活疗法中，对于内部或外部事件引起的负性情绪，个体形成的一种习惯化回避模式。

20.042　刺激触发反应应对　stimulus triggered response
行为激活疗法中，对于内部或外部事件引起的负性情绪，个体发展出替代性或适应性的应对策略。

20.043　放松疗法　relaxation therapy
按一定的练习程序，学习有意识地控制或调节自身的心理生理活动，以达到降低机体应急和（或）应激状态，调整那些因紧张刺激而出现紊乱的功能。

20.044　胸式呼吸　thoracic breathing
以肋间外肌舒缩活动为主的呼吸运动。

20.045　腹式呼吸　abdominal breathing
以膈肌舒缩运动为主的呼吸运动。

20.046　自生训练法　autogenic training
练习者按照自己的意愿，使自身产生某种生理变化的一种训练方法。

20.047　渐进性肌肉放松法　progressive muscle relaxation
通过对全身各肌肉群按照一定顺序反复进行紧张-放松循环练习，促进肌肉放松和大脑皮质唤醒水平下降的一种放松疗法。

20.048　生物反馈疗法　biofeedback therapy
借助仪器认识自身在一般情况下不能被感知到的生理微弱信息变化，并学会有意识调节控制的一种治疗方法。

20.049　肌电反馈　electromyography biofeedback
把受试者微弱的肌电信号放大，以声或光的形式反馈给本人，受试者根据这种反馈信号操控肌肉活动，使肌肉活动放松或增强的治疗方法。

20.050　皮肤电反馈　electrodermal feedback
将受试者的皮肤电活动呈现给本人，并学会有意识地调控情绪和肌紧张的方法。

20.051　脑电反馈　electroencephalogram feedback
将受试者的脑电活动呈现给本人，并学会有意识地调控机体功能活动的方法。

20.052　皮温反馈　thermal feedback
把受试者的皮肤温度变化呈现给本人，让受试者操控所知觉到的温度变化，逐步改变自己身体某一部分温度的方法。

20.053　认知行为疗法　cognitive behavioral therapy
一种有结构、短程、认知取向的行为和心理

治疗方法。

20.054 认知转变疗法 cognitive conversion psychotherapy
又称"认知图式疗法"。用于改变患者的态度和信念、矫正不良认知的治疗方法。

20.055 识别负性自动想法 identifying automatic thought
识别介于外部事件与个体对事件的不良情绪反应之间的观点或思想。

20.056 识别认知错误 identifying cognitive error
识别具有倾向性的错误认知，归纳出一定的概念或抽象性错误，进一步检验其真实性，从而加以矫正。

20.057 真实性检验 reality testing
又称"现实检验"。通过列出支持和反对认知真实性的证据，评估、检验并诘难错误的信念，从而改变错误的信念。

20.058 去注意 decentering
通过行为实验让受试者认识到很少有人会关注其言行，并减少其对自身状况的关注。

20.059 认知自控 self-control of cognition
个体对感觉信息接收、检测、转换、合成、编码、存储、提取、重建概念，判断、整合、解决问题的信息加工处理过程。

20.060 理性情绪行为疗法 rational emotive behavior therapy
通过认知技术、情绪调控和行为治疗技术，使个体改变不合理信念，消除不良情绪和问题行为，达到无条件接纳自己的治疗技术。

20.061 认知行为纠正 cognitive behavior modification
个体对于自我的陈述影响个体的行为，通过发现消极的自我陈述，并加以纠正，改变对问题的适应方式。

20.062 接纳与承诺疗法 acceptance and commitment therapy
一种接纳无法控制的、承诺并实施能丰富自己生活的行为活动的治疗方法。

20.063 接纳 acceptance
以开放的态度为各种痛苦情感、感受、冲动和情绪腾出空间，接受其本来的面目。

20.064 认知融合 cognitive fusion
接纳与承诺疗法病理模型中的核心部分。人们的行为受到语言法则和思维内容过度控制的倾向。是一种心理僵化的表现。

20.065 去认知融合 cognitive defusion
剥离或去除人们行为受语言法则和思维内容过度控制的倾向。

20.066 正念 mindfulness
通过有目的地将注意力集中于当下，不加评判地觉知一个又一个瞬间所呈现的体验而涌现的一种觉知力。包括状态正念、特质正念、正念训练和正念认识过程。

20.067 冥想术 skill of meditation
在幽静不受干扰的环境中集中注意力，以舒适的姿势让自己平静下来进入冥想状态的方法。

20.068 正念减压疗法 mindfulness based stress reduction
以正念处理压力、疼痛和疾病，用来缓解压力的一套严格、标准的团体训练课程。

20.069 正念认知疗法 mindfulness based cognitive therapy

在正念减压的基础上，整合认知行为治疗的要素和相关心理教育的治疗方法。

20.070 辩证行为疗法 dialectical behavior therapy
基于生物社会理论，综合情绪调节及现实检验的认知行为治疗技术和方法。

20.071 家庭治疗 family therapy
以整个家庭为对象来规划和进行治疗。属于广义集体心理治疗的范畴。

20.072 系统式家庭治疗 systemic family therapy
以系统论、控制论为指导思想，关注家庭人际互动现象和家庭成员心理活动的关系，把家庭视为治疗单位，形成新观念的治疗方法。

20.073 结构式家庭治疗 structural family therapy
由萨尔瓦多·米纽钦（Salvador Minuchin）创建的行为治疗方法。治疗原则是重建家庭结构，改变相应规则，并将家庭系统僵化、模糊的界限变得清晰并具有渗透性，设法改变维持家庭问题或症状的互动模式。

20.074 策略式家庭治疗 strategic family therapy
一种新颖的家庭治疗模式。是治疗师依据沟通理论设计出一套策略来引导来访者或家庭改变的治疗方法。

20.075 经验式家庭治疗 experiential family therapy
由多个分支组成的行为治疗理论流派，认为促进个人成长和家庭凝聚力的方法是释放伪装和内在动力，强调家庭成员之间的良好沟通和个人自我表达的行为治疗方法。

20.076 家庭照顾者 family caregiver
在家庭中为特殊对象提供生活帮助和医疗服务的人。可以是家庭成员，也可以是专业的护理人员。

20.077 暗示疗法 suggestive therapy
通过非批评性暗示使患者产生认知、情感和行为改变的心理治疗技术。

20.078 催眠疗法 hypnotherapy
通过催眠方法，将个体诱导进入一种特殊的意识状态，借助暗示性语言消除病理心理或躯体障碍的一种心理治疗方法。

20.079 动机访谈 motivational interviewing
通过独有的面谈原则和谈话技巧，协助人们认识到现有或潜在的问题，帮助受访者找寻并挖掘改变自身行为内在愿望的一种沟通方法。

20.04 行 为 训 练

20.080 行为训练 behavior training
运用系统和适当的程序，采用行为医学的技术，对异常行为或疾病进行干预、治疗，以纠正问题行为，达到治疗目的的方法。

20.081 行为技能训练 behavior skill training
通过示范、指导、演习和反馈等方法来教授个体新行为或新技能的一种方法。

20.082 模仿法 modeling
又称"示范法"。向个体呈现某种行为榜样，让其观察示范者如何行为及他们的行为得到的积极后果，以引起患者模仿相似行为的方法。

20.083 生活示范 life modeling
让个体在生活中观察示范者演示适当的行为。

20.084 象征性示范 symbolic modeling
在生活中不方便进行示范、不方便得到，需要使用替代性标记进行的示范。如电影、录像带、图画书、游戏等。

20.085 角色扮演 role playing
由扮演者和个体一起扮演一个情境，通过行为互动体验帮助个体学习与他人交往的技巧。

20.086 参与示范 participant modeling
示范者为个体示范行为，然后引导个体表达相同的行为。

20.087 内隐示范 covert modeling
通过示范者的描述，让个体想象所要模仿的行为。

20.088 观察学习 observation learning
通过对榜样人物的行为及其结果的观察进行学习。

20.089 真实榜样 living example
生活中真实的榜样在观察者面前进行真实的行为操作。

20.090 符号榜样 symbolic example
通过语言和影视图像等传播媒介来呈现的榜样。

20.091 诫例性榜样 commandment example

以语言描绘或形象化方式表现某个带有典型特点的榜样，告诫个体学习或借鉴某个榜样的行为方式。

20.092 自我管理 self-management
利用个人内在力量改变行为的策略。

20.093 自我调节 self-regulation
全称"行为的自我调节"。个体认知发展从不平衡到平衡状态的一种动力机制。

20.094 自我控制 self-control
个体自主调节行为，并使其与个人价值和社会期望相匹配的能力。可以引发或制止特定的行为，如抑制冲动行为、抵制诱惑、延迟满足、制订和完成行为计划、采取适应社会情境的行为方式。

20.095 目标行为分析 target behavior analysis
根据自己所属组织或个人的需要进行目标设置及为实现这一目标而开展一系列直接和间接的行为解析与辨别。

20.096 回合操作教学法 discrete trial teaching
利用"指令—个体反应—结果强化（或辅助）—停顿"这样一套系统规范程序的训练、教学方法。用于孤独症儿童的康复训练。

20.097 自我指导训练 self-instructional training
训练者按照规定的步骤帮助患者在解决其所面临的问题时学会使用内部言语，进而起到自我指导作用的方法。

20.05 行为康复训练

20.098 行为康复训练 behavior rehabilitation training
采用行为医学技术和方法，对存在躯体或心理障碍的患者进行训练，使其生理和心理达

到康复的治疗方法。

20.099 运动疗法 kinesiatrics, exercise therapy
以运动学、生物力学和神经生理学为基础，

通过运动对身体功能障碍和功能低下进行预防、改善和恢复的治疗方法。

20.100　肌力训练　muscle strength training
通过肌肉主动收缩来改善或增强肌肉力量的行为训练方法。

20.101　耐力训练　endurance training
对某项活动或运动耐久能力的训练。

20.102　关节活动度训练　range of motion training
利用各种方法改善和消除由组织粘连或肌痉挛等多因素引起的各种关节功能障碍的运动治疗技术。包括被动运动、辅助主动运动、连续被动关节活动和关节功能牵引等。

20.103　平衡[功能]训练　balance training
采取各种措施提高受试者维持身体平衡的能力，激发姿势反射，加强前庭器官的稳定性练习，从而改善平衡功能的训练方法。

20.104　协调[功能]训练　coordination training
在意识控制下神经系统中形成预编程序，产生自动的多块肌肉协调运动的记忆印迹，使患者能够随意再现多块肌肉协调主动运动

的训练方法。

20.105　日常生活活动能力训练　activity of daily living training
以改善或恢复患者完成日常生活活动能力为目的进行的一系列针对性训练。

20.106　截肢后康复　amputation rehabilitation
从截肢手术到术后处理、康复训练、临时及正式假肢的安装和使用，再到重返家庭与社会的全过程康复。

20.107　有氧训练　aerobic training
又称"心肺功能训练（cardiopulmonary function training）"。通过连续不断和反复多次的活动，在一定时间内以一定的速度和训练强度完成一定的运动量，使心率逐步提高到规定的最高和最低安全心率范围内的训练方法。

20.108　作业疗法　occupational therapy
针对身体和精神障碍患者，为恢复其主要生活能力，采用促进功能恢复、维持和提高的作业活动方式，进行治疗训练、指导和援助的方法。

20.06　行　为　护　理

20.109　行为护理　behavior nursing
在护理工作中，运用行为科学与行为医学的观点和方法，研究、分析患者与护理人员在医疗护理实践中的行为现象及其产生、发展规律，用行为调节手段、方法护理病患的护理方式。

20.110　常规护理　routine care
根据多种疾病的共同点，找出疾病发生发展一般规律而制定的通用护理规范和程序。

20.111　特殊护理　special care
对特定人群或特殊疾病患者的护理。如危重病、精神病、老年病、传染病患者的护理。

20.112　家庭健康护理　family health care
以家庭作为一个整体而提供的以预防保健为中心的护理服务。

20.113　临终关怀　hospice care
又称"临终护理"。对已失去治愈希望、生

存时间有限的患者，在生命即将结束时所实施的一种积极的，以维护患者尊严、提高生命质量为目的的综合护理。

20.114　死亡教育　death education
引导人们科学、人道地认识死亡、对待死亡的教育。

20.115　安乐死　euthanasia
对确认无法救治的患者停止无效治疗或使用药物，在合法、合理、合规、尊重本人意愿前提下，让患者无痛苦地死去。

20.116　整体护理　holistic nursing
一种以护理对象为中心，根据护理对象的需求和特点，为护理对象提供的全方位帮助和照护。是为解决护理对象现存或潜在的健康问题，达到恢复和增进健康目标的护理观和护理实践活动。

20.117　心理护理　psychological care, mental nursing
在护理实践中以心理学知识和理论为指导，以良好的人际关系为基础，按一定的程序，运用各种心理学方法和技术消除或缓解患者不良心理状态和行为，促进疾病转归和康复的护理方法和手段。

20.118　护理程序　nursing process
以满足护理对象身心需要、恢复或增进健康为目标，科学地确认护理对象的健康问题，有计划地为护理对象提供系统、全面、整体护理的一套护理工作方法和规程。

20.119　护理诊断　nursing diagnosis
护理工作中，对关于个体、家庭或社区现存或潜在的健康问题或生命过程问题做出的一种临床护理判断。

20.120　一部陈述　one part statement
全称"临床护理一部陈述"。用于健康促进式护理诊断的陈述方式。如母乳喂养有效。

20.121　二部陈述　two parts statement
全称"临床护理二部陈述"。只有护理诊断名称和相关因素，没有临床表现的护理陈述方式。描述时常用"与……有关"词语连接。多用于"有……危险"的护理诊断。

20.122　三部陈述　three parts statement
全称"临床护理三部陈述"，又称"PES公式（PES formula）"。完整的护理诊断陈述包括三部分，即健康问题（problem with health）、病因（etiology）、症状或体征（symptoms or signs）。

20.123　护理[预期]目标　nursing goal, nursing expectation
护理人员期望护理对象通过接受护理照护后达到的健康状态。包括行为和情感的康复。

英 汉 索 引

A

AA 匿名戒酒者协会 15.043

AAMD-ABS 美国智力低下协会适应行为量表 18.083

ABA 应用行为分析，*行为训练法 20.006

ABC theory of emotion 情绪ABC理论 02.099

abdominal breathing 腹式呼吸 20.045

ability 能力 04.107

abnormal behavior symptom 异常行为症状 16.001

abnormal illness behavior 异常患病行为 07.101

abnormal sleep behavior 异常睡眠行为 07.079

absence of patient's role behavior 患者角色行为缺如 09.040

absence seizure 失神发作 17.090

absolute requirement 绝对化要求 02.101

abstract thinking 抽象思维 04.039

abuse liability 滥用倾向 15.022

abuse of non-dependence-producing substance 非致依赖性物质滥用 15.024

accept 接受 02.093

acceptance 接纳 20.063

acceptance and commitment therapy 接纳与承诺疗法 20.062

accidental injury 意外伤害 07.064

acclimatization 习服 03.132

accommodation 顺应 13.046

acculturation 文化适应 07.052

Achenbach child behavior checklist 阿肯巴克儿童行为量表 18.085

achievability 成就感 05.025

achievement test 成就测验 19.052

acquired dyslexia 获得性阅读障碍 17.037

acquired immune deficiency syndrome 艾滋病，*获得性免疫缺陷综合征 12.086

acquired motivation 习得动机 04.090

actigraphy 体动记录仪 11.100

action clue *行动线索 02.064

action potential 动作电位 03.018

action stage 行动阶段 02.070

action thinking 动作思维 04.037

active avoidance experiment 主动逃避实验 06.046

active medical seeking behavior 主动求医行为 07.103

active-passive model 主动-被动型，*主动-被动型医患关系 09.064

active surveillance 主动监测 08.055

activity 活动 01.012

activity-motion defect detection technology 活动和运动缺陷检测技术 06.085

activity of daily living training 日常生活活动能力训练 20.105

act of medical treatment 医疗行为 01.037

actualization tendency 实现倾向 02.133

aculalia 乱语症，*语词杂拌 16.035

acupuncture of sexual dysfunction 性[功能]障碍针刺疗法 12.067

acute alcoholism 急性酒精中毒 07.044

acute disseminated encephalomyelitis 急性播散性脑脊髓炎 17.072

acute inflammatory demyelinating polyneuropathy 急性炎症性脱髓鞘性多发性神经病，*格林-巴利综合征 17.108

acute stress disorder 急性应激障碍 10.091

acute tolerance 急性耐受 15.035

AD 阿尔茨海默病 17.044，*孤独障碍 18.028

adaptability 适应性 07.048

adaptive behavior 适应[性]行为 01.023

adaptive change 适应性改变 10.056

adaptive response 适应性反应 07.049

ADD 注意障碍 16.002

addiction 成瘾 03.283

addiction related disorder 成瘾相关障碍 15.049

addictive behavior 成瘾行为 07.068

additive genetic variance 加性遗传方差 03.199

anaerobic oxidation [of glucose] [糖的]无氧氧化 03.332

androgen therapy 雄激素治疗 12.075

androgynous 双性化 12.027

anger convulsion in children *儿童愤怒惊厥 18.062

angioneurotic edema 神经血管性水肿,*血管性水肿 17.114

angry center 怒叫中枢 02.058

anhedonia 快感缺失 16.116

animal ethology 动物行为学 01.055

animal experiment 动物实验 06.001

animal model of depression during pregnancy 妊娠抑郁动物模型 06.028

anomalous trichromatism *异常三色视觉 03.255

anomic suicide 失范性自杀 13.037

anorexia 厌食 16.191

anorexia nervosa 神经性厌食,*厌食症 16.192

anosmia 嗅觉丧失 03.239

anterograde amnesia 顺行性遗忘 16.011

anticipatory anxiety 预期焦虑 16.123

antisocial aggression behavior 反社会攻击行为 14.005

antisocial behavior 反社会行为 18.023

anxiety 焦虑 16.122

anxiety-like behavior 类焦虑行为 16.126

AP 动作电位 03.018

apathy 情感淡漠 16.111

aphasia 失语[症] 17.027

apnoea index 呼吸暂停指数 11.043

apolipoprotein 载脂蛋白 03.346

appetitive behavior 欲望行为 01.006

applied behavior analysis 应用行为分析,*行为训练法 20.006

approach-approach conflict 趋-趋冲突,*双趋冲突 04.098

approach-avoidance conflict 趋-避冲突 04.100

approved aggression behavior 被认可的攻击行为 14.006

apraxia 失用[症] 17.028

aptitude test 能力倾向测验,*性向测验 19.047

arbitrary inference 任意推断 02.109

arousal 觉醒 03.087

arousal level 觉醒水平 03.088

arousal marker 唤醒标记仪 11.103

artery spasm symptom of limb *肢端动脉痉挛症 17.110

arthritis 关节炎 17.195

artificial active immunity 人工主动免疫,*人工自动免疫 08.017

artificial passive and active immunity 人工被动和主动免疫 08.019

artificial passive immunity 人工被动免疫 08.018

Asperger syndrome 阿斯伯格综合征 18.034

ASPS 睡眠时相前移综合征 11.058

assimilation 同化 13.045

associative learning 联合型学习 03.114

assortative mating 选型交配 03.197

asthenopia 视疲劳 17.189

asthma 哮喘 17.155

astrocyte 星形胶质细胞 03.009

Athens insomnia scale 阿森斯失眠量表,*亚森失眠量表 11.101

atonic seizure 失张力发作 17.094

attempted suicide 自杀未遂 13.025

attention 注意 04.011

attentional decline 注意减退,*注意松懈,*注意迟钝 16.004

attention defect function detection technology 注意缺陷功能检测技术 06.079

attention deficit disorder 注意障碍 16.002

attention deficit hyperactivity disorder 注意缺陷多动障碍 18.014

attribution 归因 04.054

atypical autism 非典型孤独症,*非典型自闭症 18.033

auditory hallucination 幻听,*听幻觉 03.262

auditory sense 听觉 03.261

auditory shock response experiment 听觉惊吓反应实验 06.081

authoritarian personality 权威人格,*专制人格 04.127

autistic disorder *孤独障碍 18.028

autochthonous idea *自生观念 16.063

autoerotic asphyxiation 性窒息,*自淫性窒息 12.055

autogenic training 自生训练法 20.046

automatic control system 自动控制系统 03.069

automatism 自动症 16.071

autonomic thermoregulation 自主性体温调节 07.030

autoregulation 自身调节 03.062

aversive therapy 厌恶疗法 20.023

avoidance-avoidance conflict 避-避冲突,*双避冲突 04.099

avoidance behavior　回避行为　02.042

avoidance conditioning　回避条件作用　02.041

avoidance symptom　回避症状，*创伤后应激障碍回避症状　10.095

avolition　意志减退　16.025

awfulizing　糟糕至极　02.103

axon　轴突　03.026

axoplasmic transport　轴浆运输　03.027

B

baduanjin　八段锦　02.143

BAEP　脑干听觉诱发电位，*听觉诱发电位　19.126

BAI　贝克焦虑问卷，*贝克焦虑量表　19.078

balance training　平衡[功能]训练　20.103

Balo disease　*巴洛病　17.074

Barnes maze experiment　巴恩斯迷宫实验　06.054

basal metabolism　基础代谢　07.026

basal metabolism rate　基础代谢率　07.027

Batson classification　巴特森分类　05.033

BDI　贝克抑郁问卷，*贝克抑郁量表，*白氏抑郁量表　19.077

Beck's cognitive theory　贝克认知理论　02.104

Beck anxiety inventory　贝克焦虑问卷，*贝克焦虑量表　19.078

Beck depression inventory　贝克抑郁问卷，*贝克抑郁量表，*白氏抑郁量表　19.077

Beck hopelessness scale　贝克绝望量表　19.079

behavior　行为　01.001

behavior analysis　行为分析　20.001

behavior assessment for children　儿童行为评定　18.082

behavior associated disease　行为相关疾病　01.038

behavior attitude　行为态度　02.080

behavior change　行为改变　20.012

behavior change method　行为改变技术　20.013

behavior checklist　行为核对表　19.103

behavior control　行为控制　02.086

behavior cue　行为线索　02.064

behavior diagnosis　行为诊断　01.044

behavior disorder　行为障碍　01.043

behavior emergence　行为显现　01.010

behavior etiquette　行为礼仪　09.006

behavior extinction　行为消退疗法　20.022

behavior focus　行为聚焦　20.007

behavior homology　行为同源　01.011

behavior interference method　行为干预技术　20.011

behavior intervention　行为干预　20.009

behavior mode　行为方式　01.028

behavior modification　行为矫正　02.049

behavior modification therapy　行为矫正治疗　20.015

behavior nursing　行为护理　20.109

behavior observation　行为观察　01.046

behavior of abstaining from bad habit　戒除不良嗜好行为　08.002

behavior of avoiding environmental hazard　避开环境危害行为　08.003

behavior pattern　行为模式　04.120

behavior recognition　行为识别　03.305

behavior rehabilitation training　行为康复训练　20.098

behavior sample　行为样本　19.021

behavior self-monitoring　行为自我监控　19.104

behavior shaping　行为塑造　20.021

behavior skill training　行为技能训练　20.081

behavior therapy　行为治疗，*行为疗法　20.014

behavior training　行为训练　20.080

behavior understanding　行为理解　03.304

behavioral ability　行为能力　01.041

behavioral activation　行为激活　20.040

behavioral adaptation　行为[性]适应　01.024

behavioral addiction　行为成瘾　03.285

behavioral analysis　行为分析　20.001

behavioral and psychological assessment　行为心理评估　19.099

behavioral applicability　行为适用　03.302

behavioral arousal　行为觉醒　03.091

behavioral assessment　行为评估　01.045

behavioral background analysis　行为背景分析　20.004

behavioral biology　行为生物学　01.047

behavioral competence　行为能力　01.041

behavioral contract　行为契约法　20.037

behavioral despair model　行为绝望模型　06.004

behavioral diagnostics　行为诊断学　01.064

behavioral dynamics　行为动力学　01.067

behavioral ecology　行为生态学　01.069

behavioral engineering　行为工程学　01.070

behavioral epidemiology　行为流行病学　01.062

behavioral [event] interview　行为访谈　19.101

behavioral function analysis　行为功能分析　20.005

behavioral genetics　行为遗传学　01.052

behavioral healthcare　行为保健学　01.061

behavioral hygienics　行为卫生学　01.059

behavioral intention　行为意向　02.079

behavioral intervention model　行为干预模式　20.010

behavioral learning　行为学习，*学习行为　02.028

behavioral medicine　行为医学　01.031

behavioral neuroscience　行为神经科学　01.053

behavioral pathology　行为病理学　01.051

behavioral pharmacology　行为药理学　01.048

behavioral phenotype　行为表型　03.182

behavioral physiology　行为生理学　01.050

behavioral prevention　行为预防学　01.060

behavioral prophylaxis　行为预防学　01.060

behavioral psychological testing　行为心理测量学　19.002

behavioral psychology　行为心理学　01.057

behavioral psychometrics　行为心理计量学　19.001

behavioral regulation　行为调节　03.063

behavioral rehabilitation　行为康复　08.042

behavioral response　行为反应　02.027

behavioral response to stress　应激行为反应　10.054

behavioral science　行为科学　01.016

behavioral self-report　行为自我报告　19.102

behavioral sensitization　行为敏感化　01.009

behavioral situation simulation　行为情境模拟法　19.105

behavioral statistics　行为统计学　01.063

behavioral taxology　行为分类学　01.068

behavioral technique　行为技术　01.042

behavioral testing　行为测试　03.180

behavioral therapeutics　行为治疗学　01.065

behavioral thermoregulation　行为性体温调节　07.031

behavioral toxicology　行为毒理学　01.049

behavioral variation　行为变异　03.181

behaviorism　行为主义　02.037

behavioristic psychology　行为主义心理学　01.072

behavioristics　行为学　01.015

belief　信念　04.084

Bell palsy　*贝尔麻痹　17.101

benign sleep myoclonus of infancy　良性新生儿睡眠肌

阵挛　18.052

BHS　贝克绝望量表　19.079

big five personality scale　大五人格量表　19.063

bilateral contract　双方契约　20.039

Binet-Simon scale　比奈–西蒙量表　19.039

binge eating　暴食　16.193

biofeedback therapy　生物反馈疗法　20.048

biological clock　生物钟　03.128

biological oxidation　生物氧化　03.341

biomedical examination　生物医学检查　19.030

biorhythm　生物节律　03.127，生理节律，*生物节奏
03.217

bipolarity of feeling　情感两极性　04.071

bisexuality　双性恋　12.021

blocking-up and control harmful behavior　阻断和控制
危害行为　08.001

blood alcohol level　血液酒精水平　15.039

BMDC-NPTB　布里斯托尔最新神经心理成套量表
19.110

BMI　体重指数　17.137

BMR　基础代谢率　07.027

bodily distress disorder　躯体痛苦障碍　16.185

body dysmorphic disorder　躯体变形障碍　16.154

body integrity dysphoria　躯体完整性烦恼　16.186

body language　肢体语言，*身体语言　04.044

body mass index　体重指数　17.137

body rhythm　*身体节律　03.218

body-sensory hallucination　本体幻觉　03.278

body temperature　体温　07.028

Bourneville disease　*伯恩维尔病　17.133

BPRS　简明精神病量表　19.098

bradyesthesia　感觉迟钝，*感觉抑制　03.277

brain administration　脑部给药　06.041

brain-gut peptide　脑–肠肽　03.045

brainstem auditory evoked potential　脑干听觉诱发电
位，*听觉诱发电位　19.126

breath hold attack　屏气发作　18.062

breath holding spell　屏气发作　18.062

breathing-related sleep disorder　呼吸相关睡眠障碍
11.041

brief psychiatric rating scale　简明精神病量表　19.098

broad heritability　广义遗传率　03.151

broad-sense heritability　广义遗传率　03.151

broken windows theory　破窗理论　14.022

buckling reflex *屈曲反射 02.008

bulimia nervosa 神经性贪食 16.190

C

CA 儿童孤独症，*自闭症 18.028

caffeine 咖啡因 15.011

campus bullying 校园欺凌 14.014

campus violence 校园暴力 14.013

cannabis 大麻 15.003

Capgras syndrome *卡普格拉综合征 16.086

carbohydrate 糖 03.327

cardiopulmonary function training *心肺功能训练 20.107

card price *卡价 07.013

CASE 自杀事件的编年体评估法 13.056

castration 去势 06.043

cataplexy 猝倒 11.039

catathrenia 睡眠呻吟 11.009

catatonia 紧张症，*畸张症 16.097

catharsis 宣泄 14.040

Cattell sixteen personality factors questionnaire 卡特尔16项人格因素问卷 19.059

caudal vein administration 尾静脉给药 06.038

cause of violence 暴力行为成因 14.016

CCTAI 运动认知特质焦虑量表 19.089

center for epidemiological survey-depression scale 流调用抑郁自评量表 19.080

central nervous system demyelinating disease 中枢神经系统脱髓鞘疾病 17.069

central pontine myelinolysis 脑桥中央髓鞘溶解［症］ 17.076

central sleep apnea due to a medication or substance 药物或物质所致中枢性睡眠呼吸暂停，*麻醉剂或阿片类药物介导的中枢性睡眠呼吸暂停 11.049

central sleep apnea due to high altitude periodic breathing 高海拔周期呼吸致中枢性睡眠呼吸暂停 11.048

central sleep apnea syndrome 中枢性睡眠呼吸暂停综合征 11.047

cerebral embolism 脑栓塞 17.053

cerebral infarction 脑梗死 17.051

cerebral nerve disease 脑神经疾病 17.099

cerebral palsy 脑性瘫痪，*脑瘫 17.135

cerebral stroke *脑卒中 17.061

cerebral thrombosis 脑血栓形成 17.052

cerebral venous thrombosis 脑静脉血栓形成 17.058

cerebrovascular disease 脑血管系统疾病 17.050

cervical cancer 宫颈癌 17.173

CES-D 流调用抑郁自评量表 19.080

chancroid 软下疳 12.083

character 性格 04.114

characteristic logical error 特征性逻辑错误 02.105

Chart-Marie-Tooth disease 腓骨肌萎缩症 17.130

chemical synapse 化学突触 03.029

child abuse 儿童虐待 18.078

childhood adaptive aggressive behavior 儿童适应性攻击行为 18.010

childhood adaptive behavior 儿童适应性行为 18.005

childhood aggressive behavior 儿童攻击行为 18.009

childhood anxiety disorder 儿童焦虑障碍 18.068

childhood attachment behavior 儿童依恋行为 18.006

childhood autism 儿童孤独症，*自闭症 18.028

childhood behavior 儿童行为 18.001

childhood behavior disorder 儿童行为障碍 18.013

childhood communication disorder 儿童言语沟通障碍 18.030

childhood competitive behavior 儿童竞争性行为 18.007

childhood depression disorder 儿童抑郁障碍 18.072

childhood disintegrative disorder 童年瓦解性障碍 18.036

childhood disruptive mood dysregulation disorder 儿童破坏性心境失调障碍 18.073

childhood eating disorder 儿童饮食障碍 18.038

childhood excretion disorder 儿童排便障碍 18.041

childhood functional encopresis 儿童功能性遗粪症，*功能性大便失禁 18.043

childhood functional enuresis 儿童功能性遗尿症，*非器质性遗尿，*尿床 18.042

childhood habitual behavior 儿童习惯性行为 18.003

childhood impaired social functioning 儿童社交功能受损 18.029

childhood impulsive behavior 儿童冲动行为 18.008

childhood learning disorder 儿童学习障碍 18.066

childhood major depressive disorder 儿童重型抑郁障碍 18.074

childhood narrow interest 儿童兴趣狭窄 18.031

childhood nightmare 儿童梦魇 18.047

childhood night terror 儿童夜惊症 18.048

childhood night waking 儿童夜醒 18.045

childhood obesity 儿童肥胖 18.039

childhood organic mental disorder 儿童器质性精神障碍 18.075

childhood phobic disorder 儿童恐怖障碍 18.067

childhood physically aggressive behavior 儿童躯体攻击行为 18.012

childhood pica 儿童异食癖 18.040

childhood prosocial behavior 儿童亲社会行为 18.004

childhood repetitive behavior 儿童重复行为 18.056

childhood sleeping disorder 儿童睡眠障碍 18.044

childhood sleep-waking rhythm disorder 儿童睡眠–觉醒节律障碍 18.049

childhood social behavior 儿童社交行为 18.002

childhood social phobia 儿童社交恐惧症 18.070

childhood specific phobia 儿童特定恐惧症 18.069

childhood stereotypic behavior 儿童刻板行为 18.032

childhood teeth grinding 儿童磨牙症 18.046

childhood trichotillomania 儿童拔毛癖 18.060

childhood verbally aggressive behavior 儿童语言攻击行为 18.011

child neglect 儿童忽视 18.080

child physical abuse 儿童躯体虐待 18.079

child sex abuse 儿童性虐待 18.081

Chinese personality assessment inventory 中国人个性测量表 19.062

chorea major *大舞蹈病 17.081

chorea minor *小舞蹈病 17.080

chromatic sensation *色感觉 03.254

chromosome abnormality 染色体异常 17.032

chronic alcoholism 慢性酒精中毒 07.045

chronic inflammatory demyelinating polyneuropathy 慢性炎症性脱髓鞘性多发性神经病 17.109

chronic insomnia disorder 慢性失眠障碍 11.024

chronic motor or vocal tic disorder 慢性运动或发声抽动障碍 18.020

chronic simple lichen *慢性单纯性苔藓 17.179

chronic unpredictable mild stress model 慢性不可预知温和应激模型 06.011

chronological assessment of suicide event 自杀事件的编年体评估法 13.056

chronotherapy 时间疗法 11.119

CID 慢性失眠障碍 11.024

CIDP 慢性炎症性脱髓鞘性多发性神经病 17.109

circadian rhythm *日节律 03.129

circadian rhythm sleep-wake disorder 昼夜节律性睡眠–觉醒障碍 11.056

circumstantiality 病理性赘述 16.023

CISD 关键事件应激报告法 13.072

CISM 危机事件压力管理 13.071

citric acid cycle *柠檬酸循环 03.334

clang association 音联 16.039

classical classification of suicide 自杀经典分类 13.034

classical conditioned reflex 经典条件反射 02.016

classification of violence risk 暴力危险性分类 14.029

clinical behavioristics 临床行为学 01.058

clinical nutrition intervention 临床营养干预 08.038

clinical teaching obligation 临床教学义务 09.024

clitoral erection 阴蒂勃起 03.106

clonic seizure 阵挛[性]发作 17.092

clouding of consciousness 意识混浊 17.018

cluster headache 丛集性头痛 17.004

clustering suicide 丛集性自杀 13.033

CMSS 美容心理状态自评量表 19.084

cocaine 可卡因, *古柯碱 15.017

code 编码 02.094

coefficient of genetic determination *遗传决定系数 03.151

coevolution 共进化, *共同进化, 协同进化 03.303

cognition 认知 02.089

cognitive ability 认知能力 04.108

cognitive ability test *认知能力测验 19.034

cognitive appraisal 认知评价 10.031

cognitive assessment 认知评估 04.052

cognitive behavioral theory 认知行为理论 04.051

cognitive behavioral therapy 认知行为疗法 20.053

cognitive behavior modification 认知行为纠正 20.061

cognitive conversion psychotherapy 认知转变疗法, *认知图式疗法 20.054

cognitive defusion 去认知融合 20.065

cognitive distortion 认知曲解 02.108

cognitive fusion 认知融合 20.064

cognitive impairment　认知障碍　17.024

cognitive model　认知模式　13.066

cognitive need　认知需要　02.126

cognitive neuroscience　认知神经科学　01.054

cognitive process　认知过程　02.090

cognitive processing　认知加工　02.092

cognitive restructuring　认知重构　10.086

cognitive right of disease　疾病认知权　09.031

cognitive test　认知测验　19.034

coital pain　性交[疼]痛　12.039

coitus　性交　03.097

cold acclimatization　冷习服　03.135

collecting archives method　收集档案法　19.026

collective behavior　*集体行为　03.232

color blindness　色盲　17.190

color vision　色觉　03.254

color weakness　色弱　03.255

coma　昏迷　17.013

combined vocal and multiple motor tic disorder　发声和多种运动联合抽动障碍　18.021

commandment example　诫例性榜样　20.091

committed suicide　自杀死亡　13.026

common symptom of nervous system　神经系统常见症状　17.001

communal behavior　集群行为　03.232

communication after asking for instruction　请示后沟通，*请示后医患沟通　09.057

communication disorder　交流障碍　17.041

comparative advantage　比较优势　05.022

compensation　补偿　10.069

competitive cognitive trait anxiety inventory　运动认知特质焦虑量表　19.089

complex partial [epileptic] seizure　[癫痫]复杂部分性发作　17.088

complex post traumatic stress disorder　复合性创伤后应激障碍　10.099

complex sleep apnea syndrome　*复杂性睡眠呼吸暂停综合征　11.051

compliance behavior　遵医行为　09.027

compliance motivation　遵从动机　02.084

complicated acute intoxication　复杂性急性醉酒　15.070

comprehensive analysis method　综合分析法　19.032

compulsion　强迫行为　16.149

compulsive checking　强迫[性]核对　16.151

compulsive counting　强迫[性]计数　16.152

compulsive drug-seeking　强迫性觅药　15.030

compulsive ritual　强迫[性]仪式动作　16.153

compulsive self-injury　强迫自伤　13.007

compulsive washing　强迫[性]清洗　16.150

computed tomography　计算机体层扫描　19.117

concatenated characteristic　连续特征　03.161

concentric sclerosis　同心圆性硬化　17.074

concrete thinking　具体化思维　16.041

conditional experiment based on environment　环境条件实验　06.045

conditioned fear experiment　场景恐惧实验　06.070

conditioned place preference test　条件性位置偏爱实验　06.072

conditioned reflex　条件反射　02.002

conditioned reflex symptom　条件反射性症状　02.014

conditioned relaxation reaction　条件反射性松弛反应　02.015

conditioned stimulus　条件刺激　02.004

conduct disorder　品行障碍　18.022

conduct disorder confined to the family context　家庭品行障碍　18.027

confabulation　虚构　16.017

confusional arousal　觉醒混淆　11.066

congenital hydrocephalus　先天性脑积水　17.136

congenital myotonia　先天性肌强直症　17.124

congenital stupidity　*先天愚型　17.033

consanguineous marriage　近亲交配　03.297

conscious motivation　有意识动机　04.091

consciousness　意识　04.005

consciousness disorder　意识障碍　17.011

constructive defense　建设性防御　10.062

construct validity　结构效度，*构念效度　19.019

containment theory　遏制理论　05.052

contemplation stage　意向阶段　02.068

content association　意联　16.040

content of socialization　社会化内容　05.008

content validity　内容效度，*逻辑效度　19.017

contextual fear experiment　场景恐惧实验　06.070

continuous positive airway pressure　持续气道正压通气　11.114

control of physiological function regulation　生理功能调控　03.067

convalescent hepatitis syndrome　*恢复期肝炎综合征　17.148

cooperation in diagnosis and treatment　配合诊治义务　09.038

cooperative medical relationship　合作关系型医护关系　09.011

coordination and unified communication　协调统一沟通　09.058

coordination training　协调[功能]训练　20.104

coping strategy　*应对策略　10.035

coping style　应对方式　10.035

coprophilia　嗜粪症　12.057

core temperature　*体核温度　07.028

cortical arousal　皮质觉醒　03.089

cosmetic mental state self-scale　美容心理状态自评量表　19.084

Cotard syndrome　科塔尔综合征　16.083

courtship　求偶　03.228

covalent modification of enzyme　酶共价修饰　03.325

covert modeling　内隐示范　20.087

COVR　暴力危险性分类　14.029

CPAI　中国人个性测量表　19.062

CPAP　持续气道正压通气　11.114

CPP test　条件性位置偏爱实验　06.072

cranial nerve disease　脑神经疾病　17.099

craving　渴求　15.029

creative ability　创造力　04.112

creative imagination　创造想象　04.049

creative thinking　创造性思维　04.041

criminal punishment　刑事处罚，*刑罚　14.034

crisis intervention　危机干预　13.062

criterion validity　校标[关联]效度　19.018

critical incident stress debriefing　关键事件应激报告法　13.072

critical incident stress management　危机事件压力管理　13.071

cross adaptation　交叉适应　07.053

cross dependence　交叉依赖　15.032

crossing over　交换　03.179

crossover　交换　03.179

cross tolerance　交叉耐受　15.036

crowding　拥挤　03.144

CS　条件刺激　02.004

CT　计算机体层扫描　19.117

cultural stressor　文化应激源　10.023

cultural transfer　文化[性]迁移　10.024

custom control　习俗控制　05.045

cyberbullying　网络暴力　14.015

cytochrome　细胞色素　03.342

D

DAP　画人测验，*绘人测验　19.068

dark adaptation　暗适应　03.250

DAS　功能失调性态度问卷　19.090

DAT　区分能力倾向测验，*差别能力倾向测验　19.049

day-night rhythm　昼夜节律　03.129

daytime functional impairment　日间功能损害　11.027

DDST　丹佛发展筛查测验　19.043

death education　死亡教育　20.114

death instinct　死本能　13.042

decentering　去注意　20.058

deceptive defense　*欺骗性防御　10.066

decision balance　决策平衡　02.077

de Clérambault syndrome　*克莱朗博综合征　16.088

decreased libido　性欲减退　12.030

deep coma　深昏迷　17.016

deep sleep　深睡期　03.083

defense behavior　防御行为　03.076

defusing intervention　消融干预　13.073

deindividualization　去个性化　03.143

delayed ejaculation　延迟射精　12.034

delayed sleep phase disorder　*睡眠时相延迟障碍　11.057

delayed sleep phase syndrome　睡眠时相延迟综合征　11.057

delayed sleep-wake phase disorder　*睡眠-觉醒时相延迟障碍　11.057

deliberate self-harm　蓄意自伤　07.063

delirium　谵妄　15.057

delirium tremens　震颤性谵妄　15.075

delusion　妄想　16.059

delusional atmosphere　妄想气氛　16.062

delusional confabulation　妄想性虚构　16.067

delusional idea　妄想观念　16.063

delusional memory　妄想记忆　16.066

delusional misidentification　妄想性误认　16.079

delusional misinterpretation　妄想性曲解　16.077

delusional mood　妄想心境　16.064

delusional paranormal explanation　妄想性超常解释　16.089

delusional perception　妄想知觉　16.065

delusion due to psychological cause　心因性妄想　16.080

delusion of appearance chance　外貌变形妄想　16.074

delusion of being loved　钟情妄想　16.088

delusion of control　被控制妄想　16.070

delusion of grandeur　夸大妄想　16.068

delusion of guilt　自罪妄想　16.082

delusion of jealousy　嫉妒妄想　16.081

delusion of non-blood relation　非血统妄想　16.087

delusion of non-consanguinity　非血统妄想　16.087

delusion of persecution　被害妄想　16.069

delusion of physical explanation　物理影响妄想　16.078

delusion of polymorphic nature　多形性妄想　16.072

delusion of pregnancy　受孕妄想　16.073

delusion of thought being read　妄想性读心症　16.050

dementia　痴呆　17.043

dementia infantilis　*婴儿痴呆　18.036

dementia with Lewy body　路易体痴呆　17.067

dendrite　树突　03.025

denial　否认　10.074

dental phobia　牙科恐惧　17.187

Denver development screen test　丹佛发展筛查测验　19.043

deoxyribonucleic acid damage　脱氧核糖核酸损伤　03.354

deoxyribonucleic acid denaturation　脱氧核糖核酸变性　03.317

deoxyribonucleic acid repair　脱氧核糖核酸修复　03.355

dependence potential　依赖倾向　15.031

dependence syndrome　依赖综合征　15.033

depersonalization　人格解体　16.129

depersonalization disorder　人格解体障碍　16.182

depressed mood　心境低落　16.117

depression detection technology　抑郁情绪检测技术　06.058

depression model antagonized by apomorphine　阿扑吗啡拮抗抑郁模型　06.017

depression model induced by clomipramine　氯米帕明诱导抑郁模型　06.022

depression modeling technology　抑郁症造模技术　06.002

depression model of early stress solitary　早期应激–孤养抑郁模型　06.008

depressive conduct disorder　抑郁性品行障碍　18.026

depressive-like behavior　类抑郁行为　16.125

depth of processing　*加工深度　03.203

derealization disorder　现实解体障碍　16.183

dermatomyositis　皮肌炎　17.120

desensitization　脱敏　20.031

detection of learning and memory function　学习记忆功能检测　06.044

detour behavior　迂回行为　01.007

developmental dyslexia　发展性阅读障碍　17.038

deviant behavior　越轨行为　05.007

deviation intelligence quotient　离差智商　19.038

Dhat syndrome　Dhat综合征　12.042

diagnosis and treatment behavior　诊疗行为　09.068

dialectical behavior therapy　辩证行为疗法　20.070

diaphragm pacing　膈肌起搏　11.118

dichotomous thinking　绝对性思考　02.115

dietary behavior　饮食行为　16.188

dietary behavior disorder　饮食行为障碍　16.187

dietary bias　偏食　07.075

dietary pagoda　膳食宝塔　07.024

dietary pattern of developed countries　发达国家膳食模式　07.021

dietary pattern of Japan　日本膳食模式　07.022

dietary reference intake　膳食营养素参考摄入量　07.018

dietary structure　膳食结构　07.019

differential aptitude test　区分能力倾向测验，*差别能力倾向测验　19.049

differential association theory　不同接触理论，*差别接触理论　14.023

differentiation　分化　02.019

difficulty of concentrating　注意集中困难　18.016

diffuse sclerosis　弥漫性硬化　17.073

dilatation of vagina　阴道扩张术　12.079

diplopia　复视　03.258

DIQ　离差智商　19.038

direct observation of behavior　行为直接观察　19.106

disaster mental health work strategy　灾难后心理卫生工作策略　13.074

disc degenerative change 腰椎退行性病变 17.199

discrete trial teaching 回合操作教学法 20.096

discrimination 分化 02.019

disease behavior 疾病行为 07.099

disease management 疾病管理 08.007

disease prediction *疾病预测 08.027

disease prevention 疾病预防 08.009

disease related behavior 相关疾病行为 07.084

disease risk assessment 疾病风险评估 08.027

disease screening 疾病筛检 08.022

disesthesia 感觉迟钝，*感觉抑制 03.277

disguised defense 掩饰性防御 10.066

disinhibited social engagement disorder 脱抑制性社会参与障碍 10.103

disorder due to addictive behavior 成瘾行为所致障碍 15.079

disorder due to substance use 物质使用所致障碍 15.050

disorder due to use of alcohol 酒精使用所致障碍 15.063

disorder of behavior and movement 动作和行为障碍 16.095

disorder of bodily distress and bodily experience 躯体痛苦及躯体体验障碍 16.184

disorder of intelligence 智能障碍 16.018

disorder of self-consciousness 自我意识障碍 16.128

disorder of volition 意志障碍 16.024

disorder of written expression 书面表达障碍，*书写障碍 17.040

disorientation 定向障碍 17.023

displacement 转移 10.077

dispute over the right of informed consent 知情同意权纠纷 09.085

disruptive change 瓦解性改变 10.060

dissociative anaesthesia 分离性感觉缺失 16.164

dissociative auditory disturbance 分离性听觉异常 16.166

dissociative chorea 分离性舞蹈症 16.171

dissociative cognitive disturbance 分离性认知异常 16.175

dissociative convulsion 分离性抽搐，*游离性抽搐 16.163

dissociative disorder 分离性障碍 16.160

dissociative dizziness 分离性眩晕 16.167

dissociative dystonia 分离性肌张力障碍 16.173

dissociative fugue 分离性漫游［症］，*游离性漫游 16.176

dissociative gait disturbance 分离性步态异常 16.170

dissociative identity disorder 分离性身份障碍 16.180

dissociative motor disturbance 分离性运动异常 16.162

dissociative neurological symptom disorder 分离性神经症状障碍 16.161

dissociative paralysis 分离性瘫痪 16.169

dissociative paralysis agitans *分离性震颤麻痹 16.174

dissociative Parkinson syndrome 分离性帕金森综合征 16.174

dissociative speech disturbance 分离性言语异常 16.168

dissociative stupor 分离性木僵，*游离性木僵 16.177

dissociative tremor 分离性震颤 16.172

dissociative visual disturbance 分离性视觉异常 16.165

distractibility 随境转移 16.008

distraction 分心 04.015

disulfiram 双硫仑，*戒酒硫 15.047

disuse atrophy 失用性萎缩，*废用性萎缩 17.200

diurnal rhythm 昼夜节律 03.129

divergence of attention 注意涣散，*注意不集中 16.005

divergent thinking 发散思维，*求异思维 04.040

dizziness 头晕 17.048

doctor as the main care as the auxiliary 医主护辅型医护关系 09.009

doctor-nurse relationship 医护关系 09.008

doctor-patient communication 医患沟通 09.047

[doctor-patient] communication after admission ［医患］入院后沟通 09.050

[doctor-patient] communication at discharge ［医患］出院时沟通 09.052

[doctor-patient] communication form ［医患］沟通形式 09.048

[doctor-patient] communication language ［医患］沟通语言 09.059

[doctor-patient] communication method ［医患］沟通方法 09.053

[doctor-patient] nursing communication ［医患］护理沟通 09.051

[doctor-patient] outpatient communication ［医患］门诊沟通 09.049

doctor-patient relationship 医患关系 09.063

doctor right 医者权利 09.015

doctor role　医者角色　09.014

Donovanosis　*杜诺凡病　12.085

double orientation　双重定向　16.094

double personality　双重人格　16.130

Down syndrome　唐氏综合征　17.033

downward comparison　劣势比较　05.024

draw-a-person test　画人测验, *绘人测验　19.068

dream-like state　梦样状态　17.019

drinking water shock conflict experiment　饮水电击冲突实验　06.069

drowsiness　嗜睡　07.081

drowsy state　入睡期　03.080

drug abuse　物质滥用　15.021

drug addiction　药物成瘾　03.284

drug addiction testing technology　药物成瘾检测技术　06.071

drug aversive therapy　药物厌恶疗法　20.025

drug delivery　给药　06.037

drug dependence　*药物依赖　03.284

drug discrimination experiment　药物辨别实验　06.077

drug induced depression modeling technology　药物诱导抑郁造模技术　06.015

drug sensitization experiment　药物敏化实验　06.074

drug withdrawal experiment　药物戒断实验　06.075

drunkenness　*醉酒　07.044

DSPS　睡眠时相延迟综合征　11.057

Dunovan disease　*杜诺凡病　12.085

dynamic recognition　动态识别　03.307

dysfunctional attitudes scale　功能失调性态度问卷　19.090

dysfunctional hypothesis　功能失调性假设　02.107

dysgeusia　味觉障碍　03.247

dyskinesia disease　运动障碍性疾病　17.077

dyslexia　阅读障碍　17.036

dysmenorrhea　痛经　17.170

dysosmia　嗅觉障碍　03.237

dyspareunia　性交[疼]痛　12.039

dystonia　肌张力障碍　17.082

E

eating disorder　进食障碍　16.189

echolalia　模仿言语　16.036

echopraxia　模仿动作　16.101

ecstasy　摇头丸　15.014

ED　勃起功能障碍, *阳痿　12.032

EE　丰富环境　03.187

EEG　脑电图　19.122

effector　效应器　03.054

efferent neuron　传出神经元　03.053

ego-altruism　自我利他主义　05.034

egoistic suicide　利己性自杀, *自我中心型自杀　13.035

ego orientation　自我定向　05.021

eight arm maze experiment　八臂迷宫实验　06.052

ejaculation　射精　03.107

elation　情感高涨　16.114

Electra complex　恋父情结　12.023

electrical synapse　电突触　03.028

electrodermal feedback　皮肤电反馈　20.050

electroencephalogram　脑电图　19.122

electroencephalogram feedback　脑电反馈　20.051

electroencephalographic arousal　脑电觉醒　03.092

electromyography biofeedback　肌电反馈　20.049

electronic pupillography　电子瞳孔描记仪　11.104

electron transfer chain　电子传递链　03.343

elevated plus maze test　高架十字迷宫实验　06.065

ellipsis　语素不全　16.037

embellishment behavior　修饰行为　01.005

embrace reflex　拥抱反射　02.006

EMDR　眼动脱敏与再加工　13.069

emergency　应急　04.065

emergency response　应急反应　04.066

emotion　情绪　04.061

emotional aggression behavior　*情绪性攻击行为　14.002

emotional dimension　情绪维度　04.072

emotional outburst　情感暴发　16.118

emotional reasoning　情绪[化]推理　02.117

emotional response　情绪反应　04.062

emotional rhythm　*情感节律　03.219

emotional suicide　*情绪性自杀　13.027

emotion and feeling process　情绪与情感过程　04.060

emotion focused coping　情绪指向应对　10.039

emotion management of self-injury　自伤情绪管理　13.012

emotion regulation　情绪调节　13.014

empathy ability　共情能力，*同理心　05.036

empirical evidence　经验证据　03.301

encephalofacial angiomatosis　脑面血管瘤病　17.134

endocrine mechanism of stress　应激内分泌机制　10.045

endogenous sleep disorder　内源性睡眠障碍　11.094

endurance training　耐力训练　20.101

enhancement test of tryptamine convulsion　色胺惊厥增强实验　06.018

enriched environment　丰富环境　03.187

environmental adaptation　环境适应　07.054

environmental determinism　环境决定论　02.035

environmental implication　环境影响　03.196

environmental sleep disorder　环境性睡眠障碍　11.086

environmental stimulus　环境刺激　02.026

environmental variation　环境变异　03.183

enzyme　酶　03.321

EP　诱发电位　19.123

epigenetic inheritance　表观遗传　03.367

epilepsy　癫痫　17.085

epileptic psychosis　癫痫性精神障碍　17.097

epileptoid personality　癫痫[性]人格　17.096

episodic paroxysmal anxiety　*间歇性阵发焦虑　16.137

episodic self-injury　偶发自伤　13.008

EPQ　艾森克人格问卷　19.060

EPSP　兴奋性突触后电位　03.031

Epworth sleepiness scale　爱泼沃斯睡眠量表　11.102

equal right to medical treatment　平等医疗权　09.030

equilibrium model　平衡模式　13.065

equilibrium sensation　平衡感觉　03.263

equivalent reliability　*等值信度　19.012

erectile dysfunction　勃起功能障碍，*阳痿　12.032

erection　勃起　03.104

erogenous focus exercise　性感集中训练法　12.072

ERP　事件相关电位　19.124

erythromelalgia　红斑性肢痛症　17.111

escape reflex　逃避反射　02.008

ESS　爱泼沃斯思睡量表　11.102

essential amino acid　必需氨基酸　03.310

essential fatty acid　必需脂肪酸　03.347

essential tremor　原发性震颤　17.083

estrogen therapy　雌激素治疗　12.076

ethanol　乙醇　15.002

euphoria　欣快　16.112

euthanasia　安乐死　20.115

evasive defense　逃避性防御　10.065

event-related potential　事件相关电位　19.124

evoked potential　诱发电位　19.123

evolutionary psychology　进化心理学　03.300

evolutionary theory　进化论　03.290

evolutionism　进化论　03.290

evolution of behavior　行为进化，*行为演化　03.289

exaltation　亢奋　16.113

excessive daytime sleepiness　白天过度嗜睡　11.038

excessive drinking　过度饮酒　03.288

excessive medical treatment　过度医疗　09.069

excessive time in bed　卧床时间过长　11.004

exchange communication object　交换沟通对象　09.055

excitation　兴奋　01.013

excitatory amino acid　兴奋性氨基酸　03.312

excitatory postsynaptic potential　兴奋性突触后电位　03.031

excoriation disorder　抠皮障碍　16.159

executive dysfunction　执行功能障碍　17.026

exemption from certain social responsibility　免除一定社会责任权　09.033

exercise　运动　03.205

exercise therapy　运动疗法　20.099

exhaustion stage　疲惫阶段，*应激一般适应综合征的疲惫阶段　10.051

exhibitionism　*露阴癖　12.045

exhibitionistic disorder　露阴障碍，*露阴症　12.045

exogenous sleep disorder　外源性睡眠障碍　11.085

expanded suicide　扩大性自杀　13.030

experience　经验　02.137

experiential family therapy　经验式家庭治疗　20.075

experimental neurosis　实验性神经症　02.020

explicit behavior　外显行为　01.002

explicit memory　外显记忆　04.030

exploding head syndrome　爆炸头综合征　11.076

exploratory behavior　探究行为　01.004

exposure therapy　暴露疗法　20.028

expression　表情　04.076

expressive language disorder　语言表达障碍，*表达性语言障碍　17.042

extensional exercise　伸展运动　03.207

external control　外在控制　05.043

external expression of emotion and feeling　情绪情感的外部表现　04.075

external respect *外部尊重 02.125

external sensation 外部感觉 04.018

external stimulus 外在刺激 07.005

extinction 消退 02.021

extinctive inhibition 消退性抑制 20.034

extract 提取 02.096

extrapyramidal disease *锥体外系疾病 17.077

extrinsic motivation 外在动机 04.094

eyeblink reflex 眨眼反射，*瞬目反射 02.010

eye movement desensitization and reprocessing 眼动脱敏与再加工 13.069

eye tracking technology 眼动追踪技术 19.121

Eysenck personality questionnaire 艾森克人格问卷 19.060

F

facial expression 面部表情 04.077

facial hemiatrophy 面部偏侧萎缩症 17.112

facial neuritis *面神经炎 17.101

facial spasm 面肌痉挛 17.102

faith 信仰 01.082

familial dysautonomia 家族性自主神经功能障碍 17.113

family caregiver 家庭照顾者 20.076

family health care 家庭健康护理 20.112

family intervention of violence 暴力行为的家庭干预 14.035

family therapy 家庭治疗 20.071

family violence 家庭暴力 14.012

fantastic delusion 幻想性妄想 16.076

fantasy 幻想 10.070

fast wave sleep *快波睡眠 03.084

fatal familial insomnia 致死性家族性失眠，*家庭性丘脑变性，*丘脑性失眠 11.105

fatalistic suicide 宿命性自杀 13.038

fatigue 疲劳 07.090

fatigue-like state 疲劳样状态 07.091

fat mobilization 脂肪动员 03.348

fatty acid β-oxidation 脂肪酸β氧化 03.350

FBA 功能性行为评估 19.100

fear 恐惧 03.124

fear and anxiety detection technology 恐惧和焦虑情绪检测技术 06.063

feedback 反馈 03.070

feed forward 前馈 03.073

feeding behavior 摄食行为 03.075

feeding center 摄食中枢 02.057

feeling of self-value 自我价值感 05.017

female infertility 女性不孕症 17.165

female orgasmic disorder 女性性高潮障碍 12.037

female sexual arousal disorder 女性性唤起障碍 12.036

femininity 女性化 12.026

fetishism *恋物癖 12.047

fetishistic disorder 恋物障碍，*恋物症 12.047

FFI 致死性家族性失眠，*家庭性丘脑变性，*丘脑性失眠 11.105

fight or flight response 战斗-逃跑反应 10.004

fight response 战斗反应 10.008

finger sucking 吮吸手指 18.057

first visit at the grassroots level 基层首诊 09.077

five minds 五志 02.148

flashback 闪回 10.094

flexor reflex *屈曲反射 02.008

flight behavior 逃逸行为 01.008

flight of idea 思维奔逸 16.054

flight of thought 思维奔逸 16.054

flight response 逃跑反应 10.009

Flinders sensitive line rat model 弗林德斯敏感系大鼠模型 06.030

flooding therapy 满灌疗法，*冲击疗法 20.033

fMRI 功能磁共振成像 19.128

fNIRS 功能性近红外光谱技术 19.129

focal consciousness 焦点意识 04.006

food allergy 食物过敏，*食物超敏反应 07.065

food allergy insomnia 食物过敏性失眠 11.089

food fortification 食品强化，*食品营养强化 08.037

food poisoning 食物中毒 07.066

forced act 强制动作 16.102

forced laughing and crying 强制性哭笑 16.103

forced medical seeking behavior 强制求医行为 07.105

forced swimming test 强迫游泳 06.005

forced thought 强制性思维 16.051

forgetting 遗忘 04.033

forth venereal disease *第四性病 12.084

four stages process model assessment strategy 四阶段过程评估法 13.055

fragmented sleep 片段化睡眠 11.016

frameshift mutation 移码突变 03.360

free-floating anxiety 游离性焦虑 16.124

free-running type sleep disorder *自动运转型睡眠障碍 11.060

freeze response 僵住反应 10.010

Fregoli syndrome 弗雷戈利综合征 16.085

Friedreich ataxia 弗里德赖希型共济失调 17.127

friendly stranger type doctor-nurse relationship 友善陌生人关系型医护关系 09.012

frontotemporal dementia 额颞[叶]痴呆 17.066

frotteurism *摩擦癖 12.052

frotteuristic disorder 摩擦障碍，*摩擦症 12.052

frustration 挫折 04.102

frustration attack theory 挫折攻击理论 14.017

FST 强迫游泳 06.005

functional analysis of focusing behavior 焦点行为的功能分析 20.008

functional behavior assessment 功能性行为评估 19.100

functional dyspepsia 功能性消化不良 17.150

functional gastrointestinal disorder 功能性胃肠病 17.149

functional genomics 功能基因组学 03.192

functional hallucination 功能性幻觉，*机能性幻觉 03.279

functional magnetic resonance imaging 功能磁共振成像 19.128

functional near-infrared spectroscopy 功能性近红外光谱技术 19.129

fuzzy awakening of consciousness *意识模糊性觉醒 11.066

FWS *快波睡眠 03.084

G

GAD-7 广泛性焦虑量表 19.071

gambling addiction 赌博成瘾 03.287

gambling disorder 赌博障碍 15.080

gaming disorder 游戏障碍 15.081

ganglioside 神经节苷脂 03.330

Ganser syndrome *甘塞综合征 16.021

GAS 一般适应综合征 10.048

gastroesophageal reflux 胃食管反流 17.152

gastrointestinal dysfunction *胃肠道功能紊乱 17.149

GATB 一般能力倾向成套测验 19.048

gavage administration 灌胃给药 06.042

gay 男性同性恋，*男同 12.019

GDS 格塞尔发育量表 19.044

gender 性别 03.094

gender classification 性别识别 03.110

gender dysphoria 性别焦虑，*性别不安 12.062

gender identity 性别认同 12.063

gender recognition disorder 性识别障碍 18.055

gender role 性[别]角色 03.111

gene 基因 03.175

gene expression 基因表达 03.169

gene expression detection 基因表达检测 03.172

gene expression regulation 基因表达调控 03.363

gene linkage 基因连锁 03.178

general adaptation syndrome 一般适应综合征 10.048

general aptitude test battery 一般能力倾向成套测验 19.048

general cognitive ability 一般认知能力 03.194

generalization 泛化 02.018

generalized anxiety disorder 广泛性焦虑症 16.138

generalized anxiety disorder 广泛性焦虑量表 19.071

generalized[epileptic] seizure 全身[癫痫]发作 17.089

generic quality of life inventory-74 生活质量综合评定问卷 19.086

genetic code 遗传密码 03.359

genetic correlation 遗传相关 03.155

genetic difference 遗传差异 03.153

genetic engineering 基因工程，*遗传工程 03.171

genetic gain *遗传获得量 03.156

genetic progress 遗传进度 03.156

genetic recombination 遗传重组 03.170

genetics 遗传学 03.146

genetic variance 遗传方差 03.198

genetic variation 遗传变异 03.190

genitals stimulation therapy　性器刺激疗法　12.065

genotypic variance　*基因型方差　03.198

Gesell developmental schedule　格塞尔发育量表　19.044

gesture expression　姿态表情　04.078

globus hystericus　癔球症　17.156

gluconeogenesis　糖异生　03.339

glucose metabolism　糖代谢　03.331

glucuronate pathway　糖醛酸途径　03.340

glycogen decomposition　糖原分解　03.338

glycogenesis　糖原生成　03.337

glycogenolysis　糖原分解　03.338

glycogen production　糖原生成　03.337

glycolipid　糖脂　03.329

glycometabolism　糖代谢　03.331

gonorrhea　淋病　12.082

gout　痛风　17.142

GQOLI-74　生活质量综合评定问卷　19.086

grading diagnosis and treatment　分级诊疗　09.076

granuloma inguinale　腹股沟肉芽肿　12.085

groan at night　*夜间呻吟　11.009

grooming behavior　修饰行为　01.005

grossly disturbed sleep-wake rhythm　*睡眠-觉醒规律
紊乱　11.059

group behavior　群体行为　03.136

group behavior intervention　群体行为干预　08.033

group delinquency　*群体违法行为　18.025

guiding intervention　指导性干预　07.011

Guillain-Barré syndrome　*吉兰-巴雷综合征　17.108

gustatory hallucination　幻味，*味幻觉　03.248

gustatory sensation　味觉　03.244

H

habit　习惯　01.022

habit and custom　生活习惯　01.029

habitual constipation　习惯性便秘　17.153

habitual rubbing thigh　习惯性擦腿［动作］，*习惯性阴
部摩擦　18.061

habituation　习惯化　03.037

hallucinogen　致幻剂　15.012

Halstead-Retain neuropsychological test battery　霍尔斯
特德-瑞坦神经心理成套测验　19.107

HAMA　汉密尔顿焦虑量表　19.075

Hamilton anxiety scale　汉密尔顿焦虑量表　19.075

hamster depression model　地鼠压抑模型　06.024

hangover　宿醉　15.072

happy　高兴　03.126

haptic hallucination　幻触，*触幻觉　03.265

hard control　硬控制　05.040

hardy personality　坚韧人格　04.126

Hardy-Weinberg equilibrium　*哈迪-温伯格平衡
03.295

Hardy-Weinberg law　哈迪-温伯格定律　03.295

harmful behavior　不良行为　01.035

harmful drinking　*危险性饮酒　03.288

harmful pattern of use of alcohol　酒精有害性使用模式
15.065

harmony between human and nature　天人合一观
02.141

Hasegawa dementia scale　长谷川痴呆量表　19.045

hazard protection factor verification method　危险-保护
因素核查法　13.051

HBM　健康信念模型　02.059

HCR-20　历史、临床、风险20项清单　14.031

HDS　长谷川痴呆量表　19.045

headache　头痛　17.002

headache epilepsy　癫痫性头痛　17.095

head flick model induced by 5-hydroxytry-ptamine　5-
羟色胺诱导的甩头行为模型　06.019

health　健康　01.073

health behavior　健康行为　07.001

health behavior during illness　病中保健行为　09.026

health belief　健康信念　07.057

health belief model　健康信念模型　02.059

health care behavior　保健行为　08.014

health coaching　健康指导　08.052

health consultation　健康咨询　08.021

health education　健康教育　08.051

health habit　健康习惯　07.002

health intervention　健康干预　08.030

health intervention program　健康干预方案　08.031

health management　健康管理　08.006

health promoting behavior　健康促进行为　07.003

health promotion 健康促进 08.053

health protection 健康保护，*健康防护 08.044

health protective strategy 健康保护策略 08.047

health risk assessment 健康风险评估 08.023

health risk behavior 健康危害行为 07.058

heat acclimatization 热习服 03.134

heat cramp 热痉挛 17.157

heat spasm 热痉挛 17.157

Heller syndrome *黑勒综合征 18.036

hemp 大麻 15.003

hepatolenticular degeneration 肝豆状核变性 17.079

hereditary ataxia 遗传性共济失调 17.126

hereditary chorea *遗传性舞蹈症 17.081

hereditary factor *遗传因子 03.175

hereditary motor sensory neuropathy *遗传性运动感
    觉神经病 17.130

hereditary spastic paraplegia 遗传性痉挛性截瘫，*家
    族性痉挛性截瘫 17.129

hereditation 遗传影响 03.195

heredity 遗传 03.147

heritability 遗传率 03.150

heritability in the broad sense 广义遗传率 03.151

heritability in the narrow sense 狭义遗传率 03.152

heterosexuality 异性恋 12.017

heterosis 杂交优势 03.299

HFT 睡前足震颤 11.011

HI 低通气指数 11.045

high emotional intensity 高情绪强度 13.015

high intensity exercise 高强度身体活动 07.035

high risk strategy 高危人群策略 08.050

historical clinical and risk management factor-20 历史、
    临床、风险20项清单 14.031

hoarding disorder 囤积障碍 16.157

hole board test 孔板实验 06.068

holistic nursing 整体护理 20.116

homogeneity coefficient *同质系数 19.014

homosexuality 同性恋 12.018

hormone therapy of sexual dysfunction 性[功能]障碍
    激素疗法 12.074

hospice care 临终关怀，*临终护理 20.113

hostile aggression behavior 敌意性攻击行为 14.002

hostile bias 敌意性偏见 14.018

hostile doctor-nurse relationship 敌对关系型医护关系
    09.013

house-keeping gene 管家基因，*持家基因 03.364

HRA 健康风险评估 08.023

HRNB 霍尔斯特德–瑞坦神经心理成套测验 19.107

human ethology 人类行为学 01.056

humanistic theory 人本主义理论 02.120

human neurogenetics 人类神经遗传学 03.193

humor 幽默 10.068

humoral regulation 体液调节 03.061

Huntington disease 亨廷顿病 17.081

hybird vigor 杂交优势 03.299

hyperactivity 活动过度 18.015

hyperarousal 过度唤起 10.097

hyperbulia 意志增强 16.027

hypercapnic sleep apnea 高碳酸血症性睡眠呼吸暂停
    11.053

hyperchromic effect 增色效应 03.319

hyperesthesia 感觉过敏 03.276

hyperkinetic syndrome *儿童多动症 18.014

hyperosmia 嗅觉过敏 03.240

hyperplasia of mammary gland 乳腺增生 17.169

hyperprosexia 注意增强 16.003

hypersexuality 性欲亢进 12.031

hypersomnia due to mental illness 精神疾病相关过度
    睡眠 11.036

hypersomnolence disorder 过度嗜睡性障碍 11.028

hyperthymia 情感高涨 16.114

hyperthyroidism 甲状腺功能亢进 17.143

hyperuricemia 高尿酸血症 17.141

hypervigilance 警觉性增高 10.098

hypnagogic foot tremor 睡前足震颤 11.011

hypnosis 催眠 11.111

hypnotherapy 催眠疗法 20.078

hypnotic drug dependent sleep disorder 催眠药物依赖
    性睡眠障碍 11.090

hypnotic hallucination 催眠相幻觉 03.280

hypnotic state 催眠状态 11.112

hypnotic susceptibility 催眠易感性 11.113

hypochondriac behavior 疑病行为 07.085

hypochondriac delusion 疑病妄想 16.093

hypochondriac idea 疑病观念 16.092

hypochondriac preoccupation 疑病观念 16.092

hypochondriasis 疑病症 16.156

hypophrenia *智力低下 17.031

hypopnea 低通气，*呼吸减弱 11.044

hypopnea index 低通气指数 11.045

hypoprosexia 注意减退，*注意松懈，*注意迟钝 16.004

hyposexuality 性欲减退 12.030

hyposmia 嗅觉减退 03.238

hysteria blindness 癔症性盲，*癔症性失明 17.192

hysterical amaurosis *癔病性黑矇 17.192

I

ideal 理想 01.083

idea socialization 观念社会化 05.009

ideas of reference 牵连观念 16.090

identifying automatic thought 识别负性自动想法 20.055

identifying cognitive error 识别认知错误 20.056

idiopathic alcohol intoxication *特发性醉酒 15.071

idiopathic facial palsy 特发性面神经麻痹 17.101

idiopathic hypersomnia 特发性[中枢性]过度睡眠，*功能性过度睡眠 11.031

idiopathic hypogeusia 自发性味觉减退 17.184

idiopathic insomnia 特发性失眠，*特质性失眠，*终身失眠 11.022

idiopathic tremor *特发性震颤 17.083

illness perception 病感 07.100

illusion 错觉 04.026

image etiquette 形象礼仪 09.004

imaginal thinking 形象思维 04.038

imagination 想象 04.048

imaginative aversive therapy 想象厌恶疗法 20.027

imaginative image 想象表象 04.047

imitation 模仿 05.014

imitation theory 模仿论 14.024

imitative ability 模仿能力 04.111

immaterial addiction 非物质成瘾 07.070

immediate memory *瞬时记忆 03.117

immune regulation 免疫调节 03.066

immunologic mechanism of stress 应激免疫机制 10.046

implantation of penile pacemaker 阴茎起搏器植入手术 12.078

implicit behavior 内隐行为 01.003

implicit memory 内隐记忆 04.029

impostor syndrome 冒充者综合征 16.086

impulsive suicide 冲动性自杀 13.027

impulsivity 冲动性 13.017

inadequate sleep hygiene 睡眠卫生不良 11.023

inbreeding depression 近交衰退 03.298

inclusive fitness 广泛适合度，*广义适合度 03.292

incongruity of affect 情感不协调 16.119

increased alertness 警觉性增高 10.098

indirect suicide 间接自杀，*曲线自杀 13.031

individual behavior correction 个体行为矫正 08.032

individual inclination 个性倾向性 04.105

individual internalization 个体内化 05.031

individualization 个性化 03.142

individual occupational protection behavior 个人职业防护行为 08.004

induced aging animal model 诱发性衰老动物模型 06.036

induced-fit theory 诱导契合学说 03.323

inducible gene 可诱导基因 03.365

indulge in excessive drinking 酗酒 07.041

infantile hydrocephalus *婴儿脑积水 17.136

information processing 信息加工 04.055

inform obligation 告知义务 09.021

infradian rhythm 超昼夜节律 03.221

inheritance 遗传 03.147

inherited behavior 遗传[性]行为 01.017

inhibition 抑制 01.014

inhibitory amino acid 抑制性氨基酸 03.313

inhibitory postsynaptic potential 抑制性突触后电位 03.032

injury 伤害 07.059

injury surveillance 伤害监测 08.058

innate behavior *先天行为 01.017

inner information processing 内部信息加工 04.057

input 输入 04.056

insomnia 失眠症 11.013

instinct 本能 02.036

instinct behavior regulation 本能行为调节 03.064

instinctive behavior 本能行为 03.074

instrumental aggression behavior 工具性攻击行为 14.003

instrumental measurement method　仪器测量法　19.031

[instrumental] operant conditioning　[工具]操作性条件作用　02.043

[instrumental] operant learned behavior　[工具]操作性习得行为　02.046

insufficient sleep syndrome　睡眠不足综合征　11.034

integrated traditional Chinese and western medicine　中西医结合医学　01.034

intelligence rhythm　智力节律　03.220

intelligence score　智力分数　19.036

intelligence test　智力测验　19.035

intemperance　过度饮酒　03.288

intentional injury　故意伤害　07.060

interest　兴趣　04.083

intergroup violence　群体暴力　14.010

internal consistency reliability　内部一致性信度　19.014

internal control　内在控制　05.042

internal discomfort　内感不适　03.275

internal drive　内驱力　02.065

internal respect　*内部尊重　02.125

internal sensation　内部感觉　04.019

internal stimulus　内在刺激　07.004

internet addiction　网络成瘾　03.286

internet dependence　*网络依赖　03.286

interneuron　中间神经元　03.052

interpersonal violence　人际暴力　14.009

inter-rater reliability　评定者信度　19.015

interrole behavior conflict　角色间行为冲突　09.042

intervention of violence　暴力行为干预　14.032

interview method　访谈法，*晤谈法　19.028

intimacy based therapy　亲昵疗法　12.073

intonation expression　语调表情　04.079

intracerebral hemorrhage　脑出血　17.056

intracranial hypotension headache　低颅压性头痛　17.007

intracranial self-stimulation experiment　颅内自刺激实验　06.073

intraperitoneal injection administration　腹腔注射给药　06.040

intrarole behavior conflict　角色内行为冲突　09.043

intravenous self-administration experiment　静脉自我给药实验　06.076

intrinsic motivation　内在动机　04.093

inventory of psychology symptom self-rating scale for athletes　运动员心理症状自评量表　19.085

inveterate drinking　*积习性饮酒　15.040

involuntary attention　不随意注意，*无意注意　04.012

ion channel　离子通道　03.014

ion pump　离子泵　03.015

IPSP　抑制性突触后电位　03.032

IPSSSA-71　运动员心理症状自评量表　19.085

irrational belief　不合理信念，*非理性信念　02.100

irregular sleep-wake disorder　不规则睡眠–觉醒节律障碍　11.059

irreversible change　不可逆改变　10.058

irritability　易激惹　16.121

irritable bowel syndrome　肠易激综合征　17.145

ischemic stroke　*缺血性脑卒中　17.051

isolated phobia　*单一恐惧　16.136

isolation　隔离　10.081

J

jet lag syndrome　时差[变化]综合征　11.062

JLS　时差[变化]综合征　11.062

job burnout　职业倦怠　07.092

job stress　职务紧张　07.089

K

K-ABC　考夫曼儿童成套评价测验　19.041

Kaufman assessment battery for children　考夫曼儿童成套评价测验　19.041

keratoconjunctivitis sicca　*角结膜干燥症　17.191

ketamine　氯胺酮，*2-邻氯苯基-2-甲氨基环己酮，*K粉　15.015

ketogenic diet　生酮饮食　07.025

ketone body　酮体　03.349

key math diagnostic arithmetic test 关键数学算术诊断测验 19.055

kinesiatrics 运动疗法 20.099

kin selection 亲属选择 03.293

klismaphilia 嗜灌肠症 12.058

knee jerk reflex 膝跳反射 02.009

Koro syndrome 恐缩综合征，*恐缩症，*缩阳症，*缩阴症 12.061

Korsakoff syndrome *科尔萨科夫综合征 16.014

L

labeling 贴"标签" 02.119

lack of insight 自知力缺乏 16.133

lack of introspection *内省力缺乏 16.133

lack of nutrition 营养缺乏 07.073

lack of physical activity 缺乏体力活动 07.076

lacunar infarction 腔隙性脑梗死 17.054

language 语言 04.042

language etiquette 语言礼仪 09.005

late insomnia 终末性失眠 11.017

latent inhibition 潜抑 10.073

latent inhibition experiment 潜伏抑制实验 06.083

law of frequency 频因律 02.033

law of independent assortment 自由组合定律，*独立分配定律 03.176

law of linkage 连锁定律 03.177

law of recency 近因律 02.034

law of segregation 分离定律 03.174

lazy bed *懒床 11.004

LCU 生活变化单位 10.017

learned behavior 习得[性]行为 01.019

learned behavior regulation 习得行为调节 03.065

learned helplessness 习得性无助 13.043

learned helplessness model 习得性无助模型 06.006

learned inhibition 习得性抑制 14.036

learned pattern 习得模式 20.035

learning 学习 03.113

learning disability 学习障碍 17.035

learning helplessness experiment 习得性无助实验 06.061

legal control 法律控制 05.047

LES 生活事件量表 19.081

lesbian 女性同性恋，*女同 12.020

Lesch-Nyhan syndrome 自毁容貌症 13.010

lethal experiment induced by yohimbine in mice 小鼠育亨宾诱导致死实验 06.020

lethargy 昏睡 17.012

leukodystrophy 脑白质营养不良 17.075

level of processing 加工水平 03.203

liability of affect 情感不稳 16.108

life change unit 生活变化单位 10.017

life event 生活事件 10.013

life events scale 生活事件量表 19.081

life habit 生活习惯 01.029

life instinct 生本能 13.041

life modeling 生活示范 20.083

lifestyle disease 生活习惯疾病 01.040

lifestyle management 生活习惯管理 08.008

ligand 配体 03.046

light adaptation 明适应 03.251

light coma 浅昏迷 17.014

light-dark box test 明暗箱实验 06.064

light sleep 浅睡期 03.081

limit-setting sleep disorder 强制入睡性睡眠障碍 11.088

linguistic emotionality 语言情感性 09.061

linguistic morality 语言道德性 09.062

linguistic normalization 语言规范性 09.060

lipid metabolism 脂质代谢 03.345

little Albert experiment 小艾伯特实验 02.032

liuzijue 六字诀 02.145

living example 真实榜样 20.089

LNNB 卢里亚-内布拉斯加神经心理成套测验 19.111

local circuit neuron 局部回路神经元 03.006

local neuronal circuit 局部神经元回路 03.007

locus of control 心理控制源，*控制点 10.040

Loewenstein occupational therapy cognitive assessment 洛文斯顿作业疗法认知评定成套测验 19.112

logoclonia 语尾阵挛，*词尾重复症 16.033

logospasm 言语痉挛 16.032

long interspersed nuclear element *长散在核元件 03.352

long interspersed repeat sequence 长散在重复序列 03.352

long sleeper 长睡者 11.006

long-term depression 长时程抑制，*长时程压抑 03.040

long-term memory 长时程记忆 03.119

long-term potentiation 长时程增强 03.039

loosening of association 联想松弛 16.046

loosening of thinking 思维松弛 16.047

lose sleep 失眠 07.080

LOTCA 洛文斯顿作业疗法认知评定成套测验 19.112

love and belongingness need 爱与归属需要 02.124

low cerebrospinal fluid pressure headache 低颅压性头痛 17.007

low energy shock wave 低能量冲击波 12.070

low intensity exercise 低强度身体活动 07.033

LTD 长时程抑制，*长时程压抑 03.040

LTP 长时程增强 03.039

lumbar scoliosis 腰椎侧弯 17.198

Luria-Nebraska neuropsychological battery test 卢里亚–内布拉斯加神经心理成套测验 19.111

M

macro behavior analysis 宏观行为分析 20.003

magnetic resonance imaging 磁共振成像 19.118

magnetoencephalography 脑磁图 19.119

magnification 过度夸大 02.112

maintenance of wakefulness test 清醒维持试验 11.098

maintenance stage 维持阶段 02.071

major self-injury 重大自伤 13.004

male vacuum erection helper 男用真空助勃器 12.069

malnutrition 营养不良 07.072

marginal consciousness 边缘意识 04.007

marriage therapy of sexual dysfunction 性[功能]障碍婚姻疗法 12.071

masculinity 男性化 12.025

masculinity-femininity scale 男性化–女性化量表 19.092

masochistic personality 自虐型人格 13.018

massage treatment of sexual dysfunction 性[功能]障碍按摩疗法 12.066

mass suicide 集体自杀 13.032

MAST 密歇根酒精依赖调查表 19.097

masturbation 手淫 12.022

mate choice 配偶选择 03.229

maternal separation model 母婴分离模型 06.026

mathematics disorder 计算障碍，*计算不能 17.039

MBTI 迈尔斯–布里格斯人格类型测验 19.061

measurement 测量 19.003

measurement element 测量要素 19.004

measurement method 测量方法 19.024

measurement reference point 测量参照点 19.005

measurement unit 测量单位，*计量单位 19.006

mediating mechanism of stress 应激中介机制 10.029

medical accident 医疗意外 09.075

medical and nursing behavior 医护行为 09.001

medical autonomy 医疗自主权 09.016

medical behavior 医学行为 09.067

medical dispute 医疗纠纷 09.080

medical etiquette 医护礼仪 09.002

medical fee dispute 医疗收费纠纷 09.083

medical malpractice 医疗事故 09.074

medical management 医疗管理 09.088

medical negligence 医疗过失 09.073

medical product quality dispute 医疗产品质量纠纷 09.084

medical relationship 医护关系 09.008

medical safety 医疗安全 09.087

medical science behavior 医学行为 09.067

medical seeking behavior 求医行为 07.102

medical service 医疗服务 01.039

medical technology dispute 医疗技术纠纷 09.081

medication-induced hypersomnia *药物性过度睡眠 11.033

medication-overuse headache 药物过度使用性头痛 17.006

medicinal insomnia 药物性失眠 11.026

medicine induced sleep related alveolar hypoventilation *药物性睡眠相关肺泡低通气 11.054

Mediterranean dietary pattern 地中海膳食模式 07.023

medium intensity exercise 中等强度身体活动 07.034

medium-term memory *中时程记忆 03.120

MEG 脑磁图 19.119

memorization 识记 04.031

memory 记忆 04.028

memory disturbance 记忆障碍 16.009

memory image 记忆表象 04.046

Mendel's first law *孟德尔第一定律 03.174

Mendel's second law *孟德尔第二定律 03.176

Ménière's disease 梅尼埃病，*美尼尔病 17.183

menoxenia 月经失调，*月经不调 17.172

menstrual headache 经期头痛 17.010

menstrual-related hypersomnia 经期嗜睡 11.030

mental characteristics of individual 个性心理特征 04.106

mental conflict 心理冲突 04.097

mental health first aid 心理健康急救，*心理急救 13.064

mental image 表象 04.045

mental nursing 心理护理 20.117

mental phenomenon 心理现象 04.003

mental process 心理过程 04.004

mental retardation 智力落后，*精神发育迟滞 17.031

mentoring-collaborative model 指导–合作型，*指导–合作型医患关系 09.065

mentor-mentee type medical relationship 师生关系型医护关系 09.010

metabolic equivalent 代谢当量 07.032

methamphetamine 甲基苯丙胺，*甲基安非他明，*去氧麻黄碱 15.008

methcathinone 甲卡西酮 15.009

methionine cycle 甲硫氨酸循环 03.315

method of social control 社会控制方法 05.044

MHFA 心理健康急救，*心理急救 13.064

Michigan alcoholism screening test 密歇根酒精依赖调查表 19.097

micro behavior analysis 微观行为分析 20.002

microglia 小胶质细胞 03.011

micturition reflex 排尿反射 02.011

middle insomnia 保持睡眠障碍性失眠 11.015

migraine 偏头痛 17.003

mild cognitive impairment 轻度认知障碍，*轻度认知损害 17.030

mimic learning 模仿学习 01.020

mind 心理 04.001

mindfulness 正念 20.066

mindfulness based cognitive therapy 正念认知疗法 20.069

mindfulness based stress reduction 正念减压疗法 20.068

mini-mental state examination 简易智力状态检查量表，*简易精神状态检查表 19.046

minimization 过度缩小 02.113

Minnesota multiphasic personality inventory 明尼苏达多相人格调查表 19.058

mislabeling 贴"标签" 02.119

mixed stroke 混合性卒中 17.062

MMPI 明尼苏达多相人格调查表 19.058

MMSE 简易智力状态检查量表，*简易精神状态检查表 19.046

MOAS 外显攻击行为量表 14.027

modeling 模仿法，*示范法 20.082

modeling technique of depression in conditional feeding 条件饲养抑郁造模技术 06.023

modeling technique of hereditary depression 遗传型抑郁造模技术 06.029

modeling technique of operative depression 手术型抑郁造模 06.012

modeling technology of aging animal 衰老动物造模术 06.033

moderate coma 中昏迷 17.015

moderate self-injury *中度自伤 13.006

modern medicine 现代医学 01.033

modified overt aggression scale 外显攻击行为量表 14.027

molecular genetics 分子遗传学 03.164

mononeuropathy 单神经病 17.105

monosynaptic reflex 单突触反射 03.055

mood 心境 04.063

moral control 道德控制 05.046

moral feeling 道德感 04.069

moral health 道德健康 01.081

moral internalization 道德内化 14.033

moral masochism 道德型自虐 13.020

morbid self-injury 病态性自伤 13.003

Morris water maze experiment 莫里斯水迷宫实验 06.051

motion 运动 03.205

motivation 动机 04.081

motivational interviewing 动机访谈 20.079

motivation type 动机类型 04.086

motor neuron disease 运动神经元病 17.065

motor unit 运动单位 03.209

mouse model of glucocorticoid receptor gene mutation 糖皮质激素受体基因突变小鼠模型 06.032

movement 运动 03.205

movement disorder 运动障碍性疾病 17.077

movement perception 运动知觉 04.025

MRI 磁共振成像 19.118

multifunctional enzyme 多功能酶 03.322

multiple approach-avoidance conflict 多重趋–避冲突 04.101

multiple cranial nerve damage 多发性脑神经损害 17.103

multiple infarct dementia 多发性梗死性痴呆 17.047

multiple personality 多重人格 16.131

multiple sclerosis 多发性硬化 17.070

multiple sleep latency test 多次睡眠潜伏期试验 11.097

multiple system atrophy 多系统萎缩 17.068

multiple ticscoprolalia syndrome *抽动秽语综合征 18.021

multivariate genetic analysis 多元遗传学分析 03.202

muscae volitantes 飞蚊症 17.193

muscle contractility 肌肉收缩能力 03.210

muscle strength training 肌力训练 20.100

muscle tonus 肌紧张 02.025

muscular atrophy 肌肉萎缩 17.196

muscular movement 肌肉运动 03.215

mutation 突变 03.165

mutual participation model 共同参与型，*共同参与型医患关系 09.066

MWT 清醒维持试验 11.098

myasthenia gravis 重症肌无力 17.117

myelinated nerve fiber 有髓神经纤维 03.004

Myers-Briggs type indicator 迈尔斯–布里格斯人格类型测验 19.061

myoclonic seizure 肌阵挛发作 17.093

myotonia congenita 先天性肌强直症 17.124

myotonic dystrophy 强直性肌营养不良［症］ 17.123

myotonic myopathy 强直性肌病 17.122

N

nail biting 咬指甲症 18.058

naloxone 纳洛酮 15.048，发作性睡病 11.037

narcotic drug 毒品 15.019

narcotics drug 毒品 15.019

narrow heritability 狭义遗传率 03.152

narrowing of attention 注意狭窄 16.006

narrowing of the drinking repertoire 固定饮酒方式 15.067

narrow-sense heritability 狭义遗传率 03.152

natural aging animal model 自然衰老动物模型 06.034

natural selection 自然选择 03.291

natural situation 自然情境 07.006

nature 天性 03.173

necrophilia *恋尸癖 12.054

necrophilia disorder 恋尸障碍 12.054

need 需要 04.082

need-hierarchy theory 需求层次理论，*马斯洛需要层次理论 02.121

negative automatic thought 负性自动思维，*负性自动想法 02.106

negative control 消极控制 05.039

negative coping 消极应对 10.037

negative emotion 消极情绪 04.074

negative experience of self-injury 自伤负性体验 13.011

negative feedback 负反馈 03.071

negative life event 负性生活事件 10.014

negative punishment 负惩罚 20.019

negative reinforcement 负强化 02.045

negativism 违拗症 16.098

neologism 语词新作 16.038

neonate primary central sleep apnea　新生儿原发性中枢性睡眠呼吸暂停　18.050

nerve fiber　神经纤维　03.003

nerve impulse　神经冲动　03.021

nerve-muscle joints and muscle disease　神经−肌肉接头疾病　17.116

nervous regulation　神经调节　03.060

nervous suicide　敏感性自杀　13.029

nervous system hereditary disease　神经系统遗传性疾病　17.125

nervous vomiting　神经性呕吐　18.065

neuralgia　神经痛　17.106

neural mechanism of stress　应激神经机制　10.044

neurilemmal cell　*神经膜细胞　03.012

neurocutaneous syndrome　神经皮肤综合征　17.131

neurodegenerative disease　神经系统变性疾病　17.064

neurodermatitis　神经性皮炎　17.179

neuroelectrophysiology　神经电生理学　03.013

neurofibrillary tangles　神经原纤维缠结　17.046

neurofibromatosis　神经纤维瘤病　17.132

neurogenetics　神经遗传学　03.189

neuroglial cell　神经胶质细胞　03.008

neuroimaging examination　神经影像学检查　19.116

neurological headache　神经性头痛　17.008

neuromodulator　神经调质　03.042

neuromyelitis optica　视神经脊髓炎　17.071

neuron　神经元　03.002

neuropeptide　神经肽　03.044

neurophysiology　神经生理学　03.001

neurotransmitter　神经递质　03.041

neurotransmitter co-existence　递质共存　03.043

neurovascular edema　神经血管性水肿，*血管性水肿　17.114

new psychometric test battery used in the Bristol memory disorder clinic　布里斯托尔最新神经心理成套量表　19.110

NGASR　自杀风险综合评估护理量表　19.095

nicotine　尼古丁　15.018

nightmare　梦魇　07.083

night terror　夜惊　07.082

night terror　*夜惊[症]　11.067

nihilism　虚无妄想　16.084

nihilistic delusion　虚无妄想　16.084

nociceptive reflex　*伤害感受反射　02.008

nocturnal bruxism　夜间磨牙症　11.082

nocturnal leg cramp　睡眠腿部痉挛　11.080

non-additive genetic variance　非加性遗传方差　03.200

nonassociative learning　非联合型学习　03.115

non-automatic control system　非自动控制系统　03.068

non coital pain　非性交[疼]痛　12.040

non conscious　*无意识　04.010

non-essential amino acid　非必需氨基酸　03.311

non-24-hour sleep-wake disorder　非24小时型睡眠−觉醒节律障碍　11.060

non induced sleep-wave syndrome　*非诱导型睡眠−觉醒综合征　11.060

non-myelinated nerve fiber　无髓神经纤维　03.005

nonrandom mating　*非随机交配　03.197

non-rapid eye movement-related parasomnia　非快速眼动期异态睡眠，*非快速眼动期觉醒障碍　11.064

non-rapid eye movement sleep　非快速眼动睡眠　03.085

nonrestorative sleep　非复苏睡眠　11.018

nonshared environment　非共享环境　03.185

norm　常模　19.007

normative belief　规范信念，*准则信念　02.082

norm sample　常模样本，*常模群体　19.008

norm score　常模分数　19.009

novel object recognition test　新物体识别实验　06.057

NREM sleep　非快速眼动睡眠　03.085

nucleic acid　核酸　03.316

nucleic acid hybridization　核酸杂交　03.318

nurses global assessment of suicide risk　自杀风险综合评估护理量表　19.095

nursing diagnosis　护理诊断　20.119

nursing expectation　护理[预期]目标　20.123

nursing goal　护理[预期]目标　20.123

nursing process　护理程序　20.118

nurture　教养　02.138

nutrition education　营养教育　08.035

nutrition intervention　营养干预　08.034

nutrition surveillance　营养监测　08.039

nutrition survey　营养调查　08.040

nutritious meal　营养配餐　08.036

nyctalopia　夜盲症，*雀蒙眼　03.259

O

obesity hypoventilation syndrome 肥胖低通气综合征 17.140

objective stressor 客观应激源 10.027

objective test 客观性测验 19.057

object self 客体自我 02.136

obligation of doctor 医者义务 09.020

obligation of patient 患者义务 09.036

observational method 观察法 19.027

observation learning 观察学习 20.088

obsessional association 强迫联想 16.146

obsessional doubt 强迫怀疑 16.143

obsessional image 强迫表象 16.147

obsessional impulsion *强迫冲动 16.148

obsessional opposite though 强迫性对立思维 16.144

obsessional reminiscence 强迫回忆 16.145

obsessional rumination 强迫性穷思竭虑 16.142

obsessional thought 强迫思维 16.141

obsessional urge 强迫意向 16.148

obsessive-compulsive disorder 强迫症 16.140

obsessive idea *强迫观念 16.141

obstructive sleep apnea hypopnea syndrome 阻塞性睡眠呼吸暂停低通气综合征 11.042

obtain commitment obligation 求得承诺义务 09.022

occupational health risk behavior 职业健康危险行为 07.086

occupational health surveillance 职业健康监护 08.045

occupational injury 职业伤害, *工伤, *工作伤害 07.098

occupational poisoning 职业中毒 07.067

occupational stress 职业性紧张, *职业压力 07.087

occupational therapy 作业疗法 20.108

Oddi sphincter dysfunction 奥迪括约肌功能障碍 17.144

Oedipus complex 恋母情结 12.024

offensive defense 攻击性防御 10.064

OFT 旷场实验 06.067

olfaction 嗅觉 03.234

olfactory ability 嗅觉能力 03.236

olfactory allergy 嗅觉过敏 03.240

olfactory bulb removal model 嗅球切除模型 06.013

olfactory hallucination 幻嗅, *嗅幻觉 03.242

olfactory nerve 嗅神经 03.235

olfactory receptor 嗅觉受体 03.243

olfactory reference disorder 嗅觉牵连障碍 16.155

oligodendrocyte 少突胶质细胞 03.010

O-maze experiment O迷宫实验 06.050

oneiroid state 梦样状态 17.019

one part statement 一部陈述, *临床护理一部陈述 20.120

open field test 旷场实验 06.067

operant behavior 操作性行为 02.039

operant conditioned reflex 操作性条件反射 02.038

operant response 操作反应 02.040

operation 操作 02.095

operation ability 操作能力 04.109

operation exposed to occupational hazard 职业病危害作业 07.093

operation with high temperature 高温环境作业 07.096

operation with noise 噪声环境作业 07.097

operation with productive dust 生产性粉尘作业 07.095

operation with toxic substance 有毒作业 07.094

operative treatment of sexual dysfunction 性[功能]障碍手术疗法 12.077

opinion about value 价值观 04.085

opioid 阿片类物质 15.006

opium poppy 罂粟 15.004

oppositional defiant disorder 对立违抗性障碍 18.037

optical neuromyelitis 视神经脊髓炎 17.071

oral care 口腔护理 17.186

oriental dietary pattern 东方膳食模式 07.020

orientation 定向 17.022

orthopsychiatry 行为精神病学 01.066

OSAHS 阻塞性睡眠呼吸暂停低通气综合征 11.042

osteoporosis 骨质疏松 17.194

outcome of stress 应激转归 10.055

output 输出 04.058

overdiagnosis 过度诊断 09.070

over generalization 过度泛化 02.111

over-inclusiveness 过分包涵 16.042

over nutrition 营养过剩 07.074

over shrink 过度缩小 02.113

oversleeping fragmentary myoclonus 过度睡眠片段性肌阵挛 11.010

over socialization 过度社会化 05.006

overtesting 过度检查 09.072

overtreatment 过度治疗 09.071

over-valued idea 超价观念 16.091

overweight 超重 17.138

oxygen therapy 氧疗 11.116

P

palilalia 重复言语 16.031

palliative medicine 舒缓医学，*姑息医学 01.071

PANAS 正性负性情绪量表 19.091

panic attack 惊恐发作 16.127

panic disorder 惊恐障碍 16.137

panmixia 随机交配 03.296

parabulia 意向倒错 16.026

paradigm of gene-brain-behavior 基因-大脑-行为范式 03.225

paradoxical insomnia 矛盾性失眠，*假性失眠 11.021

paralogic thinking 逻辑倒错性思维 16.057

paramnesia 记忆错构，*记忆倒错 16.016

paraphilia *性变态 12.044

parasomnia 异态睡眠，*睡眠异态 11.063

parasuicide *类自杀 13.024

parathymia 情感倒错 16.120

Parkinson disease 帕金森病 17.078

parosmia 嗅觉倒错 03.241

partial dissociative identity disorder 部分分离性身份障碍 16.181

partiality for a particular kind of food 偏食 07.075

partial seizuresofepilepticus 癫痫部分性发作 17.086

participant modeling 参与示范 20.086

partnership type doctor-nurse relationship 合作关系型医护关系 09.011

passion 激情 14.019

passive avoidance experiment 被动逃避实验 06.047

passive medical seeking behavior 被动求医行为 07.104

passive obedience 被动服从 16.099

passive smoking 被动吸烟 07.040

passive stressor 负性应激源 10.026

passive surveillance 被动监测 08.056

Pasteur effect 巴斯德效应 03.335

pathological alcohol intoxication 病理性醉酒 15.071

pathological hoarding 病理性收集，*病理性囤积症 16.022

pathological passion 病理性激情 14.021

pathological semi-awakening state 病理性半醒状态 17.021

pathological senility *病理性衰老 03.131

pathological stress 病理性应激 10.002

pathological symbolic thinking 病理性象征性思维 16.055

patient's role behavior conflict 患者角色行为冲突 09.041

patient behavior 患者行为 09.025

patient health questionnaire 患者健康问卷，*抑郁筛查量表 19.070

patient right 患者权利 09.029

patient role 患者角色，*病人角色 09.028

pattern of harmful substance use 物质有害性使用模式 15.052

Pavlov conditioned reflex *巴甫洛夫条件反射 02.016

peak experience 高峰体验，*顶峰体验 02.130

pedophilic disorder 恋童障碍，*恋童癖，*恋童症 12.051

pelvic floor muscle exercise 盆底肌锻炼，*凯格尔运动 12.068

penile erection 阴茎勃起 03.105

pentose phosphate pathway 戊糖磷酸途径 03.336

people-centered theory 以人为中心理论 02.131

peptic ulcer 消化性溃疡 17.154

perceived barrier 感知到的障碍 02.063

perceived behavior control 感知到的行为控制 02.088

perceived benefit 感知到的益处 02.062

perceived severity 感知到的威胁 02.061

perceived stress scale 应激感受量表，*知觉压力量表 19.069

perceived susceptibility 感知到的易感性 02.060

perception 知觉 04.022

perimenopausal syndrome 围绝经期综合征 17.171

periodic limb movement disorder 周期性肢体运动障碍 11.079

periodic paralysis 周期性瘫痪 17.118

peripheral nervous system disease 周围神经病 17.098

peripheral neuropathy *末梢神经病 17.107

permanent memory *永久记忆 03.121

peroneal muscular atrophy 腓骨肌萎缩症 17.130

perseveration 持续言语 16.030

personality 人格，*个性 04.104

personality test 人格测验，*个性测验，*人格测量 19.056

personalization 个人化 02.114

personal specification 个人规范 02.081

PES formula *PES公式 20.122

PET 正电子发射体层成像，*正电子发射断层成像 19.120

16PF 卡特尔16项人格因素问卷 19.059

phencyclidine 苯环己哌啶，*普斯普剂 15.016

phenotypic variation 表型变异 03.186

phototherapy 光疗[法] 11.120

PHQ-9 患者健康问卷，*抑郁筛查量表 19.070

physical dependence 躯体依赖 15.027

physical rhythm 体力节律 03.218

physical therapy of sexual dysfunction 性[功能]障碍物理疗法 12.064

physician-patient behavior 医患行为 01.036

physiological adaptation 生理[性]适应 01.025

physiological dependence *生理依赖 15.027

physiological function regulation 生理功能调节 03.059

physiological mediating mechanism of stress 应激生理中介机制 10.043

physiological motivation 生理动机 04.087

physiological need 生理需要 02.122

physiological passion 生理性激情，*一般激情 14.020

physiological response to stress 应激生理反应 10.052

physiological senility *生理性衰老 03.131

physiological stress 生理性应激，*良性应激 10.001

pica 异食症，*异食癖 16.194

Pittsburgh sleep quality index 匹兹堡睡眠质量指数量表 19.096

pleasure center 愉快中枢 02.055

pleiotropy 基因多效性 03.191

PLMD 周期性肢体运动障碍 11.079

point subtraction aggression paradigm 减点攻击模式 14.026

polygene effect 多基因效应 03.159

polymyositis 多发性肌炎 17.119

polyneuropathy 多发[性]神经病 17.107

polyribosome 多聚核糖体 03.361

polysomnography 多导睡眠描记法 11.095

polysynaptic reflex 多突触反射 03.056

population genetics 群体遗传学 03.294

population strategy 全人群策略 08.049

portable monitoring device 便携式睡眠监测仪 11.096

position recognition experiment 位置识别实验 06.055

positive adaptation 积极适应 07.055

positive and negative affect scale 正性负性情绪量表 19.091

positive control 积极控制 05.038

positive coping 积极应对 10.036

positive emotion 积极情绪 04.073

positive feedback 正反馈 03.072

positive life event 正性生活事件 10.015

positive psychological defense *积极心理防御 10.062

positive punishment 正惩罚 20.018

positive reinforcement 正强化 02.044

positive replica correlation reliability *正副本相关信度 19.012

positive stressor 正性应激源 10.025

positron emission tomography 正电子发射体层成像，*正电子发射断层成像 19.120

possession trance disorder 附体出神障碍 16.179

posthepatitic syndrome 肝炎后综合征 17.148

postnatal depression 产后抑郁 17.166

postpartum psychosis 产褥期精神障碍 17.167

post-stroke depression 卒中后抑郁 17.063

post stroke depression model 卒中后抑郁模型 06.014

postsynaptic facilitation 突触后易化 03.057

postsynaptic inhibition 突触后抑制 03.033

postsynaptic potential 突触后电位 03.030

post-tetanic potentiation 强直后增强 03.036

post-translational processing 翻译后加工 03.362

posttraumatic hypersomnia 创伤后过度睡眠，*创伤后睡眠增多 11.035

post traumatic stress disorder 创伤后应激障碍 10.092

postural hypotension 体位性低血压 17.163

postural reflex 姿势反射 03.274

post voluntary attention 随意后注意，*有意后注意

04.014

poverty of speech 言语贫乏 16.034

poverty of thought 思维贫乏 16.045

PPI 前脉冲抑制实验 06.080

practical control of behavior 行为实际控制 02.087

praxiology 行为学 01.015

preconscious 前意识 04.009

pre-contemplation stage 前意向阶段 02.067

pre-intention stage 前意向阶段 02.067

preload 前负荷 03.211

premature ejaculation 早泄 12.033

premenstrual syndrome 经前期综合征 17.168

preparation stage 准备阶段 02.069

prepulse inhibition experiment 前脉冲抑制实验 06.080

presynaptic facilitation 突触前易化 03.058

presynaptic inhibition 突触前抑制 03.034

preventing illness before illness onset 未病先防 02.140

prevention of violence 暴力行为预防 14.037

prevention oriented communication 预防为主的沟通 09.054

preventive inoculation 预防接种 08.016

preventive intervention 预防性干预 07.008

preventive treatment of disease 治未病 02.139

primary appraisal 初级评价, *应激认知评价的初级评价 10.032

primary central sleep apnea 原发性中枢性睡眠呼吸暂停, *特发性中枢性睡眠呼吸暂停 11.050

primary central sleep apnea of prematurity 早产儿原发性中枢性睡眠呼吸暂停 18.051

primary delusion 原发性妄想 16.060

primary memory 第一级记忆, *初级记忆 03.118

primary motivation 原始动机 04.089

primary prevention 一级预防, *疾病第一级预防, *病因预防 08.011

primary prevention for suicide 自杀一级预防 13.059

primary sleep enuresis 原发性遗尿 11.074

primary socialization 初级社会化, *基本社会化 05.003

privacy dispute 隐私权纠纷 09.086

privacy protection obligation 保护隐私义务 09.023

privacy protection right 隐私保护权 09.032

problem focused coping 问题指向应对 10.038

problem solving training 问题解决训练 10.088

process model of stress 应激过程模型 10.018

progressive lipodystrophy 进行性脂肪营养不良 17.115

progressive muscle relaxation 渐进性肌肉放松法 20.047

progressive muscular dystrophy 进行性肌营养不良 [症] 17.121

projection 投射 10.071

projective test 投射性测验 19.064

prolonged grief disorder 延长哀伤障碍 10.100

proper exercise 适量运动 01.077

proprioception 本体感觉 03.272

proprioceptive sense 本体感觉 03.272

propriospinal myoclonus at sleep onset 入睡期脊髓固有肌阵挛 11.083

prosocial aggression behavior 亲社会攻击行为 14.004

protein 蛋白质 03.308

protein polymorphism 蛋白质多态性 03.309

protein synthesis 蛋白质合成 03.358

proteoglycan 蛋白聚糖 03.328

protracted withdrawal 迁延性戒断 15.026

pruritus 瘙痒症 17.178

pruritus vulvae 外阴瘙痒 17.174

PSAP 减点攻击模式 14.026

pseudodementia 假性痴呆 16.020

psoriasis 银屑病, *牛皮癣 17.177

PSQI 匹兹堡睡眠质量指数量表 19.096

PSS 应激感受量表, *知觉压力量表 19.069

psychic hallucination 精神性幻觉 03.282

psychoactive substance 精神活性物质 15.001

psychoanalytic therapy 心理分析疗法, *精神分析疗法 13.068

psychogenic disorder 心因性障碍 17.158

psychogenic frequent micturition in children 儿童心因性尿频, *小儿心因性尿频 18.064

psychogenic hallucination 心因性幻觉 17.161

psychogenic impotence 心因性阳痿 17.159

psychogenic paralysis 心因性麻痹 17.160

psychogenic pruritus 心因性瘙痒 17.162

psychological assessment 心理评估 19.033

psychological balance 心理平衡 01.075

psychological care 心理护理 20.117

psychological crisis 心理危机 13.063

psychological defense mechanism 心理防御机制 10.061

psychological dependence 心理依赖 15.028

psychological factor of suicide 自杀的心理因素 13.039

psychological mechanism of socialization 社会化心理机制 05.011

psychological mediating mechanism of stress 应激心理中介机制 10.030

psychological response to stress 应激心理反应 10.053

psychological stressor 心理应激源 10.021

psychological test method 心理测验法 19.029

psychology 心理学 04.002

psychology of suicide 自杀心理学 13.040

psychomotor excitement 精神运动性兴奋 16.106

psychomotor retardation 精神运动性迟滞 16.105

psychomotor seizure *精神运动性发作 17.088

psychophysiological insomnia 心理生理性失眠 11.020

psychosocial transition model 心理社会转变模式 13.067

public health surveillance 公共卫生监测 08.054

public opinion control 舆论控制 05.049

punishment 惩罚 20.017

pure-altruism 纯利他主义 05.035

Q

QOL-P 精神病患者生存质量问卷 19.087

qualitative character 质量性状 03.163

qualitative trait 质量性状 03.163

quality of life questionnaire for psychiatric patient 精神病患者生存质量问卷 19.087

quantitative character 数量性状 03.162

quantitative characteristic 数量特征 03.160

quantitative description 量化描述 19.023

quantitative genetics 数量遗传学 03.149

quantitative trait 数量性状 03.162

queralism *诡辩症 16.056

quick and slow treatment 急慢分治 09.079

quit drinking 戒酒 07.042

quit smoking 戒烟 01.078

R

radial maze experiment *放射迷宫实验 06.052

rage 愤怒 03.125

random mating 随机交配 03.296

range of motion training 关节活动度训练 20.102

rapid aging animal model 快速衰老动物模型 06.035

rapid eye movement-related parasomnia 快速眼动期异态睡眠 11.069

rapid eye movement sleep 快速眼动睡眠 03.084

rapid eye movement sleep behavior disorder 快速眼动期睡眠行为障碍 11.070

ratio intelligence quotient 比率智商 19.037

rational behavior theory *合理行为理论 02.078

rational emotive behavioral therapy theory 理性情绪行为治疗理论 02.098

rational emotive behavior therapy 理性情绪行为疗法 20.060

rational feeling 理智感 04.068

rationalization 合理化，*文饰 10.078

rational nutrition 合理营养 07.016

rational suicide 理智性自杀 13.028

Raven standard progressive matrices 瑞文标准推理测验，*瑞文测验 19.042

Raynaud disease 雷诺病 17.110

reaction formation 反向形成 10.079

reaction time measurement 反应时测量 04.059

reactive attachment disorder 反应性依恋障碍 10.102

reactive conditional reflex *反应性条件反射 02.016

reactive conditioning *反应型条件作用 02.043

reactive disease 反应性疾病 02.013

readme method *自述法 19.025

reality testing 真实性检验，*现实检验 20.057

reappraisal 再评价，*应激认知评价的再评价 10.034

reasonable diet 合理膳食 01.076

reasonable sleep 良好睡眠 01.080

reasoning 推理 02.091

reasoning learning 推理学习 01.021

recall 回忆 04.035

receptor 受体 03.047

reciprocal inhibition 交互抑制 02.050

recognition 再认 04.034

recommended daily dietary allowance 每日膳食营养推荐摄入量 07.017

recurrent hypersomnia 周期性过度睡眠，*复发性嗜睡，*反复发作性过度睡眠 11.029

recurrent isolated sleep paralysis 复发孤立性睡眠麻痹 11.071

reduction of memory span 记忆广度缩窄 16.015

re-experiencing 再体验，*创伤后应激障碍再体验 10.093

reflex 反射 03.048

reflex arc 反射弧 03.049

reflex hallucination 反射性幻觉 03.281

reflux esophagitis 反流性食管炎 17.146

regression 退行 10.075

regular physical examination 定期体检 08.020

regurgitation 反胃 17.147

rehabilitation 康复 08.043

reinforcement 强化 02.017

reinforcement therapy 强化疗法 20.016

relational masochism 关系型自虐 13.019

relaxation therapy 放松疗法 20.043

reliability 信度 19.010

religious control 宗教控制 05.048

REM sleep 快速眼动睡眠 03.084

repeatability 重复率 03.154

repetitive self-injury 重复自伤 13.009

reproductive imagination 再造想象 04.050

reserpine antagonizing depression model 利血平拮抗抑郁模型 06.016

resistance stage 阻抗阶段，*应激一般适应综合征的阻抗阶段 10.050

re-socialization 再社会化 05.005

respiratory chain *呼吸链 03.343

respiratory muscle training 呼吸肌训练 11.117

respiratory quotient 呼吸商 07.015

response 反应 02.031

response model of stress 应激反应模型 10.011

resting potential 静息电位 03.017

restless legs syndrome 不宁腿综合征 11.078

rest reasonably 合理休息 07.046

restricted environment 限制环境 03.188

restriction endonuclease 限制性内切核酸酶 03.320

retardation of thought 思维迟缓 16.044

retention 保持 04.032

retrograde amnesia 逆行性遗忘 16.012

retrograde ejaculation 逆行射精 12.035

Rett syndrome 雷特综合征 18.035

return 复返 02.072

reversed tolerance 逆向耐受 15.037

reverse transcriptase 逆转录酶 03.353

reverse transcription 逆转录，*反转录 03.167

rheumatic chorea 风湿性舞蹈症 17.080

rheumatoid arthritis 类风湿[性]关节炎 17.151

rhythmic running wheel experiment 节律性跑轮实验 06.086

ribonucleic acid editing 核糖核酸编辑 03.366

ribonucleic acid interference 核糖核酸干扰 03.368

ribonucleic acid polymerase 核糖核酸聚合酶 03.357

ribonucleic acid synthesis 核糖核酸合成 03.356

right of compensation 赔偿权 09.035

right of litigation 诉讼权 09.034

right of medical research 医学研究权 09.018

right of special intervention 特殊干预权 09.017

right to dignity of personality 人格尊严权 09.019

risk analysis 风险分析 08.025

risk and protective factors checklist strategy 危险–保护因素核查法 13.051

risk assessment 风险评价 08.026

risk assessment of occupational hazard 职业有害因素危险度评定 08.028

risk assessment of violence 暴力行为风险预测 14.025

risk identification 风险识别 08.024

risk management 危险度管理，*风险管理 08.029

RIT 罗夏墨迹测验 19.065

RLS 不宁腿综合征 11.078

role behavior decline of patient 患者角色行为减退 09.044

role behavior disorder of patient 患者角色行为异常 09.046

role behavior reinforcement of patient 患者角色行为强化 09.045

role maladjustment 角色适应不良 09.039

role playing 角色扮演 20.085

role reversal effect 角色置换效应 14.038

role socialization 角色社会化 05.010

Rorschach inkblot test 罗夏墨迹测验 19.065

rotarod test 转棒实验 06.087

routine care 常规护理 20.110

RQ 呼吸商 07.015

rubber band aversive therapy 橡皮圈厌恶疗法 20.026

Rutter behavioral questionnaire on school children 拉特儿童行为问卷 18.086

S

saccharide 糖 03.327

safety need 安全需要 02.123

salience of drinking-seeking behaviour 特征性寻求饮酒行为 15.068

salivary reaction 唾液分泌反应 02.007

SAS 睡眠呼吸暂停综合征 17.180，焦虑自评量表 19.074

SAT 学习能力倾向测验，*学能测验 19.050，斯坦福成就测验 19.053

satiety center 饱中枢 02.056

scapegoat effect 替罪羊效应 14.039

schema 图式 13.044

Schilder disease *希尔德病 17.073

schizoid disorder of childhood *童年分裂样障碍 18.034

scholastic aptitude test 学习能力倾向测验，*学能测验 19.050

school violence 校园暴力 14.013

Schwann cell 施万细胞 03.012

SCL-90 90项症状自评量表，*90项症状清单 19.072

scope of feeling 感觉范畴 04.017

SCT 句子完成测验，*语句完成测验 19.067

SDS 抑郁自评量表 19.076

secondary appraisal 次级评价，*应激认知评价的次级评价 10.033

secondary delusion 继发性妄想 16.061

secondary memory 第二级记忆，*次级记忆 03.120

secondary prevention 二级预防，*疾病第二级预防，*三早预防 08.012

secondary prevention for suicide 自杀二级预防 13.060

secondary sleep enuresis 继发性遗尿 11.075

secondary socialization 次级社会化，*发展社会化 05.004

secondhand smoking *二手烟 07.040

sedentary behavior 久坐行为 07.078

selection index 选择指数 03.157

selective abstraction 选择性概括 02.110

selective amnesia 选择性遗忘 16.013

selective catastrophizing 选择性消极注视 02.116

selective intervention 选择性干预 07.010

selective mutism 选择性缄默症 18.071

self-actualization need 自我实现需要 02.128

self-actualization theory 自我实现理论 02.129

self-assessment 自我评价 04.118

self-boundary disorder 自我界限障碍 16.132

self-cognition 自我认知 04.116

self-concept *自我概念 02.136

self-confident 自信 05.026

self-consciousness 自我意识 04.115

self-control 自我控制 20.094

self-control of cognition 认知自控 20.059

self-depreciation 自我贬损 13.016

self-destruction syndrome *自毁综合征 13.010

self-destructive faial syndrome 自毁容貌症 13.010

self-directed violence 自身暴力 14.008

self-efficacy 自我效能 10.041

self-esteem 自尊 05.027

self-esteem need 尊重需要 02.125

self-experience 自我体验 04.119

self-injurious behavior 自伤行为 13.001

self injury of cultural identity 文化认同性自伤 13.002

self-instructional training 自我指导训练 20.097

self-judgment 自我判断 05.018

self-management 自我管理 20.092

self-management behavior 自我管理行为 08.015

self-monitoring 自我监控 05.016

self-observation 自我观察 04.117

self-rating anxiety scale 焦虑自评量表 19.074

self-rating depression scale 抑郁自评量表 19.076

self-rating idea of suicide scale 自杀意念自评量表 19.094

self-reaction 自我反应 05.019

self-regulation 自我调节，*行为的自我调节 20.093

self-reinforcement 自我强化 05.015

self-report method 自我报告法 19.025

self theory 自我理论 02.134

semantic dementia　语义性痴呆　16.019

senescence　衰老　03.131

senility　衰老　03.131

sensation　感觉　03.266

sense of hearing　听觉　03.261

sense of motion　动作感觉　04.027

sense of worth　价值观　04.085

sensitive rhythm　情绪节律　03.219

sensitivity　感受性　04.020

sensitization　敏感化　03.038

sensory allergy　感觉过敏　03.276

sensory discrimination threshold　感觉辨别阈　03.270

sensory feedback　感觉反馈　04.080

sensory genetics　感觉遗传学　03.233

sensory integration dysfunction　感觉统合失调　18.077

sensory memory　感觉记忆　03.117

sensory organ　感觉器官　03.267

sensory receptor　感受器　03.050

sensory threshold　感觉阈　04.021

sentence completion test　句子完成测验，*语句完成测验　19.067

sentinel surveillance　哨点监测　08.057

SEP　躯体感觉诱发电位，*体感诱发电位　19.125

separation anxiety disorder　分离焦虑障碍　16.139

separation model　分离模型　06.025

sequence response time task　序列反应时任务　06.084

service attitude dispute　服务态度纠纷　09.082

seven emotions　七情　02.147

seven factors selection method　七因素甄选法，*BASIC ID法　13.052

sex addiction　性爱上瘾症，*性瘾[症]，*性高潮瘾　12.060

sex attitude　性态度　12.006

sex chromosome abnormality　性染色体异常　17.034

sex concept　性观念　12.005

sex education　性教育　03.112

sex emotion　性情感　12.002

SexM　病态性心理量表　19.093

sex morality　性道德　12.004

sex role　性[别]角色　03.111

sexual abnormality　性异常　12.043

sexual abuse　性虐待　12.016

sexual attraction　性吸引　12.012

sexual awareness　性意识　03.108

sexual behavior　性行为　03.093

sexual behavior disorder in children　儿童性行为障碍　18.054

sexual capacity　性能力，*性功能　12.007

sexual cognition　性认知　03.109

sexual consciousness　性意识　03.108

sexual cycle　性周期　03.096

sexual desire disorder　性欲障碍　12.029

sexual deviation　*性偏离　12.044

sexual dysfunction　性功能障碍　12.028

sexual excitation period　性兴奋期　03.099

sexual harassment　性骚扰　12.056

sexual hygiene　性卫生　12.014

sexual instinct　性本能　12.013

sexual intercourse pain　性交[疼]痛　12.039

sexually transmitted disease　性传播疾病　12.080

sexual masochism disorder　性受虐障碍，*性受虐癖，*性受虐症　12.049

sexual maturity　性成熟　03.095

sexual mental health　*性心理卫生　12.014

sexual morbidity　病态性心理量表　19.093

sexual motivation　性动机　12.003

sexual orgasm　性高潮　12.010

sexual orgasm period　性高潮期　03.101

sexual orientation　性取向，*性指向，*性倾向　12.008

sexual pain disorder　性交[疼]痛障碍　12.038

sexual perversion　*性欲倒错　12.044

sexual physiological hygiene　*性生理卫生　12.014

sexual plateau period　性持续期　03.100

sexual preference　性偏好　12.009

sexual preference disorder　性偏好障碍　12.044

sexual refractory period　性不应期　03.103

sexual resolution period　性消退期　03.102

sexual response cycle　性反应周期　03.098

sexual sadism disorder　性施虐障碍，*施虐癖，*施虐症　12.050

sexual satisfaction　性满足　12.011

sexual trauma　性创伤　12.015

sex will　性意志　12.001

sexy concentration training method　性感集中训练法　12.072

sham rage　假怒　03.123

shared environment　共享环境　03.184

shell temperature　体表温度，*体壳温度　07.029

shifting of attention　注意转移　16.007

shift work disorder　*轮班工作障碍　11.061

shift work sleep-wake disorder　*倒班工作睡眠–觉醒障碍　11.061

shift work syndrome　倒班综合征　11.061

shock aversive therapy　电击厌恶疗法　20.024

shock conditional reflex experiment　震惊条件反射实验　06.082

short interspersed nuclear element　*短散在核元件　03.351

short interspersed repeat sequence　短散在重复序列　03.351

short sleeper　短睡者　11.005

short-term insomnia disorder　短期失眠障碍　11.025

short-term memory　短时程记忆　03.116

should be inclined　"应该"倾向　02.118

should statement　"应该"倾向　02.118

shuttle box test　穿梭箱实验　06.056

SIDS　婴儿猝死综合征　18.053

simple obesity　单纯性肥胖　17.139

simple partial [epileptic] seizure　[癫痫]简单部分性发作　17.087

single episode of harmful substance use　物质单次有害性使用　15.051

single episode of harmful use of alcohol　酒精单次有害性使用　15.064

single gene effect　单基因效应　03.158

SIOSS　自杀意念自评量表　19.094

SIT　应激免疫训练，*压力免疫训练　10.085

situational insomnia　情境性失眠　11.019

six-step model of crisis intervention　危机干预六步法　13.070

skill of meditation　冥想术　20.067

sleep　睡眠　03.078

sleep apnea syndrome　睡眠呼吸暂停综合征　17.180

sleep cycle　睡眠周期　03.079

sleep deprivation　睡眠剥夺　03.086

sleep diary　睡眠日记　11.099

sleep disorder related nocturnal myocardial ischemia　夜间心肌缺血相关性睡眠障碍　11.110

sleep enuresis　遗尿症　11.073

sleep genetics　睡眠遗传学　03.216

sleep inertia　睡后迟钝　11.032，*睡眠惯性　11.066

sleeping period　熟睡期　03.082

sleep maintenance insomnia　保持睡眠障碍性失眠　11.015

sleep onset insomnia　入睡障碍性失眠　11.014

sleep paralysis　睡眠麻痹　11.040

sleep related alveolar hypoventilation caused by medical disease　疾病性睡眠相关肺泡低通气　11.055

sleep-related apnea-hypopnea index　睡眠呼吸暂停低通气指数　11.046

sleep-related eating disorder　睡眠相关饮食障碍　11.068

sleep related epilepsy　睡眠相关性癫痫　11.106

sleep related gastroesophageal reflux　睡眠相关性胃食管反流　11.109

sleep-related hallucination　睡眠相关幻觉　11.072

sleep related headache　睡眠相关性头痛　11.107

sleep-related hypoventilation　睡眠相关通气不足　11.052

sleep related laryngospasm　睡眠相关性喉痉挛　11.108

sleep related leg cramp　*睡眠相关腿痉挛　11.080

sleep-related movement disorder　睡眠相关运动障碍　11.077

sleep related rhythmic movement disorder　睡眠相关性节律性运动障碍　11.081

sleep start　睡眠惊跳　11.003

sleep talking　[睡眠]呓语，*梦语症，*梦呓，*说梦话　11.002

sleep terror　睡惊症　11.067

sleep walking　睡行症　11.065

slow wave sleep　*慢波睡眠　03.085

smell allergy　*嗅过敏　03.240

smile etiquette　微笑礼仪　09.007

snore　鼻鼾，*息鼾　11.007

snoring　鼾症　11.008

SOC　社会适应不良量表　19.088

sociability　社交能力　04.110

social adaptability　社会适应能力　07.050

social adaptation　社会适应　07.047

social adaption　社会适应性　03.227

social adjustment　社会[性]适应　01.030

social anxiety disorder　社交焦虑障碍　16.135

social behavior　社会[性]行为　01.026

social behavior experiment　社会行为实验　06.060

social bond theory　社会联系理论，*社会键理论　05.051

social cognitive learning　社会认知学习　02.047

social community model 群居接触模型 06.010

social comparison theory 社会比较理论 05.020

social control 社会控制 05.029

social control of behavior 行为的社会控制 05.028

social control theory 社会控制理论 05.050

social cooperation 社会合作 03.226

social density 社会密度 03.145

social edification 社会教化 05.030

social environment 社会环境 03.224

social etiquette 交往礼仪 09.003

social facilitation 社会助长 03.140

social frustration stress model 社会挫败应激模型 06.009

social genetics 社会遗传学 03.222

social interaction 社会互动 03.223

social isolation model 社会隔离模型 06.027

sociality 社会性 01.027

socialization 社会化 05.002

socialization of behavior 行为社会化 05.001

socialized conduct disorder 社会化品行障碍 18.025

social learning 社会学习 02.048

social learning theory 社会学习理论 05.012

social loafing 社会懈怠 03.141

social maladjustment 社会适应不良量表 19.088

social memory experiment 社会性记忆实验 06.053

social motivation 社会动机 04.088

social network 社会网络 07.056

social norm *社会规范 03.137

social phobia *社交恐惧症 16.135

social psychological stress model 社会心理应激模型 06.007

social readjustment 社会再适应 07.051

social readjustment rating scale 社会再适应评定量表 10.016

social role 社会角色 03.138

social rule 社会规则 03.137

social separation model *群居分离模型 06.027

social situation 社会情境 07.007

social status 社会地位 03.139

social support 社会支持 10.042

social withdrawal 社交退缩 10.096

sociological factor of suicide 自杀的社会因素 13.047

sociological stressor 社会应激源 10.022

SOD 奥迪括约肌功能障碍 17.144

sodium-potassium ATP enzyme *钠钾ATP酶 03.016

sodium-potassium dependent adenosine triphosphate enzyme 钠钾腺苷三磷酸酶 03.016

sodium-potassium pump *钠钾泵 03.016

soft control 软控制 05.041

somatic sensation 躯体感觉 03.271

somatic stressor 躯体应激源 10.020

somatosensory abnormality *体感异常 03.275

somatosensory evoked potential 躯体感觉诱发电位，*体感诱发电位 19.125

somnambulism *梦游症 11.065

somniloquy [睡眠]呓语，*梦语症，*梦呓，*说梦话 11.002

somnolence 嗜睡症 11.001

sophistic thinking 诡辩性思维 16.056

sopor 昏睡 17.012

spasm 痉挛 17.049

spasmodic torticollis 痉挛性斜颈 17.197

spatial perception 空间知觉 04.023

special aptitude test 特殊能力倾向测验 19.051

special behavior 特定行为 02.073

special care 特殊护理 20.111

special cognitive ability 特殊认知能力 03.201

specific phobia 特定恐惧症 16.136

speech 言语 04.043

spinal nerve disease 脊神经疾病 17.104

spinocerebellar ataxia 脊髓小脑性共济失调 17.128

spiritual dependence *精神依赖 15.028

split-half reliability 分半信度 19.011

splitting of thought 思维破裂 16.049

SPM 瑞文标准推理测验，*瑞文测验 19.042

spontaneous recovery 自然恢复 02.022

sport 运动 03.205

sport genetics 运动遗传学 03.204

sport limit 运动极限 03.214

sport pyramid 运动金字塔 03.206

SRRS 社会再适应评定量表 10.016

STAI 状态–特质焦虑问卷 19.083

standard belief 标准信念 02.083

standard drink 标准杯 07.043

standardization 标准化 19.020

standard situation 标准情境 19.022

Stanford achievement test 斯坦福成就测验 19.053

startle reflex experiment 震惊条件反射实验 06.082

state-trait anxiety inventory 状态–特质焦虑问卷 19.083

static behavior 静止行为 07.077

static recognition 静态识别 03.306

step-by-step exposure 逐级暴露 20.032

stereotyped act 刻板动作 16.100

stereotype of speech 刻板言语 16.029

stereotypical self injury 刻板重复性自伤 13.005

stereo vision 立体视觉 03.257

stigma 病耻感 16.195

stimulant-dependent sleep disorder 兴奋剂依赖性睡眠障碍 11.091

stimulate 激醒 11.121

stimulation model of stress 应激刺激模型 10.012

stimulus 刺激 02.029

stimulus control 刺激控制 02.076

stimulus triggered response 刺激触发反应应对 20.042

stimulus triggered response avoidance mode 刺激触发反应回避模式 20.041

strategic family therapy 策略式家庭治疗 20.074

stress 应激 04.064

stress control training 应激控制训练 10.087

stress coping strategy 应激应对策略 10.083

stress inoculation training 应激免疫训练，*压力免疫训练 10.085

stress management 应激管理 10.082

stress modeling technology 应激造模技术 06.003

stressor 应激源 10.019

stress-related disorder 应激相关障碍，*反应性精神障碍，*心因性精神障碍 10.090

stress response 应激反应 10.047

stress training 应激训练 10.084

stretch reflex 牵张反射 02.023

stroke 卒中，*中风 17.061

structural family therapy 结构式家庭治疗 20.073

Sturge-Weber syndrome *斯特奇-韦伯综合征 17.134

stuttering 口吃 18.063

subarachnoid hemorrhage 蛛网膜下腔出血 17.057

subconscious 下意识 04.008

subcortical arousal 皮质下觉醒 03.090

subhealth 亚健康 01.074

subhealth intervention 亚健康干预 08.041

subjective insomnia *主观性失眠 11.021

subjective self 主体自我 02.135

subjective stressor 主观应激源 10.028

subjective unit of disturbance 主观不适感觉单位 20.030

sublimation 升华 10.067

substance abuse 物质滥用 15.021

substance addiction 物质成瘾 07.069

substance dependence 物质依赖 15.053

substance-induced anxiety disorder 物质所致焦虑障碍 15.060

substance-induced delirium 物质所致谵妄 15.056

substance-induced hypersomnia 物质性过度睡眠 11.033

substance-induced impulse control disorder 物质所致冲动控制障碍 15.062

substance-induced insomnia 药物性失眠 11.026

substance-induced mood disorder 物质所致心境障碍 15.059

substance-induced obsessive-compulsive or related disorder 物质所致强迫及相关障碍 15.061

substance-induced psychotic disorder 物质所致精神病性障碍 15.058

substance-induced sleep disorder 物质所致睡眠障碍，*药物所致睡眠障碍 11.084

substance induced sleep related alveolar hypoventilation 物质性睡眠相关肺泡低通气 11.054

substance intoxication 物质中毒 15.054

substance use 物质使用 15.020

substance withdrawal 物质戒断 15.055

substitution 替代 10.076

substrate level phosphorylation 底物水平磷酸化 03.344

subthreshold stimulation *阈下刺激 02.075

sucking reflex 吸吮反射 02.005

sucrose preference test 糖水偏好实验 06.062

sudden infant death syndrome 婴儿猝死综合征 18.053

suggestive therapy 暗示疗法 20.077

suicidal attempt 自杀企图 13.023

suicidal ideation 自杀意念 13.022

suicide 自杀 07.062

suicide behavior 自杀行为 13.021

suicide clinical assessment 自杀临床评估 13.053

suicide gesture 自杀姿态 13.024

suicide prevention 自杀预防 13.058

suicide rate 自杀率，*自杀死亡率 13.048

suicide risk 自杀风险 13.049

suicide risk assessment 自杀风险评估 13.050

T

thought form disorder 思维形式障碍 16.028

three-chamber social interaction test 三箱社交实验 06.088

three levels of prevention system 三级预防体系,*疾病的三级预防体系 08.010

three parts statement 三部陈述,*临床护理三部陈述 20.122

threshold 阈值,*临界值 02.030

threshold stimulus 阈刺激 02.075

tic disorder 抽动障碍 18.018

tic syndrome *抽动症 18.021

time-limited learning behavior 有时限[的]学习行为 01.018

timely medical treatment obligation 及时就医义务 09.037

time management 时间管理 10.089

time perception 时间知觉 04.024

time zone change syndrome *时区改变综合征 11.062

tinnitus 耳鸣 17.181

T-maze experiment T迷宫实验 06.048

tobacco control 烟草控制 07.037

tobacco tar 烟焦油,*烟油 07.036

token economy 代币疗法 20.020

tolerance 耐受 15.034

tonic seizure 强直[性]发作 17.091

touch sensation 触觉 03.264

toxin-induced sleep disorder 毒素诱发性睡眠障碍 11.093

tracheal administration 气管给药 06.039

traditional medicine 传统医学 01.032

trait coping style questionnaire 特质应对方式问卷 19.082

trance disorder 出神障碍 16.178

transamination 转氨基作用 03.314

transcription 转录 03.166

transducer function 换能作用 03.269

transference of attention 注意转移 16.007

transient change 一过性改变 10.057

transient ischemic attack 短暂性脑缺血发作 17.055

transient tic disorder 短暂性抽动障碍,*一过性抽动障碍 18.019

translation 翻译 03.168

transporter 转运体 03.019

transtheoretical model and stages of change 行为分阶段转变理论模型 02.066

transvestic disorder 异装障碍,*异装症 12.048

transvestism *异装癖 12.048

treatment-emergent central sleep apnea 治疗后中枢性睡眠呼吸暂停 11.051

treatment therapeutic community for substance abuse 物质滥用治疗社区 15.023

tremor paralysis *震颤麻痹 17.078

tricarboxylic acid cycle 三羧酸循环 03.334

trichotillomania 拔毛症 16.158

trichromatic theory 三原色学说,*杨–亥姆霍兹学说,*三色学说 03.256

trigeminal neuralgia 三叉神经痛 17.100

trisomy 21 syndrome *21-三体综合征 17.033

tuberous sclerosis 结节性硬化症 17.133

twelve-step group 十二步骤小组 15.044

twilight state 朦胧状态 17.020

two parts statement 二部陈述,*临床护理二部陈述 20.121

two-pronged strategy 双向策略 08.048

two-way referral 双向转诊 09.078

type A behavior pattern A型行为模式 04.121

type A behavior pattern scale A型行为类型问卷 19.113

type B behavior pattern B型行为模式 04.122

type C behavior pattern C型行为模式 04.123

type C behavior scale C型行为量表 19.114

type D behavior pattern D型行为模式,*忧伤人格 04.124

type D personality scale D型人格量表 19.115

type E behavior pattern E型行为模式 04.125

type of social control 社会控制类型 05.037

U

UCS 非条件刺激 02.003

ultrasonic recording experiment 超声记录实验 06.066

unconditioned reflex 非条件反射 02.001

unconditioned stimulus 非条件刺激 02.003

unconscious 潜意识 04.010

unconscious motivation 无意识动机 04.092

undoing 抵消 10.080

unhealthy dietary behavior 不良饮食行为 07.071

unilateral contract 单方契约 20.038

universal intervention 普遍性干预 07.009

unorganized behavior 无组织行为 03.231

unsocialized conduct disorder 未社会化品行障碍 18.024

UPPP 腭垂腭咽成形术，*悬雍垂–腭-咽成形术 11.115

upward comparison 优势比较 05.023

urophilia 恋尿症 12.059

urticaria 荨麻疹 17.176

use 利用 02.097

uvulopalatopharyngoplasty 腭垂腭咽成形术，*悬雍垂–腭-咽成形术 11.115

V

vaccination 预防接种 08.016

vaginismus 阴道痉挛 12.041

validity 效度 19.016

variation 变异 03.148

vascular cognitive impairment 血管性认知障碍 17.059

vascular dementia 血管性痴呆 17.060

vascular headache 血管性头痛 17.009

venereal lymphogranuloma 性病［性］淋巴肉芽肿 12.084

VEP 视觉诱发电位 19.127

vestibular reaction 前庭反应 03.273

vicarious reinforcement 替代强化 05.013

viewpoint of humanity 人性观 02.132

Vineland adaptive behavior scale 文兰适应行为量表 18.084

violence 暴力 07.061

violence behavior 暴力行为 14.007

violence risk appraisal guide 暴力风险性评估指南 14.028

violence risk scale 暴力危险量表 14.030

violent crime 暴力犯罪 14.011

virtual reality exposure 虚拟现实暴露 20.036

visceral activity center 内脏活动中枢 02.054

visceral biofeedback 内脏生物反馈 02.053

visceral learning 内脏学习 02.052

visceral reactivity behavior 内脏反应性行为 02.012

vision 视觉 03.249

visual acuity 视敏度 03.253

visual evoked potential 视觉诱发电位 19.127

visual field 视野 03.252

visual hallucination 幻视，*视幻觉 03.260

visuospatial disorder 视空间障碍 17.025

volatile inhalant 挥发性吸入剂 15.013

volitional trait 意志品质 04.103

voluntary attention 随意注意，*有意注意 04.013

voyeurism *窥阴癖 12.046

voyeuristic disorder 窥阴障碍，*窥阴症 12.046

VRAG 暴力风险性评估指南 14.028

VRS 暴力危险量表 14.030

vulnerability cognition 脆弱性认知 04.053

W

warning behavior 预警行为 08.005

waxy flexibility 蜡样屈曲 16.096

WD *威尔逊病 17.079

wear change 磨损性改变 10.059

Wechsler individual achievement test 韦克斯勒个人成就测验 19.054

Wechsler intelligence scale 韦克斯勒智力量表 19.040

WHO battery of cognitive assessment instrument 世界

卫生组织老年认知功能评价成套神经心理测验 19.109

WHO-BCAI 世界卫生组织老年认知功能评价成套神经心理测验 19.109

WHO-NCTB 世界卫生组织神经行为核心测试组合 19.108

WHO neurobehavioral core test battery 世界卫生组织神经行为核心测试组合 19.108

WIAT 韦克斯勒个人成就测验 19.054
will 意志 04.096
willful 任性 18.017
Wilson disease *威尔逊病 17.079
Wistar-Kyoto rat model 魏-凯大鼠模型，*日本京都种
  Wistar大鼠模型 06.031

withdrawal rate 戒断率 07.039
withdrawal symptom 戒断症状 07.038
withdrawal syndrome 戒断综合征 15.025
working memory 工作记忆 03.122
written communication 书面沟通 09.056
wuqinxi 五禽戏 02.142

X

xerophthalmia 干眼症 17.191

Y

Yerkes-Dodson law 耶克斯–多德森定律 04.095
yijinjing 易筋经 02.144
Y-maze experiment Y迷宫实验 06.049

youth self report for ages 11~18 青少年自评量表
  19.073
YSR 青少年自评量表 19.073

Z

Zhuyou therapy 祝由疗法 02.146
zoophilia 恋兽障碍，*恋兽癖 12.053

zymogen 酶原 03.326

汉 英 索 引

A

阿尔茨海默病　Alzheimer disease，AD　17.044

阿肯巴克儿童行为量表　Achenbach child behavior checklist　18.085

阿片类物质　opioid　15.006

阿扑吗啡拮抗抑郁模型　depression model antagonized by apomorphine　06.017

阿森斯失眠量表　Athens insomnia scale，AIS　11.101

阿斯伯格综合征　Asperger syndrome　18.034

艾森克人格问卷　Eysenck personality questionnaire，EPQ　19.060

艾滋病　acquired immune deficiency syndrome，AIDS　12.086

爱泼沃斯思睡量表　Epworth sleepiness scale，ESS　11.102

爱与归属需要　love and belongingness need　02.124

*安非他明　amphetamine　15.007

安乐死　euthanasia　20.115

安全需要　safety need　02.123

暗示疗法　suggestive therapy　20.077

暗适应　dark adaptation　03.250

奥迪括约肌功能障碍　Oddi sphincter dysfunction，SOD　17.144

B

八臂迷宫实验　eight arm maze experiment　06.052

八段锦　baduanjin　02.143

巴恩斯迷宫实验　Barnes maze experiment　06.054

*巴甫洛夫条件反射　Pavlov conditioned reflex　02.016

*巴洛病　Balo disease　17.074

巴斯德效应　Pasteur effect　03.335

巴特森分类　Batson classification　05.033

拔毛症　trichotillomania　16.158

*白氏抑郁量表　Beck depression inventory，BDI　19.077

白天过度嗜睡　excessive daytime sleepiness　11.038

斑秃　alopecia areata　17.175

饱中枢　satiety center　02.056

保持　retention　04.032

保持睡眠障碍性失眠　sleep maintenance insomnia，middle insomnia　11.015

保护隐私义务　privacy protection obligation　09.023

保健行为　health care behavior　08.014

暴力　violence　07.061

暴力犯罪　violent crime　14.011

暴力风险性评估指南　violence risk appraisal guide，VRAG　14.028

暴力危险量表　violence risk scale，VRS　14.030

暴力危险性分类　classification of violence risk，COVR　14.029

暴力行为　violence behavior　14.007

暴力行为成因　cause of violence　14.016

暴力行为的家庭干预　family intervention of violence　14.035

暴力行为风险预测　risk assessment of violence　14.025

暴力行为干预　intervention of violence　14.032

暴力行为预防　prevention of violence　14.037

暴露疗法　exposure therapy　20.028

暴食　binge eating　16.193

爆炸头综合征　exploding head syndrome　11.076

*贝尔麻痹　Bell palsy　17.101

*贝克焦虑量表　Beck anxiety inventory，BAI　19.078

贝克焦虑问卷　Beck anxiety inventory，BAI　19.078

贝克绝望量表　Beck hopelessness scale，BHS　19.079

贝克认知理论 Beck's cognitive theory 02.104

*贝克抑郁量表 Beck depression inventory，BDI 19.077

贝克抑郁问卷 Beck depression inventory，BDI 19.077

被动服从 passive obedience 16.099

被动监测 passive surveillance 08.056

被动求医行为 passive medical seeking behavior 07.104

被动逃避实验 passive avoidance experiment 06.047

被动吸烟 passive smoking 07.040

被害妄想 delusion of persecution 16.069

被控制妄想 delusion of control 16.070

被认可的攻击行为 approved aggression behavior 14.006

本能 instinct 02.036

本能行为 instinctive behavior 03.074

本能行为调节 instinct behavior regulation 03.064

本体感觉 proprioception, proprioceptive sense 03.272

本体幻觉 body-sensory hallucination 03.278

苯丙胺 amphetamine 15.007

苯丙胺戒断抑郁模型 amphetamine withdrawal depression model 06.021

苯环己哌啶 phencyclidine 15.016

*苯基乙丙胺 amphetamine 15.007

鼻鼾 snore 11.007

比较优势 comparative advantage 05.022

比率智商 ratio intelligence quotient 19.037

比奈–西蒙量表 Binet-Simon scale 19.039

必需氨基酸 essential amino acid 03.310

必需脂肪酸 essential fatty acid 03.347

闭经 amenorrhea 17.164

避–避冲突 avoidance-avoidance conflict 04.099

避开环境危害行为 behavior of avoiding environmental hazard 08.003

边缘意识 marginal consciousness 04.007

编码 code 02.094

*变构调节 allosteric regulation 03.324

变异 variation 03.148

变应性鼻炎 allergic rhinitis 17.182

便携式睡眠监测仪 portable monitoring device 11.096

辩证行为疗法 dialectical behavior therapy 20.070

标准杯 standard drink 07.043

标准化 standardization 19.020

标准情境 standard situation 19.022

标准信念 standard belief 02.083

*表达性语言障碍 expressive language disorder 17.042

表观遗传 epigenetic inheritance 03.367

表情 expression 04.076

表象 mental image 04.045

表型变异 phenotypic variation 03.186

别构调节 allosteric regulation 03.324

病耻感 stigma 16.195

病感 illness perception 07.100

病理性半醒状态 pathological semi-awakening state 17.021

*病理性囤积症 pathological hoarding 16.022

病理性激情 pathological passion 14.021

病理性收集 pathological hoarding 16.022

*病理性衰老 pathological senility 03.131

病理性象征性思维 pathological symbolic thinking 16.055

病理性应激 pathological stress 10.002

病理性赘述 circumstantiality 16.023

病理性醉酒 pathological alcohol intoxication 15.071

*病人角色 patient role 09.028

病态性心理量表 sexual morbidity，SexM 19.093

病态性自伤 morbid self-injury 13.003

*病因预防 primary prevention 08.011

病中保健行为 health behavior during illness 09.026

*伯恩维尔病 Bourneville disease 17.133

勃起 erection 03.104

勃起功能障碍 erectile dysfunction，ED 12.032

补偿 compensation 10.069

不规则睡眠–觉醒节律障碍 irregular sleep-wake disorder 11.059

不合理信念 irrational belief 02.100

不可逆改变 irreversible change 10.058

不良行为 harmful behavior 01.035

不良饮食行为 unhealthy dietary behavior 07.071

不宁腿综合征 restless legs syndrome，RLS 11.078

不随意注意 involuntary attention 04.012

不同接触理论 differential association theory 14.023

布里斯托尔最新神经心理成套量表 new psychometric test battery used in the Bristol memory disorder clinic，BMDC- NPTB 19.110

部分分离性身份障碍 partial dissociative identity disorder 16.181

C

癫痫部分性发作　partial seizuresofepilepticus　17.086

［癫痫］复杂部分性发作　complex partial［epileptic］seizure　17.088

［癫痫］简单部分性发作　simple partial［epileptic］seizure　17.087

癫痫性精神障碍　epileptic psychosis　17.097

癫痫［性］人格　epileptoid personality　17.096

癫痫性头痛　headache epilepsy　17.095

电击厌恶疗法　shock aversive therapy　20.024

电突触　electrical synapse　03.028

电子传递链　electron transfer chain　03.343

电子瞳孔描记仪　electronic pupillography　11.104

β-淀粉样蛋白　amyloid β-protein　17.045

*顶峰体验　peak experience　02.130

定期体检　regular physical examination　08.020

定向　orientation　17.022

定向障碍　disorientation　17.023

东方膳食模式　oriental dietary pattern　07.020

动机　motivation　04.081

动机访谈　motivational interviewing　20.079

动机类型　motivation type　04.086

动态识别　dynamic recognition　03.307

动物实验　animal experiment　06.001

动物行为学　animal ethology　01.055

动作电位　action potential，AP　03.018

动作感觉　sense of motion　04.027

动作和行为障碍　disorder of behavior and movement　16.095

动作思维　action thinking　04.037

毒品　narcotic drug，narcotics drug　15.019

毒素诱发性睡眠障碍　toxin-induced sleep disorder　11.093

*独立分配定律　law of independent assortment　03.176

赌博成瘾　gambling addiction　03.287

赌博障碍　gambling disorder　15.080

*杜诺凡病　Donovanosis，Dunovan disease　12.085

短期失眠障碍　short-term insomnia disorder　11.025

短散在重复序列　short interspersed repeat sequence　03.351

*短散在核元件　short interspersed nuclear element　03.351

短时程记忆　short-term memory　03.116

短睡者　short sleeper　11.005

短暂性抽动障碍　transient tic disorder　18.019

短暂性脑缺血发作　transient ischemic attack　17.055

对立违抗性障碍　oppositional defiant disorder　18.037

多重趋–避冲突　multiple approach-avoidance conflict　04.101

多重人格　multiple personality　16.131

多次睡眠潜伏期试验　multiple sleep latency test　11.097

多导睡眠描记法　polysomnography　11.095

多发性梗死性痴呆　multiple infarct dementia　17.047

多发性肌炎　polymyositis　17.119

多发性脑神经损害　multiple cranial nerve damage　17.103

多发［性］神经病　polyneuropathy　17.107

多发性硬化　multiple sclerosis　17.070

多功能酶　multifunctional enzyme　03.322

多基因效应　polygene effect　03.159

多聚核糖体　polyribosome　03.361

多突触反射　polysynaptic reflex　03.056

多系统萎缩　multiple system atrophy　17.068

多形性妄想　delusion of polymorphic nature　16.072

多元遗传学分析　multivariate genetic analysis　03.202

E

额颞［叶］痴呆　frontotemporal dementia　17.066

遏制理论　containment theory　05.052

腭垂腭咽成形术　uvulopalatopharyngoplasty，UPPP　11.115

儿童拔毛癖　childhood trichotillomania　18.060

儿童冲动行为　childhood impulsive behavior　18.008

儿童重复行为　childhood repetitive behavior　18.056

*儿童多动症　hyperkinetic syndrome　18.014

儿童肥胖　childhood obesity　18.039

*儿童愤怒惊厥　anger convulsion in children　18.062

儿童功能性遗粪症　childhood functional encopresis　18.043

儿童功能性遗尿症　childhood functional enuresis　18.042

儿童攻击行为　childhood aggressive behavior　18.009

儿童孤独症 childhood autism，CA 18.028

儿童忽视 child neglect 18.080

儿童焦虑障碍 childhood anxiety disorder 18.068

儿童竞争性行为 childhood competitive behavior 18.007

儿童刻板行为 childhood stereotypic behavior 18.032

儿童恐怖障碍 childhood phobic disorder 18.067

儿童梦魇 childhood nightmare 18.047

儿童磨牙症 childhood teeth grinding 18.046

儿童虐待 child abuse 18.078

儿童排便障碍 childhood excretion disorder 18.041

儿童破坏性心境失调障碍 childhood disruptive mood dysregulation disorder 18.073

儿童器质性精神障碍 childhood organic mental disorder 18.075

儿童亲社会行为 childhood prosocial behavior 18.004

儿童躯体攻击行为 childhood physically aggressive behavior 18.012

儿童躯体虐待 child physical abuse 18.079

儿童社交功能受损 childhood impaired social functioning 18.029

儿童社交恐惧症 childhood social phobia 18.070

儿童社交行为 childhood social behavior 18.002

儿童适应性攻击行为 childhood adaptive aggressive behavior 18.010

儿童适应性行为 childhood adaptive behavior 18.005

儿童睡眠–觉醒节律障碍 childhood sleep-waking rhythm disorder 18.049

儿童睡眠障碍 childhood sleeping disorder 18.044

儿童特定恐惧症 childhood specific phobia 18.069

儿童习惯性行为 childhood habitual behavior 18.003

儿童心因性尿频 psychogenic frequent micturition in children 18.064

儿童行为 childhood behavior 18.001

儿童行为评定 behavior assessment for children 18.082

儿童行为障碍 childhood behavior disorder 18.013

儿童兴趣狭窄 childhood narrow interest 18.031

儿童性虐待 child sex abuse 18.081

儿童性行为障碍 sexual behavior disorder in children 18.054

儿童学习障碍 childhood learning disorder 18.066

儿童言语沟通障碍 childhood communication disorder 18.030

儿童夜惊症 childhood night terror 18.048

儿童夜醒 childhood night waking 18.045

儿童依恋行为 childhood attachment behavior 18.006

儿童异食癖 childhood pica 18.040

儿童抑郁障碍 childhood depression disorder 18.072

儿童饮食障碍 childhood eating disorder 18.038

儿童语言攻击行为 childhood verbally aggressive behavior 18.011

儿童重型抑郁障碍 childhood major depressive disorder 18.074

耳鸣 tinnitus 17.181

二部陈述 two parts statement 20.121

二级预防 secondary prevention 08.012

*二手烟 secondhand smoking 07.040

F

发达国家膳食模式 dietary pattern of developed countries 07.021

发脾气 temper tantrum 18.059

发散思维 divergent thinking 04.040

发声和多种运动联合抽动障碍 combined vocal and multiple motor tic disorder 18.021

*发展社会化 secondary socialization 05.004

发展性阅读障碍 developmental dyslexia 17.038

发作性睡病 narcolepsy 11.037

*BASIC ID法 seven factors selection method 13.052

法律控制 legal control 05.047

翻译 translation 03.168

翻译后加工 post-translational processing 03.362

*反复发作性过度睡眠 recurrent hypersomnia 11.029

反馈 feedback 03.070

反流性食管炎 reflux esophagitis 17.146

反社会攻击行为 antisocial aggression behavior 14.005

反社会行为 antisocial behavior 18.023

反射 reflex 03.048

反射弧 reflex arc 03.049

反射性幻觉 reflex hallucination 03.281

反胃 regurgitation 17.147

反向形成 reaction formation 10.079

反应 response 02.031

·215·

反应时测量　reaction time measurement　04.059

*反应型条件作用　reactive conditioning　02.043

反应性疾病　reactive disease　02.013

*反应性精神障碍　stress-related disorder　10.090

*反应性条件反射　reactive conditional reflex　02.016

反应性依恋障碍　reactive attachment disorder　10.102

*反转录　reverse transcription　03.167

泛化　generalization　02.018

防御行为　defense behavior　03.076

访谈法　interview method　19.028

*放射迷宫实验　radial maze experiment　06.052

放松疗法　relaxation therapy　20.043

飞蚊症　muscae volitantes　17.193

非必需氨基酸　non-essential amino acid　03.311

非典型孤独症　atypical autism　18.033

*非典型自闭症　atypical autism　18.033

非复苏睡眠　nonrestorative sleep　11.018

非共享环境　nonshared environment　03.185

非加性遗传方差　non-additive genetic variance　03.200

*非快速眼动期觉醒障碍　non-rapid eye movement-related parasomnia　11.064

非快速眼动期异态睡眠　non-rapid eye movement-related parasomnia　11.064

非快速眼动睡眠　non-rapid eye movement sleep, NREM sleep　03.085

*非理性信念　irrational belief　02.100

非联合型学习　nonassociative learning　03.115

*非器质性遗尿　childhood functional enuresis　18.042

*非随机交配　nonrandom mating　03.197

非条件刺激　unconditioned stimulus, UCS　02.003

非条件反射　unconditioned reflex　02.001

非物质成瘾　immaterial addiction　07.070

非24小时型睡眠–觉醒节律障碍　non-24-hour sleep-wake disorder　11.060

非性交[疼]痛　non coital pain　12.040

非血统妄想　delusion of non-blood relation, delusion of non-consanguinity　16.087

*非诱导型睡眠–觉醒综合征　non induced sleep-wave syndrome　11.060

非致依赖性物质滥用　abuse of non- dependence- producing substance　15.024

非自动控制系统　non-automatic control system　03.068

肥胖低通气综合征　obesity hypoventilation syndrome　17.140

腓骨肌萎缩症　peroneal muscular atrophy, Chart-Marie-Tooth disease　17.130

*废用性萎缩　disuse atrophy　17.200

分半信度　split-half reliability　19.011

分化　discrimination, differentiation　02.019

分级诊疗　grading diagnosis and treatment　09.076

分离定律　law of segregation　03.174

分离焦虑障碍　separation anxiety disorder　16.139

分离模型　separation model　06.025

分离性步态异常　dissociative gait disturbance　16.170

分离性抽搐　dissociative convulsion　16.163

分离性感觉缺失　dissociative anaesthesia　16.164

分离性肌张力障碍　dissociative dystonia　16.173

分离性漫游[症]　dissociative fugue　16.176

分离性木僵　dissociative stupor　16.177

分离性帕金森综合征　dissociative Parkinson syndrome　16.174

分离性认知异常　dissociative cognitive disturbance　16.175

分离性身份障碍　dissociative identity disorder　16.180

分离性神经症状障碍　dissociative neurological symptom disorder　16.161

分离性视觉异常　dissociative visual disturbance　16.165

分离性瘫痪　dissociative paralysis　16.169

分离性听觉异常　dissociative auditory disturbance　16.166

分离性舞蹈症　dissociative chorea　16.171

分离性眩晕　dissociative dizziness　16.167

分离性言语异常　dissociative speech disturbance　16.168

分离性运动异常　dissociative motor disturbance　16.162

分离性障碍　dissociative disorder　16.160

分离性震颤　dissociative tremor　16.172

*分离性震颤麻痹　dissociative paralysis agitans　16.174

分心　distraction　04.015

分子遗传学　molecular genetics　03.164

*K粉　ketamine　15.015

愤怒　rage　03.125

丰富环境　enriched environment, EE　03.187

风湿性舞蹈症　rheumatic chorea　17.080

风险分析　risk analysis　08.025

*风险管理　risk management　08.029

风险评价　risk assessment　08.026

风险识别　risk identification　08.024

否认　denial　10.074

弗雷戈利综合征　Fregoli syndrome　16.085

弗里德赖希型共济失调　Friedreich ataxia　17.127

弗林德斯敏感系大鼠模型　Flinders sensitive line rat model　06.030

服务态度纠纷　service attitude dispute　09.082

符号榜样　symbolic example　20.090

负惩罚　negative punishment　20.019

负反馈　negative feedback　03.071

负强化　negative reinforcement　02.045

负性生活事件　negative life event　10.014

负性应激源　passive stressor　10.026

负性自动思维　negative automatic thought　02.106

*负性自动想法　negative automatic thought　02.106

附体出神障碍　possession trance disorder　16.179

复本信度　alternate-form reliability　19.012

复发孤立性睡眠麻痹　recurrent isolated sleep paralysis　11.071

*复发性嗜睡　recurrent hypersomnia　11.029

复返　return　02.072

复合性创伤后应激障碍　complex post traumatic stress disorder　10.099

复视　diplopia　03.258

复杂性急性醉酒　complicated acute intoxication　15.070

*复杂性睡眠呼吸暂停综合征　complex sleep apnea syndrome　11.051

腹股沟肉芽肿　granuloma inguinale　12.085

腹腔注射给药　intraperitoneal injection administration　06.040

腹式呼吸　abdominal breathing　20.045

G

*甘塞综合征　Ganser syndrome　16.021

肝豆状核变性　hepatolenticular degeneration　17.079

肝炎后综合征　posthepatitic syndrome　17.148

感觉　sensation　03.266

感觉辨别阈　sensory discrimination threshold　03.270

感觉迟钝　disesthesia，bradyesthesia　03.277

感觉反馈　sensory feedback　04.080

感觉范畴　scope of feeling　04.017

感觉过敏　hyperesthesia，sensory allergy　03.276

感觉记忆　sensory memory　03.117

感觉器官　sensory organ　03.267

感觉统合失调　sensory integration dysfunction　18.077

感觉遗传学　sensory genetics　03.233

*感觉抑制　disesthesia，bradyesthesia　03.277

感觉阈　sensory threshold　04.021

感受器　sensory receptor，susceptor　03.050

感受性　sensitivity　04.020

感知到的威胁　perceived severity　02.061

感知到的行为控制　perceived behavior control　02.088

感知到的易感性　perceived susceptibility　02.060

感知到的益处　perceived benefit　02.062

感知到的障碍　perceived barrier　02.063

干眼症　xerophthalmia　17.191

高峰体验　peak experience　02.130

高海拔周期呼吸致中枢性睡眠呼吸暂停　central sleep apnea due to high altitude periodic breathing　11.048

高架十字迷宫实验　elevated plus maze test　06.065

高尿酸血症　hyperuricemia　17.141

高强度身体活动　high intensity exercise　07.035

高情绪强度　high emotional intensity　13.015

高碳酸血症性睡眠呼吸暂停　hypercapnic sleep apnea　11.053

高危人群策略　high risk strategy　08.050

高温环境作业　operation with high temperature　07.096

高兴　happy　03.126

高原性失眠　altitude insomnia　11.087

告知义务　inform obligation　09.021

*格林-巴利综合征　acute inflammatory demyelinating polyneuropathy，AIDP　17.108

格塞尔发育量表　Gesell developmental schedule，GDS　19.044

隔离　isolation　10.081

膈肌起搏　diaphragm pacing　11.118

个人规范　personal specification　02.081

个人化　personalization　02.114

个人职业防护行为　individual occupational protection behavior　08.004

个体内化　individual internalization　05.031

个体行为矫正　individual behavior correction　08.032

*个性　personality　04.104

*个性测验　personality test　19.056

个性化　individualization　03.142

个性倾向性　individual inclination　04.105

个性心理特征　mental characteristics of individual　04.106

给药　drug delivery　06.037

[工具]操作性条件作用　[instrumental] operant conditioning　02.043

[工具]操作性习得行为　[instrumental] operant learned behavior　02.046

工具性攻击行为　instrumental aggression behavior　14.003

*工伤　occupational injury　07.098

工作记忆　working memory　03.122

*工作伤害　occupational injury　07.098

公共卫生监测　public health surveillance　08.054

*PES公式　PES formula　20.122

功能磁共振成像　functional magnetic resonance imaging, fMRI　19.128

功能基因组学　functional genomics　03.192

功能失调性假设　dysfunctional hypothesis　02.107

功能失调性态度问卷　dysfunctional attitudes scale, DAS　19.090

*功能性大便失禁　childhood functional encopresis　18.043

*功能性过度睡眠　idiopathic hypersomnia　11.031

功能性幻觉　functional hallucination　03.279

功能性近红外光谱技术　functional near-infrared spectroscopy, fNIRS　19.129

功能性胃肠病　functional gastrointestinal disorder　17.149

功能性消化不良　functional dyspepsia　17.150

功能性行为评估　functional behavior assessment, FBA　19.100

攻击行为　aggression behavior　14.001

攻击性防御　offensive defense　10.064

攻击[性]行为　aggressive behavior　03.077

宫颈癌　cervical cancer　17.173

共进化　coevolution　03.303

共情能力　empathy ability　05.036

共同参与型　mutual participation model　09.066

*共同参与型医患关系　mutual participation model　09.066

*共同进化　coevolution　03.303

共享环境　shared environment　03.184

*构念效度　construct validity　19.019

*孤独障碍　autistic disorder，AD　18.028

*姑息医学　palliative medicine　01.071

*古柯碱　cocaine　15.017

骨质疏松　osteoporosis　17.194

固定饮酒方式　narrowing of the drinking repertoire　15.067

故意伤害　intentional injury　07.060

关键事件应激报告法　critical incident stress debriefing, CISD　13.072

关键数学算术诊断测验　key math diagnostic arithmetic test　19.055

关节活动度训练　range of motion training　20.102

关节炎　arthritis　17.195

关系型自虐　relational masochism　13.019

观察法　observational method　19.027

观察学习　observation learning　20.088

观念社会化　idea socialization　05.009

管家基因　house-keeping gene　03.364

灌胃给药　gavage administration　06.042

光疗[法]　phototherapy　11.120

广泛适合度　inclusive fitness　03.292

广泛性焦虑量表　generalized anxiety disorder, GAD-7　19.071

广泛性焦虑症　generalized anxiety disorder　16.138

*广义适合度　inclusive fitness　03.292

广义遗传率　broad heritability, broad-sense heritability, heritability in the broad sense　03.151

归因　attribution　04.054

规范信念　normative belief　02.082

诡辩性思维　sophistic thinking　16.056

*诡辩症　queralism　16.056

过度泛化　over generalization　02.111

过度唤起　hyperarousal　10.097

过度检查　overtesting　09.072

过度夸大　magnification　02.112

过度社会化　over socialization　05.006

过度嗜睡性障碍　hypersomnolence disorder　11.028

过度睡眠片段性肌阵挛　oversleeping fragmentary myoclonus　11.010

过度缩小　minimization, over shrink　02.113

过度医疗　excessive medical treatment　09.069

过度饮酒　intemperance, excessive drinking　03.288

过度诊断　overdiagnosis　09.070

过度治疗　overtreatment　09.071

过分包涵　over-inclusiveness　16.042

*过敏性鼻炎　allergic rhinitis　17.182

H

哈迪-温伯格定律 Hardy-Weinberg law 03.295
*哈迪-温伯格平衡 Hardy-Weinberg equilibrium 03.295
鼾症 snoring 11.008
汉密尔顿焦虑量表 Hamilton anxiety scale，HAMA 19.075
合成大麻素 synthetic cannabinoid 15.005
合成卡西酮 synthetic cathinone 15.010
合理化 rationalization 10.078
合理膳食 reasonable diet 01.076
*合理行为理论 rational behavior theory 02.078
合理休息 rest reasonably 07.046
合理营养 rational nutrition 07.016
合作关系型医护关系 cooperative medical relationship，partnership type doctor-nurse relationship 09.011
核酸 nucleic acid 03.316
核酸杂交 nucleic acid hybridization 03.318
核糖核酸编辑 ribonucleic acid editing 03.366
核糖核酸干扰 ribonucleic acid interference 03.368
核糖核酸合成 ribonucleic acid synthesis 03.356
核糖核酸聚合酶 ribonucleic acid polymerase 03.357
*黑勒综合征 Heller syndrome 18.036
亨廷顿病 Huntington disease 17.081
红斑性肢痛症 erythromelalgia 17.111
宏观行为分析 macro behavior analysis 20.003
后负荷 afterload 03.212
呼吸肌训练 respiratory muscle training 11.117
*呼吸减弱 hypopnea 11.044
*呼吸链 respiratory chain 03.343
呼吸商 respiratory quotient，RQ 07.015
呼吸相关睡眠障碍 breathing-related sleep disorder 11.041
呼吸暂停指数 apnoea index，AI 11.043
护理程序 nursing process 20.118
护理[预期]目标 nursing goal，nursing expectation 20.123
护理诊断 nursing diagnosis 20.119
化学突触 chemical synapse 03.029
画人测验 draw-a-person test，DAP 19.068
环境变异 environmental variation 03.183

环境刺激 environmental stimulus 02.026
环境决定论 environmental determinism 02.035
环境适应 environmental adaptation 07.054
环境条件实验 conditional experiment based on environment 06.045
环境性睡眠障碍 environmental sleep disorder 11.086
环境影响 environmental implication 03.196
幻触 haptic hallucination 03.265
幻视 visual hallucination 03.260
幻听 auditory hallucination 03.262
幻味 gustatory hallucination 03.248
幻想 fantasy 10.070
幻想性妄想 fantastic delusion 16.076
幻嗅 olfactory hallucination 03.242
换能作用 transducer function 03.269
唤醒标记仪 arousal marker 11.103
患者健康问卷 patient health questionnaire，PHQ-9 19.070
患者角色 patient role 09.028
患者角色行为冲突 patient's role behavior conflict 09.041
患者角色行为减退 role behavior decline of patient 09.044
患者角色行为强化 role behavior reinforcement of patient 09.045
患者角色行为缺如 absence of patient's role behavior 09.040
患者角色行为异常 role behavior disorder of patient 09.046
患者权利 patient right 09.029
患者行为 patient behavior 09.025
患者义务 obligation of patient 09.036
挥发性吸入剂 volatile inhalant 15.013
*恢复期肝炎综合征 convalescent hepatitis syndrome 17.148
回避条件作用 avoidance conditioning 02.041
回避行为 avoidance behavior 02.042
回避症状 avoidance symptom 10.095
回合操作教学法 discrete trial teaching 20.096
回忆 recall 04.035
*绘人测验 draw-a-person test，DAP 19.068

昏迷　coma　17.013
昏睡　lethargy，sopor　17.012
混合性卒中　mixed stroke　17.062
活动　activity　01.012
活动过度　hyperactivity　18.015
活动和运动缺陷检测技术　activity motion defect detec-

tion technology　06.085
*获得性免疫缺陷综合征　acquired immune deficiency
　syndrome，AIDS　12.086
获得性阅读障碍　acquired dyslexia　17.037
霍尔斯特德–瑞坦神经心理成套测验　Halstead-Retain
　neuropsychological test battery，HRNB　19.107

J

*机能性幻觉　functional hallucination　03.279
肌电反馈　electromyography biofeedback　20.049
肌紧张　muscle tonus　02.025
肌力训练　muscle strength training　20.100
肌肉收缩能力　muscle contractility　03.210
肌肉萎缩　muscular atrophy　17.196
肌肉运动　muscular movement　03.215
肌张力障碍　dystonia　17.082
肌阵挛发作　myoclonic seizure　17.093
积极控制　positive control　05.038
积极情绪　positive emotion　04.073
积极适应　positive adaptation　07.055
*积极心理防御　positive psychological defense　10.062
积极应对　positive coping　10.036
*积习性饮酒　inveterate drinking　15.040
*基本社会化　primary socialization　05.003
基层首诊　first visit at the grassroots level　09.077
基础代谢　basal metabolism　07.026
基础代谢率　basal metabolism rate，BMR　07.027
基因　gene　03.175
基因表达　gene expression　03.169
基因表达检测　gene expression detection　03.172
基因表达调控　gene expression regulation　03.363
基因–大脑–行为范式　paradigm of gene-brain-behavior
　03.225
基因多效性　pleiotropy　03.191
基因工程　genetic engineering　03.171
基因连锁　gene linkage　03.178
*基因型方差　genotypic variance　03.198
*畸张症　catatonia　16.097
激情　passion　14.019
激醒　stimulate　11.121
激越　agitation　16.115
及时就医义务　timely medical treatment obligation

09.037
*吉兰–巴雷综合征　Guillain-Barré syndrome　17.108
急慢分治　quick and slow treatment　09.079
急性播散性脑脊髓炎　acute disseminated encephalo-
　myelitis　17.072
急性酒精中毒　acute alcoholism　07.044
急性耐受　acute tolerance　15.035
急性炎症性脱髓鞘性多发性神经病　acute inflamma-
　tory demyelinating polyneuropathy，AIDP　17.108
急性应激障碍　acute stress disorder　10.091
*疾病的三级预防体系　three levels of prevention system
　08.010
*疾病第二级预防　secondary prevention　08.012
*疾病第三级预防　tertiary prevention　08.013
*疾病第一级预防　primary prevention　08.011
疾病风险评估　disease risk assessment　08.027
疾病管理　disease management　08.007
疾病认知权　cognitive right of disease　09.031
疾病筛检　disease screening　08.022
疾病行为　disease behavior　07.099
疾病性睡眠相关肺泡低通气　sleep related alveolar
　hypoventilation caused by medical disease　11.055
*疾病预测　disease prediction　08.027
疾病预防　disease prevention　08.009
集群行为　communal behavior　03.232
*集体行为　collective behavior　03.232
集体自杀　mass suicide　13.032
嫉妒妄想　delusion of jealousy　16.081
脊神经疾病　spinal nerve disease　17.104
脊髓小脑性共济失调　spinocerebellar ataxia　17.128
计划行为理论　theory of planned behavior　02.085
*计量单位　measurement unit　19.006
*计算不能　mathematics disorder　17.039
计算机体层扫描　computed tomography，CT　19.117

计算障碍　mathematics disorder　17.039

记忆　memory　04.028

记忆表象　memory image　04.046

记忆错构　paramnesia　16.016

*记忆倒错　paramnesia　16.016

记忆广度缩窄　reduction of memory span　16.015

记忆障碍　memory disturbance　16.009

技术性紧张　technological tension　07.088

继发性妄想　secondary delusion　16.061

继发性遗尿　secondary sleep enuresis　11.075

*加工深度　depth of processing　03.203

加工水平　level of processing　03.203

加性遗传方差　additive genetic variance　03.199

家庭暴力　family violence　14.012

家庭健康护理　family health care　20.112

家庭品行障碍　conduct disorder confined to the family context　18.027

*家庭性丘脑变性　fatal familial insomnia，FFI　11.105

家庭照顾者　family caregiver　20.076

家庭治疗　family therapy　20.071

*家族性痉挛性截瘫　hereditary spastic paraplegia　17.129

家族性自主神经功能障碍　familial dysautonomia　17.113

*甲基安非他明　methamphetamine　15.008

甲基苯丙胺　methamphetamine　15.008

甲卡西酮　methcathinone　15.009

甲硫氨酸循环　methionine cycle　03.315

甲状腺功能亢进　hyperthyroidism　17.143

假怒　sham rage　03.123

假性痴呆　pseudodementia　16.020

*假性失眠　paradoxical insomnia　11.021

价值观　sense of worth，opinion about value　04.085

坚韧人格　hardy personality　04.126

间接自杀　indirect suicide　13.031

*间歇性阵发焦虑　episodic paroxysmal anxiety　16.137

减点攻击模式　point subtraction aggression paradigm，PSAP　14.026

简明精神病量表　brief psychiatric rating scale，BPRS　19.098

*简易精神状态检查表　mini-mental state examination，MMSE　19.046

简易智力状态检查量表　mini-mental state examination，MMSE　19.046

建设性防御　constructive defense　10.062

健康　health　01.073

健康保护　health protection　08.044

健康保护策略　health protective strategy　08.047

健康促进　health promotion　08.053

健康促进行为　health promoting behavior　07.003

*健康防护　health protection　08.044

健康风险评估　health risk assessment，HRA　08.023

健康干预　health intervention　08.030

健康干预方案　health intervention program　08.031

健康管理　health management　08.006

健康教育　health education　08.051

健康危害行为　health risk behavior　07.058

健康习惯　health habit　07.002

健康信念　health belief　07.057

健康信念模型　health belief model，HBM　02.059

健康行为　health behavior　07.001

健康指导　health coaching　08.052

健康咨询　health consultation　08.021

渐进性肌肉放松法　progressive muscle relaxation　20.047

腱反射　tendon reflex　02.024

僵住反应　freeze response　10.010

交叉耐受　cross tolerance　15.036

交叉适应　cross adaptation　07.053

交叉依赖　cross dependence　15.032

交感–肾上腺髓质系统　sympathetico-adrenomedullary system，sympathoad-renomedullary system　10.007

交互抑制　reciprocal inhibition　02.050

交换　crossing over，crossover　03.179

交换沟通对象　exchange communication object　09.055

交流障碍　communication disorder　17.041

交替性腿部肌肉活动　alternating leg muscle activation，ALMA　11.012

交往礼仪　social etiquette　09.003

焦点行为的功能分析　functional analysis of focusing behavior　20.008

焦点意识　focal consciousness　04.006

焦虑　anxiety　16.122

焦虑自评量表　self-rating anxiety scale，SAS　19.074

*角结膜干燥症　keratoconjunctivitis sicca　17.191

教养　nurture　02.138

接触性离题　tangentiality　16.048

接纳　acceptance　20.063

接纳与承诺疗法 acceptance and commitment therapy 20.062

接受 accept 02.093

节律性跑轮实验 rhythmic running wheel experiment 06.086

结构式家庭治疗 structural family therapy 20.073

结构效度 construct validity 19.019

结节性硬化症 tuberous sclerosis 17.133

截肢后康复 amputation rehabilitation 20.106

戒除不良嗜好行为 behavior of abstaining from bad habit 08.002

戒断率 withdrawal rate 07.039

戒断症状 withdrawal symptom 07.038

戒断综合征 withdrawal syndrome 15.025

戒酒 quit drinking 07.042

*戒酒硫 disulfiram 15.047

戒烟 quit smoking 01.078

诫例性榜样 commandment example 20.091

紧张性头痛 tension headache 17.005

紧张症 catatonia 16.097

进化论 evolutionary theory, evolutionism 03.290

进化心理学 evolutionary psychology 03.300

进食障碍 eating disorder 16.189

进行性肌营养不良［症］ progressive muscular dystrophy 17.121

进行性脂肪营养不良 progressive lipodystrophy 17.115

近交衰退 inbreeding depression 03.298

近亲交配 consanguineous marriage 03.297

近似回答综合征 symptom of approximate answer 16.021

近因律 law of recency 02.034

经典条件反射 classical conditioned reflex 02.016

经期嗜睡 menstrual-related hypersomnia 11.030

经期头痛 menstrual headache 17.010

经前期综合征 premenstrual syndrome 17.168

经验 experience 02.137

经验式家庭治疗 experiential family therapy 20.075

经验证据 empirical evidence 03.301

惊恐发作 panic attack 16.127

惊恐障碍 panic disorder 16.137

精神病患者生存质量问卷 quality of life questionnaire for psychiatric patient, QOL-P 19.087

*精神发育迟滞 mental retardation 17.031

*精神分析疗法 psychoanalytic therapy 13.068

精神活性物质 psychoactive substance 15.001

精神疾病相关过度睡眠 hypersomnia due to mental illness 11.036

精神性幻觉 psychic hallucination 03.282

*精神依赖 spiritual dependence 15.028

精神运动性迟滞 psychomotor retardation 16.105

*精神运动性发作 psychomotor seizure 17.088

精神运动性兴奋 psychomotor excitement 16.106

警觉阶段 alarm reaction stage 10.049

警觉性增高 hypervigilance, increased alertness 10.098

痉挛 spasm 17.049

痉挛性斜颈 spasmodic torticollis 17.197

静脉自我给药实验 intravenous self-administration experiment 06.076

静态识别 static recognition 03.306

静息电位 resting potential 03.017

静止行为 static behavior 07.077

久坐行为 sedentary behavior 07.078

*酒精 alcohol 15.002

酒精单次有害性使用 single episode of harmful use of alcohol 15.064

酒精管制 alcohol control 15.045

酒精化 alcoholization 15.040

酒精戒断 alcohol withdrawal 15.073

酒精使用 alcohol use 15.038

酒精使用所致障碍 disorder due to use of alcohol 15.063

酒精所致焦虑障碍 alcohol-induced anxiety disorder 15.078

酒精所致精神病性障碍 alcohol-induced psychotic disorder 15.076

酒精所致心境障碍 alcohol-induced mood disorder 15.077

酒精所致谵妄 alcohol-induced delirium 15.074

酒精消耗实验 alcohol consumption experiment 06.078

酒精依赖性睡眠障碍 alcohol-dependent sleep disorder 11.092

酒精依赖［症］ alcohol dependence 15.066

酒精有害性使用模式 harmful pattern of use of alcohol 15.065

酒精中毒 alcoholism 15.069

酒瘾者 alcoholic 15.041

局部回路神经元 local circuit neuron 03.006

局部神经元回路 local neuronal circuit 03.007

M

*麻醉剂或阿片类药物介导的中枢性睡眠呼吸暂停 central sleep apnea due to a medication or substance 11.049

*马斯洛需要层次理论 need-hierarchy theory 02.121

迈尔斯–布里格斯人格类型测验 Myers-Briggs type indicator，MBTI 19.061

满灌疗法 flooding therapy 20.033

*慢波睡眠 slow wave sleep，SWS 03.085

慢性不可预知温和应激模型 chronic unpredictable mild stress model 06.011

*慢性单纯性苔藓 chronic simple lichen 17.179

慢性酒精中毒 chronic alcoholism 07.045

慢性失眠障碍 chronic insomnia disorder，CID 11.024

慢性炎症性脱髓鞘性多发性神经病 chronic inflammatory demyelinating polyneuropathy，CIDP 17.109

慢性运动或发声抽动障碍 chronic motor or vocal tic disorder 18.020

矛盾性失眠 paradoxical insomnia 11.021

矛盾意向 ambitendency 16.104

冒充者综合征 impostor syndrome 16.086

梅毒 syphilis 12.081

梅尼埃病 Ménière's disease 17.183

酶 enzyme 03.321

酶共价修饰 covalent modification of enzyme 03.325

酶原 zymogen 03.326

每日膳食营养推荐摄入量 recommended daily dietary allowance 07.017

美感 aesthetic feeling 04.070

美国智力低下协会适应行为量表 American Association on Mental Deficiency-adaptive behavior scale，AAMD-ABS 18.083

*美尼尔病 Ménière's disease 17.183

美容心理状态自评量表 cosmetic mental state self-scale，CMSS 19.084

朦胧状态 twilight state 17.020

*孟德尔第二定律 Mendel's second law 03.176

*孟德尔第一定律 Mendel's first law 03.174

梦魇 nightmare 07.083

梦样状态 dream-like state，oneiroid state 17.019

*梦呓 somniloquy，sleep talking 11.002

*梦游症 somnambulism 11.065

*梦语症 somniloquy，sleep talking 11.002

弥漫性硬化 diffuse sclerosis 17.073

O迷宫实验 O-maze experiment 06.050

T迷宫实验 T-maze experiment 06.048

Y迷宫实验 Y-maze experiment 06.049

密歇根酒精依赖调查表 Michigan alcoholism screening test，MAST 19.097

免除一定社会责任权 exemption from certain social responsibility 09.033

免疫调节 immune regulation 03.066

面部表情 facial expression 04.077

面部偏侧萎缩症 facial hemiatrophy 17.112

面肌痉挛 facial spasm 17.102

*面神经炎 facial neuritis 17.101

敏感化 sensitization 03.038

敏感性自杀 nervous suicide 13.029

明暗箱实验 light-dark box test 06.064

明尼苏达多相人格调查表 Minnesota multiphasic personality inventory，MMPI 19.058

明适应 light adaptation 03.251

冥想术 skill of meditation 20.067

模仿 imitation 05.014

模仿动作 echopraxia 16.101

模仿法 modeling 20.082

模仿论 imitation theory 14.024

模仿能力 imitative ability 04.111

模仿学习 mimic learning 01.020

模仿言语 echolalia 16.036

*摩擦癖 frotteurism 12.052

摩擦障碍 frotteuristic disorder 12.052

*摩擦症 frotteuristic disorder 12.052

磨损性改变 wear change 10.059

*末梢神经病 peripheral neuropathy 17.107

莫里斯水迷宫实验 Morris water maze experiment 06.051

母婴分离模型 maternal separation model 06.026

目标行为分析 target behavior analysis 20.095

纳洛酮　naloxone　15.048

*钠钾ATP酶　sodium-potassium ATP enzyme　03.016

*钠钾泵　sodium-potassium pump　03.016

钠钾腺苷三磷酸酶　sodium-potassium dependent adenosine triphosphate enzyme　03.016

耐力训练　endurance training　20.101

耐受　tolerance　15.034

*男同　gay　12.019

男性化　masculinity　12.025

男性化–女性化量表　masculinity-femininity scale　19.092

男性同性恋　gay　12.019

男用真空助勃器　male vacuum erection helper　12.069

脑白质营养不良　leukodystrophy　17.075

脑部给药　brain administration　06.041

脑–肠肽　brain-gut peptide　03.045

脑出血　intracerebral hemorrhage　17.056

脑磁图　magnetoencephalography，MEG　19.119

*脑卒中　cerebral stroke　17.061

脑电反馈　electroencephalogram feedback　20.051

脑电觉醒　electroencephalographic arousal　03.092

脑电图　electroencephalogram，EEG　19.122

脑干听觉诱发电位　brainstem auditory evoked potential，BAEP　19.126

脑梗死　cerebral infarction　17.051

脑静脉血栓形成　cerebral venous thrombosis　17.058

脑面血管瘤病　encephalofacial　17.134

脑桥中央髓鞘溶解[症]　central pontine myelinolysis　17.076

脑神经疾病　cranial nerve disease，cerebral nerve disease　17.099

脑栓塞　cerebral embolism　17.053

*脑瘫　cerebral palsy　17.135

脑性瘫痪　cerebral palsy　17.135

脑血管系统疾病　cerebrovascular disease　17.050

脑血栓形成　cerebral thrombosis　17.052

内部感觉　internal sensation　04.019

内部信息加工　inner information processing　04.057

内部一致性信度　internal consistency reliability　19.014

*内部尊重　internal respect　02.125

内感不适　internal discomfort　03.275

内驱力　internal drive　02.065

内容效度　content validity　19.017

*内省力缺乏　lack of introspection　16.133

内隐记忆　implicit memory　04.029

内隐示范　covert modeling　20.087

内隐行为　implicit behavior　01.003

内源性睡眠障碍　endogenous sleep disorder　11.094

内在刺激　internal stimulus　07.004

内在动机　intrinsic motivation　04.093

内在控制　internal control　05.042

内脏反应性行为　visceral reactivity behavior　02.012

内脏活动中枢　visceral activity center　02.054

内脏生物反馈　visceral biofeedback　02.053

内脏学习　visceral learning　02.052

能力　ability　04.107

能力倾向测验　aptitude test　19.047

尼古丁　nicotine　15.018

逆向耐受　reversed tolerance　15.037

逆行射精　retrograde ejaculation　12.035

逆行性遗忘　retrograde amnesia　16.012

逆转录　reverse transcription　03.167

逆转录酶　reverse transcriptase　03.353

匿名戒酒小组　Al-Anon family group　15.042

匿名戒酒者协会　Alcoholics Anonymous，AA　15.043

*尿床　childhood functional enuresis　18.042

颞下颌关节紊乱综合征　temporomandibular joint disorder syndrome　17.188

*颞叶癫痫　temporal lobe epilepsy　17.088

*柠檬酸循环　citric acid cycle　03.334

*牛皮癣　psoriasis　17.177

怒叫中枢　angry center　02.058

*女同　lesbian　12.020

女性不孕症　female infertility　17.165

女性化　femininity　12.026

女性同性恋　lesbian　12.020

女性性高潮障碍　female orgasmic disorder　12.037

女性性唤起障碍　female sexual arousal disorder　12.036

O

偶发自伤　episodic self-injury　13.008

P

帕金森病　Parkinson disease　17.078
排尿反射　micturition reflex　02.011
赔偿权　right of compensation　09.035
配合诊治义务　cooperation in diagnosis and treatment　09.038
配偶选择　mate choice　03.229
配体　ligand　03.046
盆底肌锻炼　pelvic floor muscle exercise　12.068
皮肤电反馈　electrodermal feedback　20.050
皮肌炎　dermatomyositis　17.120
皮温反馈　thermal feedback　20.052
皮质觉醒　cortical arousal　03.089
皮质下觉醒　subcortical arousal　03.090
疲惫阶段　exhaustion stage　10.051
疲劳　fatigue　07.090
疲劳样状态　fatigue-like state　07.091
匹兹堡睡眠质量指数量表　Pittsburgh sleep quality index, PSQI　19.096
偏食　partiality for a particular kind of food, dietary bias　07.075
偏头痛　migraine　17.003
片段化睡眠　fragmented sleep　11.016
频因律　law of frequency　02.033
品行障碍　conduct disorder　18.022
平等医疗权　equal right to medical treatment　09.030
平衡感觉　equilibrium sensation　03.263
平衡[功能]训练　balance training　20.103
平衡模式　equilibrium model　13.065
评定者信度　inter-rater reliability　19.015
屏气发作　breath holding spell, breath hold attack　18.062
破窗理论　broken windows theory　14.022
普遍性干预　universal intervention　07.009
*普斯普剂　phencyclidine　15.016

Q

七情　seven emotions　02.147
七因素甄选法　seven factors selection method　13.052
*欺骗性防御　deceptive defense　10.066
气管给药　tracheal administration　06.039
气质　temperament　04.113
迁延性戒断　protracted withdrawal　15.026
牵连观念　ideas of reference　16.090
牵张反射　stretch reflex　02.023
前负荷　preload　03.211
前馈　feed forward　03.073
前脉冲抑制实验　prepulse inhibition experiment, PPI　06.080
前庭反应　vestibular reaction　03.273
前意识　preconscious　04.009
前意向阶段　pre-contemplation stage, pre-intention stage　02.067
潜伏抑制实验　latent inhibition experiment　06.083
潜抑　latent inhibition　10.073
潜意识　unconscious　04.010
浅表自伤　superficial self-injury　13.006
浅昏迷　superficial coma, light coma　17.014
浅睡期　light sleep　03.081
腔隙性脑梗死　lacunar infarction　17.054
强化　reinforcement　02.017
强化疗法　reinforcement therapy　20.016
强迫表象　obsessional image　16.147
*强迫冲动　obsessional impulse　16.148
*强迫观念　obsessive idea　16.141

躯体应激源　somatic stressor　10.020

趋-避冲突　approach-avoidance conflict　04.100

趋-趋冲突　approach-approach conflict　04.098

去个性化　deindividualization　03.143

去认知融合　cognitive defusion　20.065

去势　castration　06.043

*去氧麻黄碱　methamphetamine　15.008

去注意　decentering　20.058

权威人格　authoritarian personality　04.127

全人群策略　population strategy　08.049

全身[癫痫]发作　generalized[epileptic] seizure　17.089

缺乏体力活动　lack of physical activity　07.076

*缺血性脑卒中　ischemic stroke　17.051

*雀蒙眼　nyctalopia　03.259

*群居分离模型　social separation model　06.027

群居接触模型　social community model　06.010

群体暴力　intergroup violence　14.010

*群体违法行为　group delinquency　18.025

群体行为　group behavior　03.136

群体行为干预　group behavior intervention　08.033

群体遗传学　population genetics　03.294

R

染色体异常　chromosome abnormality　17.032

热价　thermal equivalent　07.013

热痉挛　heat cramp，heat spasm　17.157

热习服　heat acclimatization　03.134

人本主义理论　humanistic theory　02.120

人格　personality　04.104

*人格测量　personality test　19.056

人格测验　personality test　19.056

人格解体　depersonalization　16.129

人格解体障碍　depersonalization disorder　16.182

人格尊严权　right to dignity of personality　09.019

人工被动和主动免疫　artificial passive and active immunity　08.019

人工被动免疫　artificial passive immunity　08.018

人工主动免疫　artificial active immunity　08.017

*人工自动免疫　artificial active immunity　08.017

人际暴力　interpersonal violence　14.009

人类神经遗传学　human neurogenetics　03.193

人类行为学　human ethology　01.056

人性观　viewpoint of humanity　02.132

认知　cognition　02.089

认知测验　cognitive test　19.034

认知重构　cognitive restructuring　10.086

认知范围　the scope of cognition　04.016

认知过程　cognitive process　02.090

认知加工　cognitive processing　02.092

认知模式　cognitive model　13.066

认知能力　cognitive ability　04.108

*认知能力测验　cognitive ability test　19.034

认知评估　cognitive assessment　04.052

认知评价　cognitive appraisal　10.031

认知曲解　cognitive distortion　02.108

认知融合　cognitive fusion　20.064

认知神经科学　cognitive neuroscience　01.054

*认知图式疗法　cognitive conversion psychotherapy　20.054

认知行为纠正　cognitive behavior modification　20.061

认知行为理论　cognitive behavioral theory　04.051

认知行为疗法　cognitive behavioral therapy　20.053

认知需要　cognitive need　02.126

认知障碍　cognitive impairment　17.024

认知转变疗法　cognitive conversion psychotherapy　20.054

认知自控　self-control of cognition　20.059

任性　willful　18.017

任意推断　arbitrary inference　02.109

妊娠抑郁动物模型　animal model of depression during pregnancy　06.028

*日本京都种Wistar大鼠模型　Wistar-Kyoto rat model　06.031

日本膳食模式　dietary pattern of Japan　07.022

日常生活活动能力训练　activity of daily living training　20.105

日间功能损害　daytime functional impairment　11.027

*日节律　circadian rhythm　03.129

乳腺增生　hyperplasia of mammary gland　17.169

入睡期　drowsy state　03.080

入睡期脊髓固有肌阵挛　propriospinal myoclonus at

sleep onset 11.083

入睡障碍性失眠 sleep onset insomnia 11.014

软控制 soft control 05.041

软下疳 chancroid 12.083

瑞文标准推理测验 Raven standard progressive matrices, SPM 19.042

*瑞文测验 Raven standard progressive matrices, SPM 19.042

S

三部陈述 three parts statement 20.122

三叉神经痛 trigeminal neuralgia 17.100

三级预防 tertiary prevention 08.013

三级预防体系 three levels of prevention system 08.010

*三色学说 trichromatic theory 03.256

三羧酸循环 tricarboxylic acid cycle 03.334

*21-三体综合征 trisomy 21 syndrome 17.033

三箱社交实验 three-chamber social interaction test 06.088

三原色学说 trichromatic theory 03.256

*三早预防 secondary prevention 08.012

瘙痒症 pruritus 17.178

色胺惊厥增强实验 enhancement test of tryptamine convulsion 06.018

*色感觉 chromatic sensation 03.254

色觉 color vision 03.254

色盲 color blindness 17.190

色弱 color weakness 03.255

闪回 flashback 10.094

膳食宝塔 dietary pagoda 07.024

膳食结构 dietary structure 07.019

膳食营养素参考摄入量 dietary reference intake 07.018

伤害 injury 07.059

*伤害感受反射 nociceptive reflex 02.008

伤害监测 injury surveillance 08.058

少突胶质细胞 oligodendrocyte 03.010

哨点监测 sentinel surveillance 08.057

社会比较理论 social comparison theory 05.020

社会挫败应激模型 social frustration stress model 06.009

社会地位 social status 03.139

社会动机 social motivation 04.088

社会隔离模型 social isolation model 06.027

*社会规范 social norm 03.137

社会规则 social rule 03.137

社会合作 social cooperation 03.226

社会互动 social interaction 03.223

社会化 socialization 05.002

社会化内容 content of socialization 05.008

社会化品行障碍 socialized conduct disorder 18.025

社会化心理机制 psychological mechanism of socialization 05.011

社会环境 social environment 03.224

*社会键理论 social bond theory 05.051

社会教化 social edification 05.030

社会角色 social role 03.138

社会控制 social control 05.029

社会控制方法 method of social control 05.044

社会控制类型 type of social control 05.037

社会控制理论 social control theory 05.050

社会联系理论 social bond theory 05.051

社会密度 social density 03.145

社会情境 social situation 07.007

社会认知学习 social cognitive learning 02.047

社会适应 social adaptation 07.047

社会适应不良量表 social maladjustment, SOC 19.088

社会适应能力 social adaptability 07.050

社会适应性 social adaption 03.227

社会网络 social network 07.056

社会懈怠 social loafing 03.141

社会心理应激模型 social psychological stress model 06.007

社会行为实验 social behavior experiment 06.060

社会性 sociality 01.027

社会性记忆实验 social memory experiment 06.053

社会[性]适应 social adjustment 01.030

社会[性]行为 social behavior 01.026

社会学习 social learning 02.048

社会学习理论 social learning theory 05.012

社会遗传学 social genetics 03.222

社会应激源 sociological stressor 10.022

社会再适应 social readjustment 07.051

社会再适应评定量表 social readjustment rating scale, SRRS 10.016
社会支持 social support 10.042
社会助长 social facilitation 03.140
社交焦虑障碍 social anxiety disorder 16.135
*社交恐惧症 social phobia 16.135
社交能力 sociability 04.110
社交退缩 social withdrawal 10.096
射精 ejaculation 03.107
摄食行为 feeding behavior 03.075
摄食中枢 feeding center 02.057
伸展运动 extensional exercise 03.207
*身体节律 body rhythm 03.218
*身体语言 body language 04.044
深昏迷 deep coma 17.016
深睡期 deep sleep 03.083
神经冲动 nerve impulse 03.021
神经递质 neurotransmitter 03.041
神经电生理学 neuroelectrophysiology 03.013
神经-肌肉接头疾病 nerve-muscle joints and muscle disease 17.116
神经胶质细胞 neuroglial cell 03.008
神经节苷脂 ganglioside 03.330
*神经膜细胞 neurilemmal cell 03.012
神经皮肤综合征 neurocutaneous syndrome 17.131
神经生理学 neurophysiology 03.001
神经肽 neuropeptide 03.044
神经调节 nervous regulation 03.060
神经调质 neuromodulator 03.042
神经痛 neuralgia 17.106
神经系统变性疾病 neurodegenerative disease 17.064
神经系统常见症状 common symptom of nervous system 17.001
神经系统遗传性疾病 nervous system hereditary disease 17.125
神经纤维 nerve fiber 03.003
神经纤维瘤病 neurofibromatosis 17.132
神经性呕吐 nervous vomiting 18.065
神经性皮炎 neurodermatitis 17.179
神经性贪食 bulimia nervosa 16.190
神经性头痛 neurological headache 17.008
神经性厌食 anorexia nervosa 16.192
神经血管性水肿 angioneurotic edema, neurovascular edema 17.114

神经遗传学 neurogenetics 03.189
神经影像学检查 neuroimaging examination 19.116
神经元 neuron 03.002
神经原纤维缠结 neurofibrillary tangles 17.046
审美需要 aesthetic need 02.127
肾上腺皮质激素 adrenal cortex hormone 10.005
肾上腺髓质激素 adrenal medullary hormone 10.006
升华 sublimation 10.067
生本能 life instinct 13.041
生产性粉尘作业 operation with productive dust 07.095
生活变化单位 life change unit, LCU 10.017
生活示范 life modeling 20.083
生活事件 life event 10.013
生活事件量表 life events scale, LES 19.081
生活习惯 life habit, habit and custom 01.029
生活习惯管理 lifestyle management 08.008
生活习惯疾病 lifestyle disease 01.040
生活质量综合评定问卷 generic quality of life inventory-74, GQOLI-74 19.086
生理动机 physiological motivation 04.087
生理功能调节 physiological function regulation 03.059
生理功能调控 control of physiological function regulation 03.067
生理节律 biorhythm 03.217
生理性激情 physiological passion 14.020
生理[性]适应 physiological adaptation 01.025
*生理性衰老 physiological senility 03.131
生理性应激 physiological stress 10.001
生理需要 physiological need 02.122
*生理依赖 physiological dependence 15.027
生酮饮食 ketogenic diet 07.025
生物反馈疗法 biofeedback therapy 20.048
生物节律 biorhythm 03.127
*生物节奏 biorhythm 03.217
生物氧化 biological oxidation 03.341
生物医学检查 biomedical examination 19.030
生物钟 biological clock 03.128
失范性自杀 anomic suicide 13.037
失眠 lose sleep 07.080
失眠症 insomnia 11.013
失认[症] agnosia 17.029
失神发作 absence seizure 17.090
失用性萎缩 disuse atrophy 17.200
失用[症] apraxia 17.028

失语[症] aphasia 17.027
失张力发作 atonic seizure 17.094
师生关系型医护关系 teacher-student type doctor-nurse relationship, mentor-mentee type medical relationship 09.010
*施虐癖 sexual sadism disorder 12.050
*施虐症 sexual sadism disorder 12.050
施万细胞 Schwann cell 03.012
十二步骤小组 twelve-step group 15.044
时差[变化]综合征 jet lag syndrome, JLS 11.062
时间管理 time management 10.089
时间疗法 chronotherapy 11.119
时间知觉 time perception 04.024
*时区改变综合征 time zone change syndrome 11.062
识别负性自动想法 identifying automatic thought 20.055
识别认知错误 identifying cognitive error 20.056
识记 memorization 04.031
实现倾向 actualization tendency 02.133
实验性神经症 experimental neurosis 02.020
食品强化 food fortification 08.037
*食品营养强化 food fortification 08.037
*食物超敏反应 food allergy 07.065
食物过敏 food allergy 07.065
食物过敏性失眠 food allergy insomnia 11.089
食物中毒 food poisoning 07.066
*示范法 modeling 20.082
世界卫生组织老年认知功能评价成套神经心理测验 WHO battery of cognitive assessment instrument, WHO-BCAI 19.109
世界卫生组织神经行为核心测试组合 WHO neurobehavioral core test battery, WHO-NCTB 19.108
事件相关电位 event-related potential, ERP 19.124
*视幻觉 visual hallucination 03.260
视觉 vision 03.249
视觉诱发电位 visual evoked potential, VEP 19.127
视空间障碍 visuospatial disorder 17.025
视敏度 visual acuity 03.253
视疲劳 asthenopia 17.189
视神经脊髓炎 neuromyelitis optica, optical neuromyelitis 17.071
视野 visual field 03.252
适量运动 proper exercise 01.077
适宜刺激 adequate stimulus 03.268
适应性 adaptability 07.048

适应性反应 adaptive response 07.049
适应性改变 adaptive change 10.056
适应[性]行为 adaptive behavior 01.023
适应障碍 adjustment disorder 10.101
嗜粪症 coprophilia 12.057
嗜灌肠症 klismaphilia 12.058
嗜睡 drowsiness 07.081
嗜睡症 somnolence 11.001
收集档案法 collecting archives method 19.026
手术型抑郁造模 modeling technique of operative depression 06.012
手淫 masturbation 12.022
受体 receptor 03.047
受孕妄想 delusion of pregnancy 16.073
书面表达障碍 disorder of written expression 17.040
书面沟通 written communication 09.056
*书写障碍 disorder of written expression 17.040
舒缓医学 palliative medicine 01.071
输出 output 04.058
输入 input 04.056
熟睡期 sleeping period 03.082
述情障碍 alexithymia 13.013
树突 dendrite 03.025
数量特征 quantitative characteristic 03.160
数量性状 quantitative trait, quantitative character 03.162
数量遗传学 quantitative genetics 03.149
衰老 senescence, senility 03.131
衰老动物造模技术 modeling technology of aging animal 06.033
*双避冲突 avoidance-avoidance conflict 04.099
双重定向 double orientation 16.094
双重人格 double personality 16.130
双方契约 bilateral contract 20.039
双硫仑 disulfiram 15.047
*双趋冲突 approach-approach conflict 04.098
双向策略 two-pronged strategy 08.048
双向转诊 two-way referral 09.078
双性化 androgynous 12.027
双性恋 bisexuality 12.021
睡后迟钝 sleep inertia 11.032
睡惊症 sleep terror 11.067
睡眠 sleep 03.078
睡眠剥夺 sleep deprivation 03.086

睡眠不足综合征　insufficient sleep syndrome　11.034

*睡眠惯性　sleep inertia　11.066

睡眠呼吸暂停低通气指数　sleep-related apnea-hypopnea index　11.046

睡眠呼吸暂停综合征　sleep apnea syndrome，SAS　17.180

睡眠惊跳　sleep start　11.003

*睡眠–觉醒规律紊乱　grossly disturbed sleep-wake rhythm　11.059

*睡眠–觉醒时相提前障碍　advanced sleep-wake phase disorder　11.058

*睡眠–觉醒时相延迟障碍　delayed sleep-wake phase disorder　11.057

睡眠麻痹　sleep paralysis　11.040

睡眠日记　sleep diary　11.099

睡眠呻吟　catathrenia　11.009

睡眠时相前移综合征　advanced sleep phase syndrome，ASPS　11.058

*睡眠时相提前障碍　advanced sleep phase disorder　11.058

*睡眠时相延迟障碍　delayed sleep phase disorder　11.057

睡眠时相延迟综合征　delayed sleep phase syndrome，DSPS　11.057

睡眠腿部痉挛　nocturnal leg cramp　11.080

睡眠卫生不良　inadequate sleep hygiene　11.023

睡眠相关幻觉　sleep-related hallucination　11.072

睡眠相关通气不足　sleep-related hypoventilation　11.052

*睡眠相关腿痉挛　sleep related leg cramp　11.080

睡眠相关性癫痫　sleep related epilepsy　11.106

睡眠相关性喉痉挛　sleep related laryngospasm　11.108

睡眠相关性节律性运动障碍　sleep related rhythmic movement disorder　11.081

睡眠相关性头痛　sleep related headache　11.107

睡眠相关性胃食管反流　sleep related gastroesophageal reflux　11.109

睡眠相关饮食障碍　sleep-related eating disorder　11.068

睡眠相关运动障碍　sleep-related movement disorder　11.077

睡眠遗传学　sleep genetics　03.216

*睡眠异态　parasomnia　11.063

[睡眠]呓语　somniloquy，sleep talking　11.002

睡眠周期　sleep cycle　03.079

睡前足震颤　hypnagogic foot tremor，HFT　11.011

睡行症　sleep walking，SW　11.065

吮吸手指　finger sucking　18.057

顺行性遗忘　anterograde amnesia　16.011

顺应　accommodation　13.046

*瞬目反射　eyeblink reflex　02.010

*瞬时记忆　immediate memory　03.117

*说梦话　somniloquy，sleep talking　11.002

思维　thinking　04.036

思维被夺　thought deprivation　16.053

思维奔逸　flight of idea，flight of thought　16.054

思维迟缓　retardation of thought　16.044

思维内容障碍　thought content disorder　16.058

思维贫乏　poverty of thought　16.045

思维破裂　splitting of thought　16.049

思维松弛　loosening of thinking　16.047

思维脱轨　thought derailment　16.043

思维形式障碍　thought form disorder　16.028

思维中断　thought blocking　16.052

斯坦福成就测验　Stanford achievement test，SAT　19.053

*斯特奇-韦伯综合征　Sturge-Weber syndrome　17.134

死本能　death instinct　13.042

死亡教育　death education　20.114

四阶段过程评估法　four stages process model assessment strategy　13.055

诉讼权　right of litigation　09.034

宿命性自杀　fatalistic suicide　13.038

宿醉　hangover　15.072

随机交配　panmixia，random mating　03.296

随境转移　distractibility　16.008

随意后注意　post voluntary attention　04.014

随意注意　voluntary attention　04.013

*缩阳症　Koro syndrome　12.061

*缩阴症　Koro syndrome　12.061

T

探究行为　exploratory behavior　01.004

唐氏综合征　Down syndrome　17.033

糖　carbohydrate, saccharide　03.327
糖代谢　glycometabolism, glucose metabolism　03.331
[糖的]无氧氧化　anaerobic oxidation [of glucose]　03.332
[糖的]有氧氧化　aerobic oxidation [of glucose]　03.333
糖皮质激素受体基因突变小鼠模型　mouse model of glucocorticoid receptor gene mutation　06.032
糖醛酸途径　glucuronate pathway　03.340
糖水偏好实验　sucrose preference test　06.062
糖异生　gluconeogenesis　03.339
糖原分解　glycogenolysis, glycogen decomposition　03.338
糖原生成　glycogenesis, glycogen production　03.337
糖脂　glycolipid　03.329
逃避反射　escape reflex　02.008
逃避性防御　evasive defense　10.065
逃跑反应　flight response　10.009
逃逸行为　flight behavior　01.008
特定恐惧症　specific phobia　16.136
特定行为　special behavior　02.073
特发性面神经麻痹　idiopathic facial palsy　17.101
特发性失眠　idiopathic insomnia　11.022
*特发性震颤　idiopathic tremor　17.083
特发性[中枢性]过度睡眠　idiopathic hypersomnia　11.031
*特发性中枢性睡眠呼吸暂停　primary central sleep apnea　11.050
*特发性醉酒　idiopathic alcohol intoxication　15.071
特殊干预权　right of special intervention　09.017
特殊护理　special care　20.111
特殊能力倾向测验　special aptitude test　19.051
特殊认知能力　special cognitive ability　03.201
特征性逻辑错误　characteristic logical error　02.105
特征性寻求饮酒行为　salience of drinking-seeking behaviour　15.068
*特质性失眠　idiopathic insomnia　11.022
特质应对方式问卷　trait coping style questionnaire, TCSQ　19.082
提取　extract　02.096
体表温度　shell temperature　07.029
体动记录仪　actigraphy　11.100
*体感异常　somatosensory abnormality　03.275
*体感诱发电位　somatosensory evoked potential, SEP　19.125
*体核温度　core temperature　07.028
*体壳温度　shell temperature　07.029

体力节律　physical rhythm　03.218
体位性低血压　postural hypotension　17.163
体温　body temperature　07.028
体液调节　humoral regulation　03.061
体重指数　body mass index, BMI　17.137
替代　substitution　10.076
替代强化　vicarious reinforcement　05.013
替代性防御　alternative defense　10.063
替罪羊效应　scapegoat effect　14.039
天人合一观　harmony between human and nature　02.141
天性　nature　03.173
条件刺激　conditioned stimulus, CS　02.004
条件反射　conditioned reflex　02.002
条件反射性松弛反应　conditioned relaxation reaction　02.015
条件反射性症状　conditioned reflex symptom　02.014
条件饲养抑郁造模技术　modeling technique of depression in conditional feeding　06.023
条件性位置偏爱实验　conditioned place preference test, CPP test　06.072
贴"标签"　labeling, mislabeling　02.119
*听幻觉　auditory hallucination　03.262
听觉　auditory sense, sense of hearing　03.261
听觉惊吓反应实验　auditory shock response experiment　06.081
*听觉诱发电位　brainstem auditory evoked potential, BAEP　19.126
同化　assimilation　13.045
*同理心　empathy ability　05.036
同向转运体　symporter　03.020
同心圆性硬化　concentric sclerosis　17.074
同性恋　homosexuality　12.018
*同质系数　homogeneity coefficient　19.014
*童年分裂样障碍　schizoid disorder of childhood　18.034
童年瓦解性障碍　childhood disintegrative disorder　18.036
酮体　ketone body　03.349
痛风　gout　17.142
痛经　dysmenorrhea　17.170
头痛　headache　17.002
头晕　dizziness　17.048
投射　projection　10.071
投射性测验　projective test　19.064
突变　mutation　03.165

突触　synapse　03.023

突触传递　synaptic transmission　03.022

突触后电位　postsynaptic potential　03.030

突触后抑制　postsynaptic inhibition　03.033

突触后易化　postsynaptic facilitation　03.057

突触可塑性　synaptic plasticity　03.035

突触前抑制　presynaptic inhibition　03.034

突触前易化　presynaptic facilitation　03.058

突触小体　synaptosome　03.024

图式　schema　13.044

推理　reasoning　02.091

推理学习　reasoning learning　01.021

退行　regression　10.075

囤积障碍　hoarding disorder　16.157

脱敏　desensitization　20.031

脱氧核糖核酸变性　deoxyribonucleic acid denaturation　03.317

脱氧核糖核酸损伤　deoxyribonucleic acid damage　03.354

脱氧核糖核酸修复　deoxyribonucleic acid repair　03.355

脱抑制性社会参与障碍　disinhibited social engagement disorder　10.103

唾液分泌反应　salivary reaction　02.007

W

瓦解性改变　disruptive change　10.060

外部感觉　external sensation　04.018

*外部尊重　external respect　02.125

外貌变形妄想　delusion of appea-rance chance　16.074

外显攻击行为量表　modified overt aggression scale, MOAS　14.027

外显记忆　explicit memory　04.030

外显行为　explicit behavior　01.002

外阴瘙痒　pruritus vulvae　17.174

外源性睡眠障碍　exogenous sleep disorder　11.085

外在刺激　external stimulus　07.005

外在动机　extrinsic motivation　04.094

外在控制　external control　05.043

网络暴力　cyberbullying　14.015

网络成瘾　internet addiction　03.286

*网络依赖　internet dependence　03.286

妄想　delusion　16.059

妄想观念　delusional idea　16.063

妄想记忆　delusional memory　16.066

妄想气氛　delusional atmosphere　16.062

妄想心境　delusional mood　16.064

妄想性超常解释　delusional paranormal explanation　16.089

妄想性读心症　delusion of thought being read　16.050

妄想性曲解　delusional misinterpretation　16.077

妄想性误认　delusional misidentification　16.079

妄想性虚构　delusional confabulation　16.067

妄想知觉　delusional perception　16.065

危机干预　crisis intervention　13.062

危机干预六步法　six-step model of crisis intervention　13.070

危机事件压力管理　critical incident stress management, CISM　13.071

危险-保护因素核查法　risk and protective factors checklist strategy, hazard protection factor verification method　13.051

危险度管理　risk management　08.029

*危险性饮酒　harmful drinking　03.288

*威尔逊病　Wilson disease, WD　17.079

微观行为分析　micro behavior analysis　20.002

微笑礼仪　smile etiquette　09.007

韦克斯勒个人成就测验　Wechsler individual achievement test, WIAT　19.054

韦克斯勒智力量表　Wechsler intelligence scale　19.040

违拗症　negativism　16.098

围绝经期综合征　perimenopausal syndrome　17.171

维持阶段　maintenance stage　02.071

尾静脉给药　caudal vein administration　06.038

未病先防　preventing illness before illness onset　02.140

未社会化品行障碍　unsocialized conduct disorder　18.024

位置识别实验　position recognition experiment　06.055

*味幻觉　gustatory hallucination　03.248

味觉　taste, gustatory sensation　03.244

味觉传导　taste pathway　03.245

*味觉传导通路　taste pathway　03.245

味觉敏感　taste acuity　17.185

X

系统脱敏 systematic desensitization 02.051

系统脱敏疗法 systematic desensitization therapy 20.029

细胞色素 cytochrome 03.342

狭义遗传率 narrow heritability，narrow-sense heritability，heritability in the narrow sense 03.152

下意识 subconscious 04.008

*先天行为 innate behavior 01.017

先天性肌强直症 myotonia congenita，congenital myotonia 17.124

先天性脑积水 congenital hydrocephalus 17.136

*先天愚型 congenital stupidity 17.033

现代医学 modern medicine 01.033

*现实检验 reality testing 20.057

现实解体障碍 derealization disorder 16.183

限酒 alcohol limitation 01.079

限制环境 restricted environment 03.188

限制性内切核酸酶 restriction endonuclease 03.320

相关疾病行为 disease related behavior 07.084

想象 imagination 04.048

想象表象 imaginative image 04.047

想象厌恶疗法 imaginative aversive therapy 20.027

*90项症状清单 symptom checklist 90，SCL-90 19.072

90项症状自评量表 symptom checklist 90，SCL-90 19.072

象征性示范 symbolic modeling 20.084

橡皮圈厌恶疗法 rubber band aversive therapy 20.026

消化性溃疡 peptic ulcer 17.154

消极控制 negative control 05.039

消极情绪 negative emotion 04.074

消极应对 negative coping 10.037

消融干预 defusing intervention 13.073

消退 extinction 02.021

消退性抑制 extinctive inhibition 20.034

小艾伯特实验 little Albert experiment 02.032

*小儿心因性尿频 psychogenic frequent micturition in children 18.064

小胶质细胞 microglia 03.011

小鼠育亨宾诱导致死实验 lethal experiment induced by yohimbine in mice 06.020

*小舞蹈病 chorea minor 17.080

校标[关联]效度 criterion validity 19.018

校园暴力 campus violence，school violence 14.013

校园欺凌 campus bullying 14.014

哮喘 asthma 17.155

效度 validity 19.016

效应器 effector 03.054

协调[功能]训练 coordination training 20.104

协调统一沟通 coordination and unified communication 09.058

*协同进化 coevolution 03.303

*心肺功能训练 cardiopulmonary function training 20.107

心境 mood 04.063

心境低落 depressed mood 16.117

心理 mind 04.001

心理测验法 psychological test method 19.029

心理冲突 mental conflict 04.097

心理防御机制 psychological defense mechanism 10.061

心理分析疗法 psychoanalytic therapy 13.068

心理过程 mental process 04.004

心理护理 psychological care，mental nursing 20.117

*心理急救 mental health first aid，MHFA 13.064

心理健康急救 mental health first aid，MHFA 13.064

心理控制源 locus of control 10.040

心理平衡 psychological balance 01.075

心理评估 psychological assessment 19.033

心理社会转变模式 psychosocial transition model 13.067

心理生理性失眠 psychophysiological insomnia 11.020

心理危机 psychological crisis 13.063

心理现象 mental phenomenon 04.003

心理学 psychology 04.002

心理依赖 psychological dependence 15.028

心理应激源 psychological stressor 10.021

心因性幻觉 psychogenic hallucination 17.161

*心因性精神障碍 stress-related disorder 10.090

心因性麻痹 psychogenic paralysis 17.160

心因性瘙痒 psychogenic pruritus 17.162

心因性妄想 delusion due to psychological cause 16.080

心因性阳痿 psychogenic impotence 17.159

心因性障碍 psychogenic disorder 17.158

欣快 euphoria 16.112

新生儿原发性中枢性睡眠呼吸暂停 neonate primary central sleep apnea 18.050

新物体识别实验 novel object recognition test 06.057

信度 reliability 19.010

信念 belief 04.084

信息加工 information processing 04.055

信仰 faith 01.082

星形胶质细胞　astrocyte　03.009

*刑罚　criminal punishment　14.034

刑事处罚　criminal punishment　14.034

行动阶段　action stage　02.070

*行动线索　action clue　02.064

行为　behavior　01.001

行为保健学　behavioral healthcare　01.061

行为背景分析　behavioral background analysis　20.004

行为变异　behavioral variation　03.181

行为表型　behavioral phenotype　03.182

行为病理学　behavioral pathology　01.051

行为测试　behavioral testing　03.180

行为成瘾　behavioral addiction　03.285

行为的社会控制　social control of behavior　05.028

*行为的自我调节　self-regulation　20.093

行为动力学　behavioral dynamics　01.067

行为毒理学　behavioral toxicology　01.049

行为反应　behavioral response　02.027

行为方式　behavior mode　01.028

行为访谈　behavioral [event] interview　19.101

行为分阶段转变理论模型　transtheoretical model and stages of change　02.066

行为分类学　behavioral taxology　01.068

行为分析　behavior analysis　20.001

行为改变　behavior change　20.012

行为改变技术　behavior change method　20.013

行为干预　behavior intervention　20.009

行为干预技术　behavior interference method　20.011

行为干预模式　behavioral intervention model　20.010

行为工程学　behavioral engineering　01.070

行为功能分析　behavioral function analysis　20.005

行为观察　behavior observation　01.046

行为核对表　behavior checklist　19.103

行为护理　behavior nursing　20.109

行为激活　behavioral activation　20.040

行为技能训练　behavior skill training　20.081

行为技术　behavioral technique　01.042

行为矫正　behavior modification　02.049

行为矫正治疗　behavior modification therapy　20.015

行为进化　evolution of behavior　03.289

行为精神病学　orthopsychiatry　01.066

行为聚焦　behavior focus　20.007

行为觉醒　behavioral arousal　03.091

行为绝望模型　behavioral despair model　06.004

行为康复　behavioral rehabilitation　08.042

行为康复训练　behavior rehabilitation training　20.098

行为科学　behavioral science　01.016

行为控制　behavior control　02.086

行为礼仪　behavior etiquette　09.006

行为理解　behavior understanding　03.304

*行为疗法　behavior therapy　20.014

行为流行病学　behavioral epidemiology　01.062

行为敏感化　behavioral sensitization　01.009

行为模式　behavior pattern　04.120

行为能力　behavioral ability，behavioral competence　01.041

行为评估　behavioral assessment　01.045

行为契约法　behavioral contract　20.037

行为情境模拟法　behavioral situation simulation　19.105

行为社会化　socialization of behavior　05.001

行为神经科学　behavioral neuroscience　01.053

行为生理学　behavioral physiology　01.050

行为生态学　behavioral ecology　01.069

行为生物学　behavioral biology　01.047

行为识别　behavior recognition　03.305

行为实际控制　practical control of behavior　02.087

行为适用　behavioral applicability　03.302

行为塑造　behavior shaping　20.021

行为态度　behavior attitude　02.080

行为调节　behavioral regulation　03.063

行为同源　behavior homology　01.011

行为统计学　behavioral statistics　01.063

行为卫生学　behavioral hygienics　01.059

行为显现　behavior emergence　01.010

行为线索　behavior cue　02.064

行为相关疾病　behavior associated disease　01.038

行为消退疗法　behavior extinction　20.022

行为心理测量学　behavioral psychological testing　19.002

行为心理计量学　behavioral psychometrics　19.001

行为心理评估　behavioral and psychological assessment　19.099

行为心理学　behavioral psychology　01.057

行为[性]适应　behavioral adaptation　01.024

行为性体温调节　behavioral thermoregulation　07.031

行为学　behavioristics，praxiology　01.015

行为学习　behavioral learning　02.028

行为训练　behavior training　20.080

*行为训练法　applied behavior analysis，ABA　20.006

*行为演化　evolution of behavior　03.289

行为样本　behavior sample　19.021

行为药理学　behavioral pharmacology　01.048

行为医学　behavioral medicine　01.031

行为遗传学　behavioral genetics　01.052

行为意向　behavioral intention　02.079

行为预防学　behavioral prevention，behavioral prophylaxis　01.060

行为障碍　behavior disorder　01.043

行为诊断　behavior diagnosis　01.044

行为诊断学　behavioral diagnostics　01.064

行为直接观察　direct observation of behavior　19.106

行为治疗　behavior therapy　20.014

行为治疗学　behavioral therapeutics　01.065

行为主义　behaviorism　02.037

行为主义心理学　behavioristic psychology　01.072

行为自我报告　behavioral self-report　19.102

行为自我监控　behavior self-monitoring　19.104

形象礼仪　image etiquette　09.004

形象思维　imaginal thinking　04.038

D型人格量表　type D personality scale　19.115

A型行为类型问卷　type A behavior pattern scale，TABP　19.113

C型行为量表　type C behavior scale　19.114

A型行为模式　type A behavior pattern　04.121

B型行为模式　type B behavior pattern　04.122

C型行为模式　type C behavior pattern　04.123

D型行为模式　type D behavior pattern　04.124

E型行为模式　type E behavior pattern　04.125

醒酒剂　amethystic agent　15.046

兴奋　excitation　01.013

兴奋剂依赖性睡眠障碍　stimulant-dependent sleep disorder　11.091

兴奋性氨基酸　excitatory amino acid　03.312

兴奋性突触后电位　excitatory postsynaptic potential，EPSP　03.031

兴趣　interest　04.083

性爱上瘾症　sex addiction　12.060

性本能　sexual instinct　12.013

*性变态　paraphilia　12.044

性别　gender　03.094

*性别不安　gender dysphoria　12.062

性别焦虑　gender dysphoria　12.062

性[别]角色　gender role，sex role　03.111

性别认同　gender identity　12.063

性别识别　gender classification　03.110

性病[性]淋巴肉芽肿　venereal lymphogranuloma　12.084

性不应期　sexual refractory period　03.103

性成熟　sexual maturity　03.095

性持续期　sexual plateau period　03.100

性传播疾病　sexually transmitted disease　12.080

性创伤　sexual trauma　12.015

性道德　sex morality　12.004

性动机　sexual motivation　12.003

性反应周期　sexual response cycle　03.098

性感集中训练法　erogenous focus exercise，sexy concentration training method　12.072

性高潮　sexual orgasm　12.010

性高潮期　sexual orgasm period　03.101

*性高潮瘾　sex addiction　12.060

性格　character　04.114

*性功能　sexual capacity　12.007

性功能障碍　sexual dysfunction　12.028

性[功能]障碍按摩疗法　massage treatment of sexual dysfunction　12.066

性[功能]障碍婚姻疗法　marriage therapy of sexual dysfunction　12.071

性[功能]障碍激素疗法　hormone therapy of sexual dysfunction　12.074

性[功能]障碍手术疗法　operative treatment of sexual dysfunction　12.077

性[功能]障碍物理疗法　physical therapy of sexual dysfunction　12.064

性[功能]障碍针刺疗法　acupuncture of sexual dysfunction　12.067

性观念　sex concept　12.005

性交　coitus　03.097

性交[疼]痛　dyspareunia，coital pain，sexual intercourse pain　12.039

性交[疼]痛障碍　sexual pain disorder　12.038

性教育　sex education　03.112

性满足　sexual satisfaction　12.011

性能力　sexual capacity　12.007

性虐待　sexual abuse　12.016

性偏好　sexual preference　12.009

性偏好障碍　sexual preference disorder　12.044

Y

*压力免疫训练　stress inoculation training，SIT　10.085

压制　suppression　10.072

牙科恐惧　dental phobia　17.187

亚健康　subhealth　01.074

亚健康干预　subhealth intervention　08.041

*亚森失眠量表　Athens insomnia scale，AIS　11.101

烟草控制　tobacco control　07.037

烟焦油　tobacco tar　07.036

*烟油　tobacco tar　07.036

延迟射精　delayed ejaculation　12.034

延长哀伤障碍　prolonged grief disorder　10.100

言语　speech　04.043

言语痉挛　logospasm　16.032

言语贫乏　poverty of speech　16.034

掩饰性防御　disguised defense　10.066

眼动脱敏与再加工　eye movement desensitization and reprocessing，EMDR　13.069

眼动追踪技术　eye tracking technology　19.121

厌恶疗法　aversive therapy　20.023

厌食　anorexia　16.191

*厌食症　anorexia nervosa　16.192

*阳痿　erectile dysfunction，ED　12.032

*杨–亥姆霍兹学说　trichromatic theory　03.256

氧疗　oxygen therapy　11.116

氧热价　thermal equivalent of oxygen　07.014

腰椎侧弯　lumbar scoliosis　17.198

腰椎退行性病变　disc degenerative change　17.199

摇头丸　ecstasy　15.014

咬指甲症　nail biting　18.058

药物辨别实验　drug discrimination experiment　06.077

药物成瘾　drug addiction　03.284

药物成瘾检测技术　drug addiction testing technology　06.071

药物过度使用性头痛　medication-overuse headache　17.006

药物或物质所致中枢性睡眠呼吸暂停　central sleep apnea due to a medication or substance　11.049

药物戒断实验　drug withdrawal experiment　06.075

药物敏化实验　drug sensitization experiment　06.074

*药物所致睡眠障碍　substance-induced sleep disorder　11.084

*药物性过度睡眠　medication-induced hypersomnia　11.033

药物性失眠　medicinal insomnia，substance-induced insomnia　11.026

*药物性睡眠相关肺泡低通气　medicine induced sleep related alveolar hypoventilation　11.054

药物厌恶疗法　drug aversive therapy　20.025

*药物依赖　drug dependence　03.284

药物诱导抑郁造模技术　drug induced depression modeling technology　06.015

耶克斯–多德森定律　Yerkes-Dodson law　04.095

夜间磨牙症　nocturnal bruxism　11.082

*夜间呻吟　groan at night　11.009

夜间心肌缺血相关性睡眠障碍　sleep disorder related nocturnal myocardial ischemia　11.110

夜惊　night terror　07.082

*夜惊[症]　night terror　11.067

夜盲症　nyctalopia　03.259

*一般激情　physiological passion　14.020

一般能力倾向成套测验　general aptitude test battery，GATB　19.048

一般认知能力　general cognitive ability　03.194

一般适应综合征　general adaptation syndrome，GAS　10.048

一部陈述　one part statement　20.120

*一过性抽动障碍　transient tic disorder　18.019

一过性改变　transient change　10.057

一级预防　primary prevention　08.011

医护关系　doctor-nurse relationship，medical relationship　09.008

医护礼仪　medical etiquette　09.002

医护行为　medical and nursing behavior　09.001

[医患]出院时沟通　[doctor-patient] communication at discharge　09.052

医患沟通　doctor-patient communication　09.047

[医患]沟通方法　[doctor-patient] communication method　09.053

[医患]沟通形式　[doctor-patient] communication form　09.048

婴儿猝死综合征　sudden infant death syndrome，SIDS　18.053

*婴儿脑积水　infantile hydrocephalus　17.136

罂粟　opium poppy　15.004

营养不良　malnutrition　07.072

营养调查　nutrition survey　08.040

营养干预　nutrition intervention　08.034

营养过剩　over nutrition　07.074

营养监测　nutrition surveillance　08.039

营养教育　nutrition education　08.035

营养配餐　nutritious meal　08.036

营养缺乏　lack of nutrition　07.073

硬控制　hard control　05.040

拥抱反射　embrace reflex　02.006

拥挤　crowding　03.144

*永久记忆　permanent memory　03.121

优势比较　upward comparison　05.023

*忧伤人格　type D behavior pattern　04.124

幽默　humor　10.068

*游离性抽搐　dissociative convulsion　16.163

游离性焦虑　free-floating anxiety　16.124

*游离性漫游　dissociative fugue　16.176

*游离性木僵　dissociative stupor　16.177

游戏障碍　gaming disorder　15.081

友善陌生人关系型医护关系　friendly stranger type doctor-nurse relationship　09.012

有毒作业　operation with toxic substance　07.094

有时限[的]学习行为　time-limited learning behavior　01.018

有髓神经纤维　myelinated nerve fiber　03.004

有氧训练　aerobic training　20.107

有氧运动　aerobic exercise　03.208

*有意后注意　post voluntary attention　04.014

有意识动机　conscious motivation　04.091

*有意注意　voluntary attention　04.013

诱导契合学说　induced-fit theory　03.323

诱发电位　evoked potential，EP　19.123

诱发性衰老动物模型　induced aging animal model　06.036

诱惑抵御力　temptation resistance　02.074

迂回行为　detour behavior　01.007

愉快中枢　pleasure center　02.055

舆论控制　public opinion control　05.049

语词新作　neologism　16.038

*语词杂拌　aculalia　16.035

语调表情　intonation expression　04.079

*语句完成测验　sentence completion test，SCT　19.067

语素不全　ellipsis　16.037

语尾阵挛　logoclonia　16.033

语言　language　04.042

语言表达障碍　expressive language disorder　17.042

语言道德性　linguistic morality　09.062

语言规范性　linguistic normalization　09.060

语言礼仪　language etiquette　09.005

语言情感性　linguistic emotionality　09.061

语义性痴呆　semantic dementia　16.019

预防接种　vaccination，preventive inoculation　08.016

预防为主的沟通　prevention oriented communication　09.054

预防性干预　preventive intervention　07.008

预警行为　warning behavior　08.005

预期焦虑　anticipatory anxiety　16.123

欲望行为　appetitive behavior　01.006

阈刺激　threshold stimulus　02.075

*阈上刺激　suprathreshold stimulation　02.075

*阈下刺激　subthreshold stimulation　02.075

阈值　threshold　02.030

原发性妄想　primary delusion　16.060

原发性遗尿　primary sleep enuresis　11.074

原发性震颤　essential tremor　17.083

原发性中枢性睡眠呼吸暂停　primary central sleep apnea　11.050

原始动机　primary motivation　04.089

*月经不调　menoxenia　17.172

月经失调　menoxenia　17.172

阅读障碍　dyslexia　17.036

越轨行为　deviant behavior　05.007

运动　sport，motion，movement，exercise　03.205

运动单位　motor unit　03.209

运动极限　sport limit　03.214

运动金字塔　sport pyramid　03.206

运动疗法　kinesiatrics，exercise therapy　20.099

运动认知特质焦虑量表　competitive cognitive trait anxiety inventory，CCTAI　19.089

运动神经元病　motor neuron disease　17.065

运动遗传学　sport genetics　03.204

运动员心理症状自评量表 inventory of psychology symptom self-rating scale for athletes，IPSSSA-71 19.085

运动障碍性疾病 dyskinesia disease，movement disorder 17.077

运动知觉 movement perception 04.025

Z

杂交优势 heterosis，hybird vigor 03.299

灾难后心理卫生工作策略 disaster mental health work strategy 13.074

再评价 reappraisal 10.034

再认 recognition 04.034

再社会化 re-socialization 05.005

再体验 re-experiencing 10.093

再造想象 reproductive imagination 04.050

载脂蛋白 apolipoprotein 03.346

糟糕至极 awfulizing 02.103

早产儿原发性中枢性睡眠呼吸暂停 primary central sleep apnea of prematurity 18.051

早期应激–孤养抑郁模型 depression model of early stress solitary 06.008

早泄 premature ejaculation 12.033

噪声环境作业 operation with noise 07.097

增色效应 hyperchromic effect 03.319

眨眼反射 eyeblink reflex 02.010

谵妄 delirium 15.057

战斗反应 fight response 10.008

战斗–逃跑反应 fight or flight response 10.004

真实榜样 living example 20.089

真实性检验 reality testing 20.057

诊疗行为 diagnosis and treatment behavior 09.068

阵挛[性]发作 clonic seizure 17.092

*震颤麻痹 tremor paralysis 17.078

震颤性谵妄 delirium tremens 15.075

震惊条件反射实验 startle reflex experiment，shock conditional reflex experiment 06.082

整体护理 holistic nursing 20.116

正惩罚 positive punishment 20.018

*正电子发射断层成像 positron emission tomography，PET 19.120

正电子发射体层成像 positron emission tomography，PET 19.120

正反馈 positive feedback 03.072

*正副本相关信度 positive replica correlation reliability 19.012

正念 mindfulness 20.066

正念减压疗法 mindfulness based stress reduction 20.068

正念认知疗法 mindfulness based cognitive therapy 20.069

正强化 positive reinforcement 02.044

正性负性情绪量表 positive and negative affect scale，PANAS 19.091

正性生活事件 positive life event 10.015

正性应激源 positive stressor 10.025

知觉 perception 04.022

*知觉压力量表 perceived stress scale，PSS 19.069

知情同意权纠纷 dispute over the right of informed consent 09.085

*肢端动脉痉挛症 artery spasm symptom of limb 17.110

肢体语言 body language 04.044

脂肪动员 fat mobilization 03.348

脂肪酸β氧化 fatty acid β-oxidation 03.350

脂质代谢 lipid metabolism 03.345

执行功能障碍 executive dysfunction 17.026

职务紧张 job stress 07.089

职业病危害作业 operation exposed to occupational hazard 07.093

职业健康监护 occupational health surveillance 08.045

职业健康危险行为 occupational health risk behavior 07.086

职业倦怠 job burnout 07.092

职业伤害 occupational injury 07.098

职业卫生监督 supervision on occupational health 08.046

职业性紧张 occupational stress 07.087

*职业压力 occupational stress 07.087

职业有害因素危险度评定 risk assessment of occupational hazard 08.028

职业中毒 occupational poisoning 07.067

指导–合作型　mentoring-collaborative model　09.065

*指导–合作型医患关系　mentoring-collaborative model　09.065

指导性干预　guiding intervention　07.011

质量性状　qualitative trait, qualitative character　03.163

治疗后中枢性睡眠呼吸暂停　treatment-emergent central sleep apnea　11.051

治疗性干预　therapeutic intervention　07.012

治未病　preventive treatment of disease　02.139

致幻剂　hallucinogen　15.012

致死性家族性失眠　fatal familial insomnia, FFI　11.105

智力测验　intelligence test　19.035

*智力低下　hypophrenia　17.031

智力分数　intelligence score　19.036

智力节律　intelligence rhythm　03.220

智力落后　mental retardation　17.031

智能障碍　disorder of intelligence　16.018

中等强度身体活动　medium intensity exercise　07.034

*中度自伤　moderate self-injury　13.006

*中风　stroke　17.061

中国人个性测量表　Chinese personality assessment inventory, CPAI　19.062

中昏迷　moderate coma　17.015

中间神经元　interneuron　03.052

*中时程记忆　medium-term memory　03.120

中枢神经系统脱髓鞘疾病　central nervous system demyelinating disease　17.069

中枢性睡眠呼吸暂停综合征　central sleep apnea syndrome　11.047

中西医结合医学　integrated traditional Chinese and western medicine　01.034

终末性失眠　late insomnia　11.017

*终身失眠　idiopathic insomnia　11.022

钟情妄想　delusion of being loved　16.088

重大自伤　major self-injury　13.004

重症肌无力　myasthenia gravis　17.117

周期性过度睡眠　recurrent hypersomnia　11.029

周期性瘫痪　periodic paralysis　17.118

周期性肢体运动障碍　periodic limb movement disorder, PLMD　11.079

周围神经病　peripheral nervous system disease　17.098

轴浆运输　axoplasmic transport　03.027

轴突　axon　03.026

昼夜节律　diurnal rhythm, day-night rhythm　03.129

昼夜节律性睡眠–觉醒障碍　circadian rhythm sleep-wake disorder　11.056

蛛网膜下腔出血　subarachnoid hemorrhage　17.057

逐级暴露　step-by-step exposure　20.032

主动–被动型　active-passive model　09.064

*主动–被动型医患关系　active-passive model　09.064

主动监测　active surveillance　08.055

主动求医行为　active medical seeking behavior　07.103

主动逃避实验　active avoidance experiment　06.046

主观不适感觉单位　subjective unit of disturbance　20.030

*主观性失眠　subjective insomnia　11.021

主观应激源　subjective stressor　10.028

主题统觉测验　thematic apperception test, TAT　19.066

主体自我　subjective self　02.135

注意　attention　04.011

*注意不集中　divergence of attention　16.005

*注意迟钝　hypoprosexia, attentional decline　16.004

注意涣散　divergence of attention　16.005

注意集中困难　difficulty of concentrating　18.016

注意减退　hypoprosexia, attentional decline　16.004

注意缺陷多动障碍　attention deficit hyperactivity disorder　18.014

注意缺陷功能检测技术　attention defect function detection technology　06.079

*注意松懈　hypoprosexia, attentional decline　16.004

注意狭窄　narrowing of attention　16.006

注意增强　hyperprosexia　16.003

注意障碍　attention deficit disorder, ADD　16.002

注意转移　transference of attention, shifting of attention　16.007

祝由疗法　Zhuyou therapy　02.146

*专制人格　authoritarian personality　04.127

转氨基作用　transamination　03.314

转棒实验　rotarod test　06.087

转录　transcription　03.166

转移　displacement　10.077

转运体　transporter　03.019

状态–特质焦虑问卷　state-trait anxiety inventory, STAI　19.083

*锥体外系疾病　extrapyramidal disease　17.077

准备阶段　preparation stage　02.069

*准则信念　normative belief　02.082

姿势反射　postural reflex　03.274

姿态表情　gesture expression　04.078

*自闭症　childhood autism，CA　18.028

自动控制系统　automatic control system　03.069

*自动运转型睡眠障碍　free-running type sleep disorder　11.060

自动症　automatism　16.071

自发性味觉减退　idiopathic hypogeusia　17.184

自毁容貌症　self-destructive faial syndrome，Lesch-Nyhan syndrome　13.010

*自毁综合征　self-destruction syndrome　13.010

自虐型人格　masochistic personality　13.018

自然恢复　spontaneous recovery　02.022

自然情境　natural situation　07.006

自然衰老动物模型　natural aging animal model　06.034

自然选择　natural selection　03.291

自杀　suicide　07.062

自杀的社会因素　sociological factor of suicide　13.047

自杀的心理因素　psychological factor of suicide　13.039

自杀二级预防　secondary prevention for suicide　13.060

自杀风险　suicide risk　13.049

自杀风险评估　suicide risk assessment　13.050

自杀风险综合评估护理量表　nurses global assessment of suicide risk，NGASR　19.095

自杀经典分类　classical classification of suicide　13.034

自杀量表评估　suicide scale assessment　13.057

自杀临床评估　suicide clinical assessment　13.053

自杀率　suicide rate　13.048

自杀企图　suicidal attempt　13.023

自杀三级预防　tertiary prevention for suicide　13.061

自杀事件的编年体评估法　chronological assessment of suicide event，CASE　13.056

自杀死亡　committed suicide　13.026

*自杀死亡率　suicide rate　13.048

自杀未遂　attempted suicide　13.025

自杀心理学　psychology of suicide　13.040

自杀行为　suicide behavior　13.021

自杀一级预防　primary prevention for suicide　13.059

自杀意念　suicidal ideation　13.022

自杀意念自评量表　self-rating idea of suicide scale，SIOSS　19.094

自杀预防　suicide prevention　13.058

自杀状况表格评估法　suicide status form assessment strategy　13.054

自杀姿态　suicide gesture　13.024

自伤负性体验　negative experience of self-injury　13.011

自伤情绪管理　emotion management of self-injury　13.012

自伤行为　self-injurious behavior　13.001

自身暴力　self-directed violence　14.008

自身调节　autoregulation　03.062

*自生观念　autochthonous idea　16.063

自生训练法　autogenic training　20.046

*自述法　readme method　19.025

自我报告法　self-report method　19.025

自我贬损　self-depreciation　13.016

自我调节　self-regulation　20.093

自我定向　ego orientation　05.021

自我反应　self-reaction　05.019

*自我概念　self-concept　02.136

自我观察　self-observation　04.117

自我管理　self-management　20.092

自我管理行为　self-management behavior　08.015

自我价值感　feeling of self-value　05.017

自我监控　self-monitoring　05.016

自我界限障碍　self-boundary disorder　16.132

自我控制　self-control　20.094

自我理论　self theory　02.134

自我利他主义　ego-altruism　05.034

自我判断　self-judgment　05.018

自我评价　self-assessment　04.118

自我强化　self-reinforcement　05.015

自我认知　self-cognition　04.116

自我实现理论　self-actualization theory　02.129

自我实现需要　self-actualization need　02.128

自我体验　self-experience　04.119

自我效能　self-efficacy　10.041

自我意识　self-consciousness　04.115

自我意识障碍　disorder of self-consciousness　16.128

自我指导训练　self-instructional training　20.097

*自我中心型自杀　egoistic suicide　13.035

自信　self-confident　05.026

*自淫性窒息　autoerotic asphyxiation　12.055

自由组合定律　law of independent assortment　03.176

自知力缺乏　lack of insight　16.133

自主性体温调节　autonomic thermoregulation　07.030

自罪妄想　delusion of guilt　16.082

自尊　self-esteem　05.027

宗教控制　religious control　05.048